ABHANDLUNGEN DER DEUTSCHEN AKADEMIE
DER WISSENSCHAFTEN ZU BERLIN

Klasse für Medizin
Jahrgang 1958 Nr. 2

MARTIN WORM

DIABETES MELLITUS UND SCHWANGERSCHAFT

Eine klinische Studie

Mit 4 Abbildungen, 38 Tabellen und 122 Diagrammen im Text und im Anhang

AKADEMIE-VERLAG · BERLIN
1959

Aus dem Diabetikerheim Garz und Karlsburg
Anstalt zur Erforschung und Behandlung der Zuckerkrankheit
Direktor: Professor Dr. Dr. h. c. G. Katsch

Vorgelegt von Hrn. G. Katsch in der Gesamtsitzung vom 19. Dezember 1957
Zum Druck genehmigt am gleichen Tage, ausgegeben am 15. September 1959

Erschienen im Akademie-Verlag GmbH, Berlin W 1, Leipziger Straße 3–4

Lizenz-Nr. 202 · 100/703/59
Satz, Druck und Bindung: IV/2/14 · VEB Werkdruck Gräfenhainichen · 896
Bestellnummer: 2001/58/III/2
Preis: DM 25,–
Printed in Germany
ES 17 N

Herrn Professor Dr. Dr. h. c. G. KATSCH,
dem Begründer der produktiven Diabetikerfürsorge,
in Verehrung und Dankbarkeit gewidmet

VORWORT

Diabetes und Schwangerschaft ist erst seit der Insulinentdeckung (1921) bzw. nach dessen reichlicher Herstellung und Übung in seiner Handhabung (ca. 1930) ein medizinisches Thema geworden. Und auch dann nur mit verständlicher Verzögerung. Für den großen Diabetologen des vorigen Jahrhunderts, BOUCHARDAT (1875) galten diabetische Frauen für gänzlich unfruchtbar, sie konzipierten nicht. Von NOORDEN, der durch diätetische Sorgfalt begrenzte, wenn auch für die damalige Zeit beachtliche Erfolge in bezug auf Lebensverlängerung der Zuckerkranken erzielte und in dessen Privatklinik Diabetiker aus aller Welt anzutreffen waren, schrieb 1912: „Unter 240 diabetischen verheirateten Frauen zwischen 20 und 40 Jahren sind nur 9 nach Ausbruch des Diabetes schwanger geworden. Die Schwangerschaft endete sechsmal normal, bei 3 Frauen mit Abort, darunter bei einer fünfmal."

In 17 Jahren habe er nur 18 Frauen behandelt, die, soweit ihm bekannt wurde, während des Diabetes eine Schwangerschaft bis zum normalen Ende durchmachten. Es handelte sich um „leichte", im heutigen Sinne nicht insulinbedürftige Fälle.

Aus der Umberschen Klinik berichtete M. ROSENBERG (1924), daß von 111 diabetischen Frauen im Alter von mehr als 16 Jahren im Zeitraum von 12 Jahren nur 7 gravide wurden. Noch in der letzten Auflage seines Diabetesbuches, 1927, also bereits in der beginnenden Insulinzeit schreibt von NOORDEN, die Einwirkung des mütterlichen Diabetes auf das Kind sei sehr ungünstig. „Die Häufigkeit des Abortes wird allseitig bestätigt". Die Schwangerschaft führe zur Verschlimmerung des mütterlichen Diabetes. Auch die Mortalitätsziffern der Mütter durch Schwangerschaft waren damals noch groß. So kam es, daß man ärztlich weiterhin sehr zurückhaltend war, der diabetischen Frau Schwangerschaft bzw. Austragen der Schwangerschaft und sogar die Ehe zu gestatten oder gar zu empfehlen. Das hat sich nun grundlegend geändert. Die nach heutigen Prinzipien gut beratene und gut geführte diabetische Frau konzipiert nicht schwerer als andere Frauen, und in ihrem Gesundheitsgefühl wünscht sie Ehe und Mutterschaft. Freilich erbringt die enge Symbiose zwischen zwei biologischen Subjekten oder Ganzheiten in der Schwangerschaft der diabetischen Frau Besonderheiten und auch besondere Gefahren und Fürsorgenotwendigkeiten, insbesondere für das Kind. Das Absterben der Kinder kurz vor, während oder kurz nach der Geburt, zusammengefaßt mit dem Ausdruck „perinatale Kindessterblichkeit", ist noch immer eine ernste Gefahr auch wenn inzwischen viele normale Kinder von diabetischen Frauen geboren worden sind. Es erscheint die ärztliche Aufgabe, schwangere diabetische Frauen so zu führen, daß nicht nur der Tod der Mutter, sondern auch die perinatale Kindersterblichkeit vermieden wird. Hierzu ist engste und verständnisvollste Zusammenarbeit zwischen dem Frauenarzt und Geburtshelfer einerseits und dem in der Diabetesbehandlung erfahrenen Internisten andererseits erforderlich. Der Symbiosezustand verlangt Zusammenwirken zweier Fachärzte, wobei die grundsätzlich besonderen Fragen das Stoffwechselgebiet betreffen. Im Hinblick auf diese Problematik wurde bei Errichtung des zweiten, nunmehr mit staatlichen Mitteln arbeitenden Diabetikerheimes, der „Anstalt zur Erforschung und Behandlung der Zuckerkrankheit Karlsburg", eine Entbindungsabteilung für diabetische Frauen vorgesehen. Sie wurde im September 1952 in Betrieb genommen, und zu meiner Freude entschloß sich der damalige Oberarzt der Greifswalder Universitäts-Frauenklinik, Dr. MARTIN WORM, vorübergehend aus seiner normalen Laufbahn auszuscheiden und die geburtshilfliche Station im Diabetikerheim Karlsburg zu übernehmen.

Im Juni 1957 kehrte er in seine ursprüngliche Laufbahn zurück.

Die vorliegende Arbeit ist ein Rechenschaftsbericht über das inzwischen Erlebte und Geleistete. Auch wenn nicht alle Probleme zu dem Thema Diabetes und Schwangerschaft gelöst sind, so ist doch ein bedeutender Fortschritt in der Einschränkung der perinatalen Kindessterblichkeit erreicht. Sie wurde ermöglicht durch die besonderen Voraussetzungen, die das Institut bietet. Fortschritte und Erfolge sind beachtlich. Man darf sagen, daß mit diesen Erfolgen unsere Entbindungsabteilung im Weltmaßstab an der Spitze liegt, wie soeben auf dem III. Internationalen Diabetes-Kongreß ein Symposion ergab. Es darf nicht verschwiegen werden, daß in bezug auf die Stoffwechselfragen Professor Mohnike beratend, teilweise leitend, Herrn Dr. Worm zur Seite stand, der sich anderseits mit sehr viel Verständnis in die Stoffwechselfragen eingelebt hat.

Da zunehmend an anderen Stellen die Probleme um die Geburt der diabetischen Frau aktuell geworden sind und bearbeitet werden, liegt Interesse vor, die sorgfältig gesammelten Erfahrungen zugänglich zu machen.

Es ist dankenswert, daß auf Grund eines Plenarbeschlusses der Deutschen Akademie der Wissenschaften zu Berlin, der Akademie-Verlag den ausführlichen Bericht von Dr. Worm mit allen Einzelheiten und Tabellen hiermit zum Druck bringt. Internisten und Frauenärzte dürften sich gleichermaßen interessiert erweisen.

Greifswald im Juli 1958.

Gerhardt Katsch

Inhaltsverzeichnis

Einführung

Bereits vor über 100 Jahren hat Bennewitz [28] in ausführlicher Schilderung die Geburt bei einer zuckerkranken Schwangeren dargestellt. Wesentliche Merkmale der Kombination von Diabetes und Gravidität, wie die kindliche Übergröße und das Verhalten des Stoffwechsels, sind in dieser Schrift erkannt und hervorgehoben.

Jedoch blieb in der Vorinsulinära das Zusammentreffen von Zuckerkrankheit und Schwangerschaft zunächst eine große Seltenheit, so daß Diabeteskenner wie Bouchardat [39] und Naunyn [202] zugeben, über dieses Problem keinerlei Erfahrung zu haben. Um so beachtlicher ist es, daß der Gynäkologe Graefe [101] schon 1898 sich um die Klärung der weiblichen Sexualstörungen bei bestehendem Diabetes bemühte und die Notwendigkeit einer Zusammenarbeit zwischen Frauenarzt und Internisten erkannte.

Als seit 1923, mit Einführung des Insulins in die Behandlung, die Lebenserwartung auch jugendlicher Zuckerkranker wuchs und sie dank der besseren Beherrschung des Stoffwechsels den Zustand einer „bedingten Gesundheit" (Katsch) erreichten, ergab sich immer mehr die Aufgabe, die Eigentümlichkeiten und Störungen der Fortpflanzungsverhältnisse bei der diabetischen Frau kennenzulernen und zu beheben.

Erste solche Versuche unter Zusammenarbeit von Internist und Geburtshelfer, besonders bezüglich Schwangerschaft und Entbindung diabetischer Frauen, wurden von Nothmann und Hermstein [210] unternommen. Jedoch blieben diesen Bemühungen trotz bedeutender Einzeluntersuchungen aus Mangel an Beobachtungsgut Grenzen gesetzt.

Dagegen konnten in Amerika (Joslin-Klinik) durch Konzentrierung zuckerkranker Schwangerer an einer Behandlungsstelle bereits seit 1922 reichlich Erfahrungen gesammelt werden, die ein Absinken sowohl der mütterlichen wie der kindlichen Sterblichkeit zur Folge hatten.

Als wesentlichen Teil der von ihm 1930 begründeten produktiven Fürsorge für Zuckerkranke betrachtete Katsch die Betreuung diabetischer Schwangerer und die Verbesserung der Prognose ihrer Neugeborenen. Nachdem auf diesem Gebiet bereits im Diabetikerheim Garz und später in Greifswald unter Zusammenarbeit mit der Univ.-Frauenklinik Erfahrungen gewonnen werden konnten, wurde 1952 im Diabetikerheim Karlsburg eine Entbindungsabteilung für zuckerkranke Schwangere eröffnet und dem Verfasser übertragen. Hier sollten an einem einheitlich behandelten größeren Krankengut in Gemeinschaftsarbeit von Internisten und Geburtshelfer neue Erkenntnisse und Erfahrungen gesammelt und damit die Ergebnisse für Mutter und Kind weiter verbessert werden.

Im Rahmen der produktiven Fürsorge für Zuckerkranke strebte Katsch hier die Rehabilitation der diabetischen Frau in biologischem Sinne an.

Die Zentralisation zuckerkranker Schwangerer, soweit sie nicht an einem Ort mit großer Bevölkerungsdichte und entsprechendem Einzugsgut (Großstadt) erfolgt, kann für die Einzelne mit erheblichen persönlichen und sozialen Belastungen verbunden sein. Bei weiter Entfernung von Wohnort und Behandlungsstelle sind mehrfache, zum Teil längere stationäre Aufenthalte nicht zu umgehen. Die Einsicht für ihre Notwendigkeit ist bei der Kranken selbst, gelegentlich auch bei ihrem Hausarzt, nicht immer gegeben und erfolgt manchmal erst nach einer oder mehrfach unglücklich ausgegangenen Schwangerschaften.

Der Verfügung des Gesundheitsministeriums (Verfügungen und Mitteilungen des Ministeriums für Gesundheitswesen 1954, Nr. 8 vom 28. 12.), daß „Diabetes mellitus bei Schwangeren eine Indikation für klinische Geburtshilfe in einer Spezialabteilung mit besonderer Erfahrung ist" verdanken wir eine wesentliche Steigerung der Entbindungsfrequenz. Mit dieser Verfügung waren auch gelegentlich auftretende Widerstände einzelner Sozialversicherungskassen beseitigt.

Diagnose

Die Kombination von Diabetes und Schwangerschaft bereitet diagnostisch keine Schwierigkeiten, sofern die Zuckerkrankheit bereits vor Eintritt der Gravidität bekannt ist.

Anders liegen die Verhältnisse, wenn die Frage zu klären ist, ob bei einer bisher angeblich stoffwechselgesunden Frau ein Diabetes in der Schwangerschaft hinzugetreten ist.

Gerade die auffälligsten der Zuckerkrankheit eigentümlichen Anzeichen werden auch ohne Vorliegen krankhafter Stoffwechselveränderungen bei der schwangeren Frau gelegentlich angetroffen (Heißhunger, vermehrtes Durstgefühl, Mattigkeit, Pruritus vulvae, Polyurie und Glycosurie).

So wird in der Schwangerschaft gelegentlich ein echter Diabetes verkannt und umgekehrt eine Zuckerkrankheit fälschlich angenommen.

Gesteigertes Durstgefühl ist in der Gravidität nicht selten zu beobachten. Es wird einerseits auf die in diesem Zustand bestehende Ödembereitschaft, andererseits auf Veränderungen im Zwischenhirn-Hypophysensystem zurückgeführt [154]. Gelegentlich treten sogar formes frustes bzw. Verschlimmerung eines bereits bestehenden Diabetes insipidus auf. Als Folge kommt es zur Polyurie.

Heißhunger in der Schwangerschaft hält KEHRER [154] ebenfalls für die Folge einer Störung im Zwischenhirn-Hypophysensystem.

Labilität des Kohlenhydratstoffwechsels mit gelegentlichen Hypoglykämien glauben wir für eine wahrscheinliche Ursache des oft sprunghaft einsetzenden heftigen Hungergefühls der Schwangeren ansehen zu können. Das Blutzuckerniveau ist bereits bei der gesunden in Hoffnung befindlichen Frau um ein geringes gesenkt [264, 154]. Noch deutlicher tritt diese Erscheinung bei Graviden mit erniedrigter Zuckerausscheidungsschwelle der Nieren (siehe Abschnitt „Schwangerschaftsglycosurie"), vielleicht als kompensatorischer Vorgang, hervor.

Pruritus vulvae wird auch bei stoffwechselgesunden Schwangeren gelegentlich beobachtet. Oft ist die Ursache eine verstärkte Sekretion der Cervix und Transsudation der Scheide, wodurch es zu einer dauernden Benetzung der Vulva kommt [276]. Ein idiopathischer Pruritus vulvae scheint mit den hormonalen Umstellungen in der Gravidität, besonders deren 2. Hälfte verbunden zu sein [183].

Eine positive Reduktionsprobe im Urin kann besonders in den letzten Wochen vor der Geburt und im Wochenbett auf Milchzuckerausscheidung beruhen. In der Brustdrüse gebildeter Milchzucker tritt ins Blut und wird ausgeschieden, da er, parenteral zugeführt, für den Organismus unangreifbar ist. (Nachweis durch Gärprobe und Schleimsäureprobe.)

Im allgemeinen wird jedoch ein positiver Zuckernachweis im Urin während der Gravidität durch Anwesenheit von Glucose bedingt. Eine Glycosurie nach reichlicher Kohlenhydrataufnahme ist nach FRANK [85] eine fast physiologische Erscheinung während der Schwangerschaft. Sie wurde früher sogar zu deren Frühdiagnose empfohlen [84].

Als Schwangerschaftsglycosurie geht sie mit normoglykämischen Blutzuckerwerten einher, ist die Folge einer herabgesetzten Zuckerausscheidungsschwelle der Nieren und bedarf der Abtrennung gegenüber einer diabetisch bedingten Zuckerausscheidung.

Häufigkeit von Diabetes und Schwangerschaft

Über die derzeitige Häufigkeit des Zusammentreffens von Zuckerkrankheit und Schwangerschaft kann auf Grund unserer eigenen Beobachtung an einer Spezialabteilung naturgemäß keine Angabe gemacht werden.

Gegenüber der Vorinsulinära wird von BERGMANN [30] für die Anstaltsgeburtshilfe eine Zunahme um das $6^1/_2$fache berichtet (Zeitraum 1912 bis 1921 gegenüber 1942 bis 1951).

Im Verhältnis zu der Gesamtzahl klinischer Geburten ist für zuckerkranke Frauen eine Entbindungsfrequenz von 1 : 1260 bis 1 : 300 errechnet worden [14, 95, 109, 123, 139, 218, 239, 250, 303, 319]. RITMILLER [243] stellt fest, daß eine Schwangerschaft unter 2000 diabetischen Frauen einmal im Jahr eintritt.

Die Frequenzsteigerung diabetischer Schwangerer kann nicht etwa auf die zunehmende Häufigkeit der Zuckerkrankheit zurückgeführt werden, da dieselbe in viel geringerem Ausmaß angestiegen ist (siehe bei SCHLIACK [273]). JOHN [136] fand unter den in der Med. Klinik Greifswald behandelten weiblichen Zuckerkranken im Alter von 16 bis 50 Jahren im Zeitraum 1900 bis 1923 nur 1,6 % Schwangere, dagegen im Zeitraum 1924 bis 1942 5,5 %.

Die Fertilität der diabetischen Frau, über die wir an anderer Stelle [310] ausführlich berichtet haben, hat also mit Einführung der Insulintherapie ganz erheblich zugenommen. Sie ist heute von der gesunder Frauen bei guter Stoffwechselführung praktisch nicht unterschieden [13, 95, 150, 218, 293, 310]. Wenn trotzdem Schwangerschaften bei diabetischen Frauen seltener beobachtet werden als bei gesunden, so dürfte eine willkürliche Beeinflussung im Sinne einer Konzeptionsverhütung die Ursache sein [147, 310]. Sie erfolgt erfahrungsgemäß einerseits aus der Furcht vor Stoffwechsel- und Schwangerschaftskomplikationen, andererseits aus der Vorstellung, daß ein Kind einer zuckerkranken Frau zwangsläufig an Diabetes erkranken müsse.

Vererbung

Es ist hier nicht der Platz, um auf die verschiedenen Vorstellungen über die Vererbung der Zuckerkrankheit ausführlich einzugehen.

Im allgemeinen wird heute eine einfach-rezessive Vererbung der Anlage zum Diabetes [111] angenommen. Die Manifestation der Zuckerkrankheit wird durch exogene und endogene Faktoren (manifestationsbegünstigende Umstände nach KATSCH [147]) ausgelöst. Selbst eine reinerbige Diabetesanlage kann jahrelang, wahrscheinlich dauernd, latent bleiben [216].

HOET [121] nimmt an, daß bei Kindern diabetischer Mütter außer der ererbten Anlage die Einwirkungen der mütterlichen Peristase während der Gravidität eine frühere Diabetesmanifestation auslösen können. Auch JACKSON [132] sieht besonders in der hormonalen Dysregulation der zuckerkranken Schwangeren eine diabetogene Wirkung auf das Kind. Dagegen konnte STEINBERG [281] nachweisen, daß die Häufigkeit der Zuckerkrankheit bei Kindern diabetischer Frauen nicht größer ist als die bei Nachkommen zuckerkranker Väter.

Die eugenische Forderung HANHARTS ([111], siehe hierzu auch HEYNEMANN [119]), daß Diabetiker auf Nachkommen verzichten sollen, würde die zuckerkranke Frau ihres wertvollsten Lebensinhaltes berauben. Die „bedingte Gesundheit" (KATSCH), welche die diabetische Frau unter den heutigen therapeutischen Möglichkeiten erreicht, schließt auch das Recht auf Fortpflanzung ein.

Die Schwangerschaftsglycosurie

Die Kennzeichen, welche für die Schwangerschaftsglycosurie angeführt werden [65, 109, 164] gleichen denen des renalen Diabetes:

1. Unabhängigkeit der Glycosurie von der Kohlenhydratzufuhr.
2. Unabhängigkeit der Glycosurie von der Blutzuckerhöhe.
3. Normales Verhalten der Glykämie bei Belastung.
4. Insulinrefraktäres Verhalten der Glycosurie.

Als weitere Merkmale des renalen Diabetes fügt Robbers [252] hinzu:

5. Das Fehlen diabetischer Symptome, wie Durst usw.
6. Zumeist geringe Glycosurie mit wenig Neigung zu Acetonurie.

Als Ursache der Schwangerschaftsglycosurie, wie der renalen, wird die herabgesetzte Ausscheidungsschwelle der Nieren für Zucker (ZAS) angesehen.

Die ZAS ist eine Funktion des glomerulo-tubulären Systems der Niere. Sie stellt für eine Schwellensubstanz [179] wie Glucose diejenige Menge in mg% im Blut dar, die nach Filtration durch die Glomeruli noch eben vollständig vom tubulären System resorbiert werden kann.

Zur Bestimmung der ZAS (Verfahren nach Elias, Güdemann und Roubitschek [74]) bei stoffwechselgesunden Personen wird nach Entnahme des Nüchternblutzuckers und Nüchternharns Glucose verabfolgt. In kurzen Zeitabständen wird gleichzeitig Blut und Harn (Dauerkatheter) zur Untersuchung entnommen. Die Blase soll nach jeder Entnahme gespült werden, um Restharn zu entfernen. Um bei jeder Untersuchung Harn zu gewinnen, soll zu Beginn des Versuches reichlich Tee getrunken werden.

Man erhält die „Aufstiegsschwelle" bei dem Blutzuckerwert, der dem ersten Auftreten zuckerhaltigen Urins entspricht; die „Abstiegsschwelle" wird durch den Glycämiepegel, der beim letzten Auftreten zuckerhaltigen Urins gemessen wird, ausgedrückt.

Die „Abstiegsschwelle" liegt höher als die „Aufstiegsschwelle", was von Govaerts [100] auf den „toten" Raum zwischen Glomerulusfilter und Blasenboden zurückgeführt wird: Die entnommene Harnportion ist zu einem früheren Zeitpunkt als dem der Blutentnahme für Glucosebestimmung gebildet!

Durch verfeinerte Untersuchungen vermittels der Clearance-Methode konnte nachgewiesen werden [99, 283, 287], daß die Resorptionskapazität der Tubuli für Glucose mit steigendem Glycämiepegel noch zunimmt. Deshalb wird für die Aufstiegsschwelle eine Initial- und Maximalschwelle unterschieden.

Die hier nur interessierende Initialschwelle oder ZAS schwankt von Individuum zu Individuum, stellt jedoch für den Einzelnen eine ziemlich konstante Größe dar [141, 283], die bei einer Glycämie zwischen 160 und 180 mg% liegt [141, 252].

Wenn bei Normoglycämie eine Glycosurie eintreten soll, muß eine Senkung der ZAS in den Bereich oder unter die Normoglycämie vorliegen. Die Zuckerausscheidung wird gering und vorübergehend sein, wenn die ZAS nur nach Kohlenhydratzufuhr überschritten wird (alimentäre Glycosurie), erheblicher und dauernd, wenn die ZAS weit unter 100 mg% gesenkt ist.

Das unter Ziffer 1 und 2 angeführte Kriterium der Schwangerschaftsglycosurie ist also eine Frage der Höhe der ZAS.

Ähnliches gilt für das insulinrefraktäre Verhalten der Schwangerschaftsglycosurie. ROBBERS [252] hat nachweisen können, daß beim renalen Diabetes die Glycosurie durch Insulin deutlich gemildert werden kann, soweit die ZAS über dem Nüchternblutzuckerwert liegt. Ist die ZAS auf Glycämiewerte unter 100 mg% herabgesunken, würde der Versuch, die Zuckerausscheidung durch Insulin herabzusetzen, erst dann erfolgreich sein, wenn Hypoglycämien ausgelöst werden.

Auch das Ausmaß der renal bedingten Glycosurie ist von der Höhe der ZAS abhängig.

Eine Neigung zu Acetonurie beobachtete ROBBERS [252] bereits bei renalem Diabetes. In der Schwangerschaft wird eine Ketonurie auch ohne Glycosurie nicht selten beobachtet [82].

Die Ätiologie und der Mechanismus der erniedrigten ZAS, wie ihre erhöhte Lage, sind noch weitgehend ungeklärt.

Nach den Untersuchungen verschiedener Autoren [43, 99, 104, 246, 255] kann die ZAS sowohl durch Veränderungen der Filtrationsleistung der Glomeruli wie der Rückresorptionskapazität der Tubuli beeinflußt werden.

Für die erhöhte ZAS, wie sie bei Nephropathie und im diabetischen Coma beobachtet wird, ist [42, 104] als Ursache vor allem eine selektive Schädigung der Glomeruli mit verminderter Filtrationsleistung anzunehmen.

Die erniedrigte Nierenschwelle ist dagegen nach den genannten Untersuchern als Ausdruck verminderter Leistung der Tubuli anzusehen. Dabei kann nach REUBI [246] das gesamte tubuläre System eine verringerte Resorptionskapazität aufweisen (Initialschwelle und Maximalschwelle sind niedrig) oder nur Teile desselben (Initialschwelle niedrig, Maximalschwelle unverändert). Für die in der Gravidität verminderte Resorptionskapazität der Tubuli kommen ursächlich besonders hormonale Faktoren in Betracht. KÜSTNER [164] sah, auch auf Grund tierexperimenteller Beobachtungen, die Schwangerschaftsglycosurie als Folge hormonaler Einflüsse des Corpus luteum an. Placentare Wirkungen machte NÜRNBERGER [211] für die erniedrigte ZAS in der Gravidität verantwortlich. Er konnte durch Progesteron weder bei gesunden Graviden noch bei Nichtgraviden eine spontane Glycosurie auslösen. Andere [71, 144, 319] sahen unter ACTH bei Normoglycämie eine Zuckerausscheidung auftreten, die nach Absetzen des Medikaments wieder verschwand. Dabei fand EARLE, daß die unter ACTH-Behandluug eintretende Glycosurie Folge einer gesteigerten Filtrationsleistung bei unveränderter Reabsorptionskapazität der Tubuli ist.

Nach den Untersuchungen von BENDA [26] kann durch Cortison eine Senkung der ZAS bewirkt werden.

DONATO und TURCHETTI [67] sahen bei Frauen mit Schwangerschaftsglycosurie eine gesteigerte Gonadotropin- und herabgesetzte Östrogenausscheidung.

Dabei findet sich nach diesen Untersuchungen eine herabgesetzte Nierenfunktion, die sich sowohl in einer Verminderung der Glomerulusfiltration wie der tubulären Rückresorption äußert. In anderen Fällen von Schwangerschaftsglycosurie, bei denen sich keine Veränderungen der Hormonausscheidung feststellen ließen, war eine Zunahme der Glomerulusfunktion, die die Resorptionsfähigkeit der Harnkanälchen überschreitet, zu verzeichnen.

Eine Behandlung der Schwangerschaftsglycosurie wurde von DIETEL [64] mit Östrogenen, Progesteron, HVL- und HHL-Hormonen versucht, jedoch eine Beeinflussung nicht beobachtet. Dagegen sah er nach Gaben von NNR-Extrakten und Vitamin C verschiedentlich ein Verschwinden der Zuckerausscheidung. Ausgehend von der Vorstellung, daß der verringerten Rückresorptionskapazität beim renalen Diabetes eine Phosphorilierungsstörung zugrunde liegt (siehe hierzu PAUL [221]), erzielten RÜHL und THADDEA [258] eine Verringerung der Glycosurie durch Verabfolgung von NNR-Hormonen. Jedoch konnten andere [252, 19] diesen Einfluß nicht bestätigen.

BIANCHI [33] sah, wie bereits früher NÜRNBERGER [211], bei gesunden Schwangeren nach anfänglicher Senkung ein Wiederansteigen der ZAS zum Geburtstermin.

Die Häufigkeit der Schwangerschaftsglycosurie wird von TURCHETTI [294] mit 8,4% angegeben. Andere [221, 303] berichten über eine sehr viel höhere Frequenz von 30 bis 60%.

Der Übergang einer Schwangerschaftsglycosurie in einen echten Diabetes wurde verschiedentlich angegeben [64, 119, 164]. WHITE [303] meint, daß es sich entsprechend der Häufigkeit der Schwangerschaftsglycosurie hier um ein zufälliges Zusammentreffen handelt. Jedoch wird von DIETEL [65] auch ein Zusammenhang mit einer praediabetischen Phase [145] angenommen.

Gelegentlich bleibt auch nach der Entbindung die normoglycämische Zuckerausscheidung weiter bestehen. FRANK [85] glaubt, daß in derartigen Fällen ein renaler Diabetes unerkannt bereits vor der Gravidität vorgelegen hat.

EIGENE BEOBACHTUNGEN ZUR SCHWANGERSCHAFTSGLYCOSURIE

Unter 968 stoffwechselgesunden Frauen, die vom 3. bis 4. Schwangerschaftsmonat aufwärts durch die Schwangerschaftsberatung erfaßt und untersucht wurden, fanden sich 147 (15,2%), die zu ein oder mehreren Malen eine positive Reduktionsprobe (Probe nach Nylander) im Urin aufwiesen. Die polarimetrische Untersuchung, die bei positiver Reduktionsprobe immer durchgeführt wurde, ergab einen Prozentgehalt zwischen 0,1 und 2,8. Die Häufigkeit der Glycosurie unter diesen 147 Patienten mit positiver Reduktionsprobe, bezogen auf die Schwangerschaftsmonate, gibt Tabelle 1 wieder.

TABELLE 1

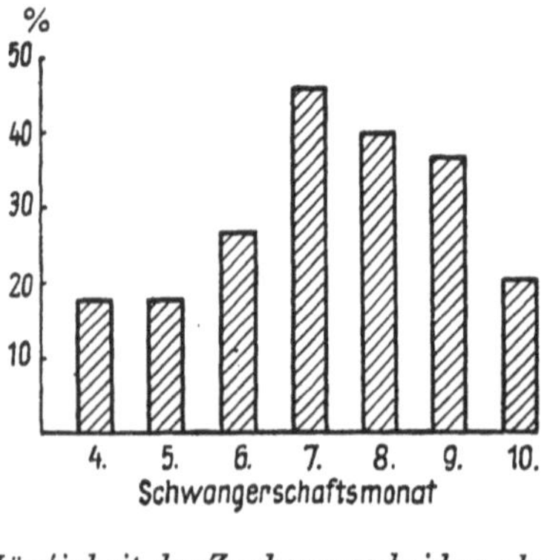

Häufigkeit der Zuckerausscheidung bei 147 Patienten mit Schwangerschaftsglycosurie im Laufe der Gestation

Die Frequenz der Glycosurie nimmt also bis zum 7. Graviditätsmonat rasch zu, um dann zum Geburtstermin hin wieder abzusinken. Das entspricht den Feststellungen BIANCHIS [33] über die Veränderungen der ZAS in der Schwangerschaft.

Von 47 Frauen, die zu mehrfachen Malen eine positive Reduktionsprobe im Urin aufwiesen, konnten 31 einer Traubenzuckerdoppelbelastung mit 2×50 g unterzogen werden. Bei 14 dieser Frauen wurde die ZAS bestimmt. Wir verfuhren dabei in Abänderung der von ELIAS c. s. [74] beschriebenen Methode wie folgt:

Bestimmung des Nüchternblutzuckers und Untersuchung des Nüchternurins (Blutzuckerbestimmung nach HAGEDORN-JENSEN, Urinuntersuchung durch Probe nach Nylander, Polarisation und Vergärung). Nach 15 min Verabfolgung von 50 bis 100 bis 150 g Traubenzucker in Tee und weiter reichliche Zufuhr von ungesüßtem Tee zur Aufrechterhaltung der Diurese. Alle 30 min Bestimmung des Blutzuckers und Untersuchung des gleichzeitig gelassenen Urins (Pat. werden zum völligen Entleeren der Blase angehalten). Die Aufstiegsschwelle wird durch diejenigen Blutzuckerwerte bestimmt, die 30 min vor und gleichzeitig mit der ersten zuckerhaltigen Urinportion festgestellt werden. Die Abstiegsschwelle wird gekennzeichnet durch den Glycämiepegel, der den letzten beiden zuckerhaltigen Urinportionen entspricht.

Bei einigen Patienten haben wir unter sonst gleichem Vorgehen die Glycämieschwankungen im Rahmen einer Doppelbelastung mit 2×50 g Traubenzucker zur Bestimmung der ZAS verwendet.

Im Interesse der Schwangeren wurde auf eine Entnahme des Urins durch Katheter und auf Blasenspülung verzichtet. Es ist deshalb möglich, daß durch nicht vollständiges Entleeren der Blase im Einzelfall die ZAS im Abstieg mit zu niedrigen Werten bestimmt wurde.

Ein Beispiel einer solchen Bestimmung zeigt Kurve 1.

KURVE 1

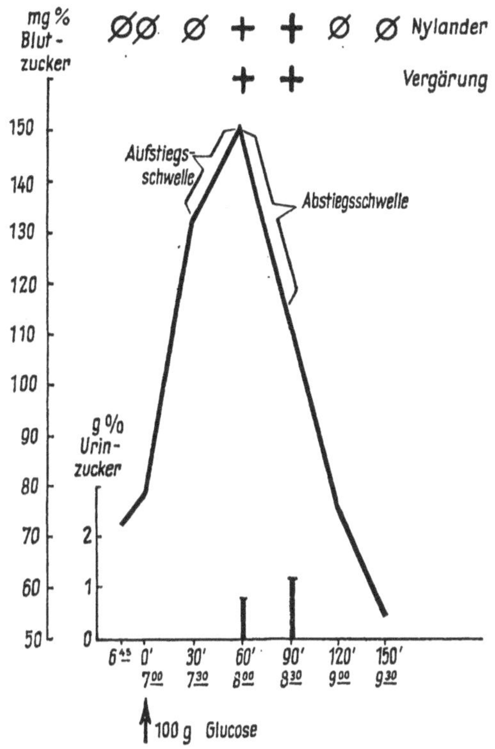

(*Pat. Nr. 2238*) *Bestimmung der Zuckerausscheidungsschwelle.* Aufstiegsschwelle zwischen 133 und 151 mg% Glucose, Abstiegsschwelle zwischen 151 und 115 mg% Glucose

Die Urinzuckerausscheidungen lagen bei dieser Patientin zwischen 0,3 und 12,6 g am Tag.

Die Blutzuckerbestimmungen im Tagesprofil ergaben folgende Werte:

7^{00}	Uhr	91 mg$^0/_0$	18^{00}	Uhr	98 mg$^0/_0$
10^{30}	,,	108 mg$^0/_0$	22^{00}	,,	98 mg$^0/_0$
12^{00}	,,	105 mg$^0/_0$	24^{00}	,,	83 mg$^0/_0$
16^{00}	,,	100 mg$^0/_0$	3^{30}	,,	84 mg$^0/_0$

Die ZAS, die bei dieser Schwangeren im Aufstieg zwischen 133 und 151 mg$^0/_0$, im Abstieg zwischen 151 und 115 mg$^0/_0$ als sicher erniedrigt gefunden wurde, kann also nur in kurzen Zeitabschnitten (im Anschluß an Nahrungsaufnahmen) überschritten werden: geringe Glycosurie!

Eine weitere Bestimmung einer ZAS im Rahmen einer Traubenzuckerdoppelbelastung ist in Kurve 2 wiedergegeben.

Hier konnte allein die zwischen 87 und 72 mg$^0/_0$ liegende Abstiegsschwelle im Rahmen der unter der Belastung erfolgenden reaktiven Hypoglycämie bestimmt werden. Trotz der recht niedrigen ZAS bewegen sich die täglichen Zuckerausscheidungen wie bei der oben angeführten Patientin zwischen 8,7 und 15,3 g. Das ist offenbar aus den im ganzen bei dieser Patientin niedriger liegenden Blutzuckerwerten zu erklären. Sie weisen im Tagesprofil folgende Höhen auf:

7^{00}	Uhr	65 mg$^0/_0$	18^{00}	Uhr	96 mg$^0/_0$
10^{00}	,,	79 mg$^0/_0$	22^{00}	,,	74 mg$^0/_0$
12^{00}	,,	85 mg$^0/_0$	24^{00}	,,	65 mg$^0/_0$
16^{00}	,,	81 mg$^0/_0$	3^{30}	,,	65 mg$^0/_0$
			7^{00}	,,	60 mg$^0/_0$

Wir konnten beobachten, daß sich bei niedrig liegender ZAS der Blutzucker auf ein tieferes Niveau im Tagesprofil einstellte. Besonders auffällig war diese Erscheinung bei einer Patientin, deren ZAS zu niedrig war, als daß sie noch bestimmt werden konnte. (Siehe Kurve 3.)

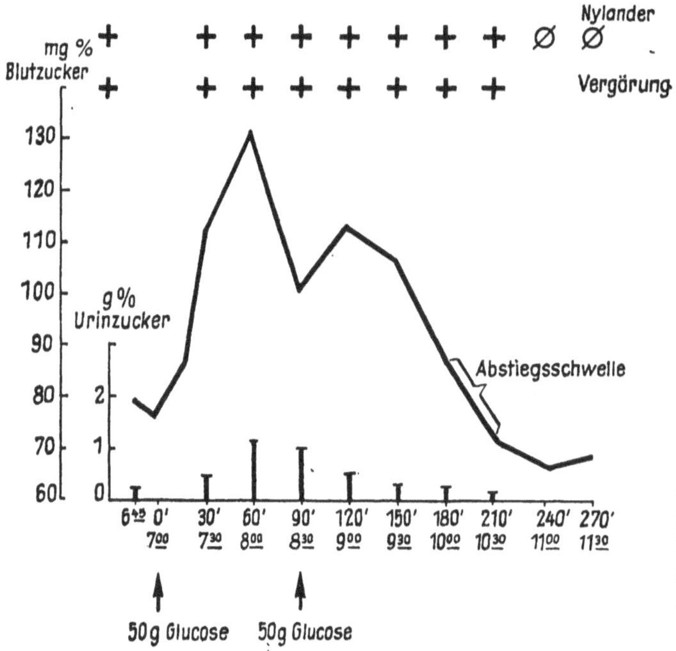

KURVE 2

(Pat. Nr. 2448) Bestimmung der Zuckerausscheidungsschwelle im Rahmen einer Glucosedoppelbelastung mit 2 × 50 g. Aufstiegschwelle nicht bestimmbar, Abstiegsschwelle zwischen 87 und 72 mg% Glucose

KURVE 3

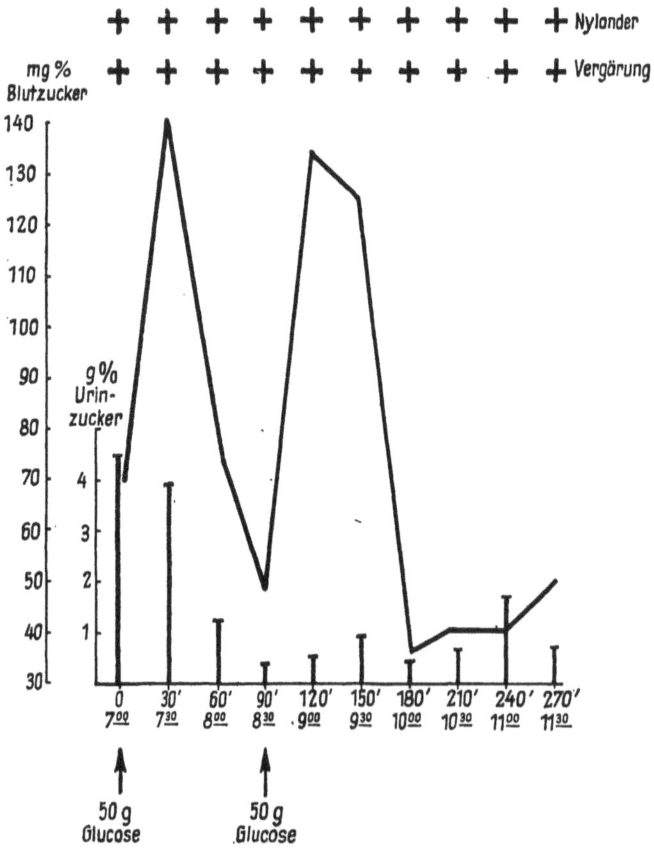

(Pat. Nr. 2355) Glucosedoppelbelastung mit 2 × 50 g. Trotz erheblicher Hypoglycämie dauernde Urinzuckerausscheidung. ZAS unter 37 mg% Glucose

Diese Schwangere wies bei täglichen Urinzuckerausscheidungen um 75 g folgende Glycämiewerte im Tagesprofil auf:

7^{00}	Uhr	72 mg°/₀
10^{00}	,,	76 mg°/₀
12^{00}	,,	∅
16^{00}	,,	88 mg°/₀
18^{00}	,,	94 mg°/₀
22^{00}	,,	63 mg°/₀
24^{00}	,,	67 mg°/₀
3^{30}	,,	59 mg°/₀
7^{00}	,,	54 mg°/₀

Offenbar liegt bei erniedrigter ZAS in der Gravidität im Bestreben des Organismus, Zuckerverluste durch den Urin einzuschränken, eine Tendenz zur Senkung des gesamten Blutzuckerniveaus vor. Die Höhe der ZAS sowie die Gesamtlage des Glycämiespiegels sind anscheinend maßgeblich für die Menge des ausgeschiedenen Zuckers. In Tabelle 2 ist von 9 Schwangeren, die eine normoglycämische Glycosurie aufweisen, die ZAS sowie das Glycämieniveau, das aus 9 innerhalb von

24 h durchgeführten Blutzuckerbestimmungen errechnet wurde, angegeben. Dazu ist die Menge des ausgeschiedenen Zuckers verzeichnet.

Man erkennt, daß bei sehr tief liegender ZAS große Urinzuckermengen ausgeschieden werden (die Ausscheidung ist eine dauernde), daß bei annähernd normoglycämischer Lage der ZAS die Harnzuckermengen aber gering sind (alimentäre vorübergehende Glycosurie). Gleichzeitig ist eine gewisse Abhängigkeit der Zuckerausscheidung von der Höhe des Blutzuckerniveaus festzustellen.

Wie bereits aus den gezeigten Kurven ersichtlich, neigen diese Schwangeren mit niedriger ZAS bei Belastungen zu erheblichen reaktiven Hypoglycämien, die gelegentlich auch subjektiv wahrgenommen werden. Schwäche- und Schwindelgefühl, aufsteigende Hitze und Heißhunger sind häufig angegebene Empfindungen.

Kennzeichnend erscheint, daß selbst bei erheblichen Urinzuckerausscheidungen (bei der zuletzt genannten Patientin bis 97 g/die) niemals über gesteigertes Durstgefühl und Pruritus vulvae geklagt wurde. Die Gesamturinmenge verhält sich bei diesen Frauen in der gleichen Größenordnung, wie bei Zuckerkranken mit entsprechender Glycosurie.

Dagegen gaben einige Schwangere gelegentlich Anzeichen eines Schocks wie Heißhunger und Kopfschmerzen an, die nach Nahrungsaufnahme verschwanden. Hier bestanden offenbar leichte Spontanhypoglycämien, wie sie in den Tagesprofilen bereits angedeutet sind.

TABELLE 2

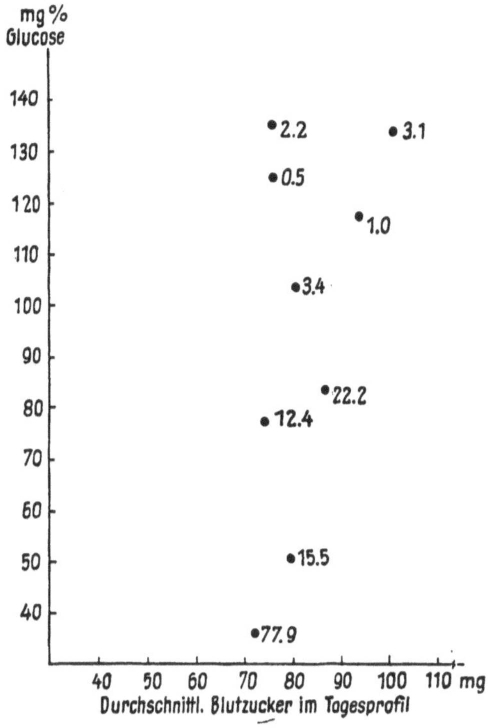

ZAS, Glycämieniveau und Menge des ausgeschiedenen Zuckers bei 9 Schwangeren mit normoglycämischer Glycosurie. Ordinate: ZAS in mg% Glucose. Abszisse: Glycämieniveau (errechnet aus 9 Blutzuckerbestimmungen im Tagesprofil) in mg% Glucose.
Die Menge des tgl. ausgeschiedenen Zuckers ist zu jedem Punkt, der für die einzelne Schwangere die Höhe der ZAS und den durchschnittlichen Blutzucker angibt, im Koordinatensystem verzeichnet

Flüchtige Acetonurien beobachteten wir bei 5 der genannten Frauen. Sie waren am Tag der Anreise oder dem folgenden nachweisbar. Erhöhte Blutacetonwerte wurden nicht gefunden. Offenbar handelte es sich um die Folgen verringerter Nahrungsaufnahme bei gleichzeitigem mehr oder weniger erheblichem Kohlenhydratverlust durch den Urin (Hungeraceton).

Hier sei erwähnt, daß auch für die Ausscheidung der Blutacetonkörper eine Schwelle vorzuliegen scheint. Während wir in der Schwangerschaft oft bei normalen (nach Krainick bestimmten) Blutacetonwerten Acetonurien beobachteten, fehlte im Wochenbett bei deutlich erhöhten Blutwerten oft eine Acetonausscheidung völlig.

Bei keiner der 31 Schwangeren, die wir wegen Glycosurie einer Traubenzuckerdoppelbelastung unterzogen haben, war aus ihrem Verlauf ein Anhalt für eine diabetische Stoffwechselstörung zu erkennen. Vielmehr zeigte sich immer eine recht gute Gegenregulation (siehe auch Kurven 1, 2 und 3), die gegen eine gestörte Funktion des Inselapparates sprach.

Dietel [65] nimmt an, daß die Schwangerschaftsglycosurie auch der Ausdruck einer praediabetischen Phase sein kann. Als besondere Kennzeichen dieser Störung werden von verschiedenen Autoren [89, 118, 122, 219, 236] hinsichtlich Schwangerschaft und Geburt,

Übergröße der Neugeborenen, erhöhte perinatale Sterblichkeit und eine erhöhte Mißbildungsrate angegeben.

Das Schicksal des Kindes konnten wir bei 138 der vorgenannten Frauen mit renaler Glycosurie in der Gravidität ermitteln: Totgeburten wurden nicht beobachtet. Ein Geburtstodesfall erfolgte in der Hausgeburtshilfe bei der Entwicklung einer Steißlage (Gewicht des Neugeborenen: 3050 g). Außerdem erfolgte nach Klinikentbindung ein Neugeborenentodesfall, der lt. Sektionsprotokoll auf Fruchtwasseraspiration zurückzuführen war (Gewicht des Neugeb.: 3000 g).

Bei einem Kind lag eine Mißbildung vor (Wolfsrachen).

Das mittlere Geburtsgewicht von allen 138 Neugeborenen beträgt 3500 g.

Eine erhöhte perinatale Mortalität oder gesteigerte Mißbildungsrate konnte also unter den von uns beobachteten Schwangerschaftsglycosurien nicht gesehen werden.

Das Neugeborenengewicht weist gegenüber dem unausgewählter Geburten eine geringe Steigerung auf, wenn man die Angaben von HOSEMANN [128] bei einer Schwangerschaftsdauer von 39 bis 40 Wochen zugrunde legt (3500 gegenüber 3291 g). Hierbei ist allerdings in Betracht zu ziehen, daß von den 138 Geburten 70 (50%) in der Hausgeburtshilfe erfolgten, wo erfahrungsgemäß die Gewichtsbestimmung weniger zuverlässig und meist mit zu hohen Werten erfolgt.

Ein weiteres Kriterium der schwangerschaftsbedingten Glycosurie besteht darin, daß dieselbe nach der Entbindung verschwindet.

Wir beobachteten einmal das Weiterbestehen der Zuckerausscheidung in fast unverändertem Ausmaß (tägliche Glycosurie zwischen 49 und 62 g gegenüber in der Schwangerschaft gemessenen Mengen von täglich 45 bis 97 g).

Hier wurde, da die Patientin (Pat. Nr. 2355, siehe S. 10) erstmalig in der Schwangerschaft gesehen wurde und keine Angaben über eine früher bereits nachgewiesene Glycosurie bestanden, zunächst eine Schwangerschaftsglycosurie angenommen. Nachdem auch nach Abschluß des Wochenbettes eine unverändert niedrige (nicht zu bestimmende) ZAS festzustellen war, möchten wir mit FRANK [85] glauben, daß ein unerkannter renaler Diabetes bereits vor der Gravidität vorgelegen hat.

Daß die Symptomatologie der Schwangerschaftsglycosurie hinsichtlich der Zuckerausscheidung mit der eines echten Diabetes fast völlig identisch sein kann, soll die im folgenden kurz angeführte Krankengeschichte erhellen:

Pat. Nr. 3056, lfd. Nr. 9, Ch. B. 28 Jahre, I. Gravida. Eigene Anamnese und Familienanamnese ohne Besonderheiten. Menarche mit 12 J., 28/4. LR. 20.–25. 7. 1954.

Bis zum Ende des 4. Schwangerschaftsmonats Übelkeit und gelegentliches Erbrechen. Vom 5. Monat an zunehmender Durst und Pruritus vulvae. Zu Beginn des 9. Schwangerschaftsmonats Feststellung von Zucker im Urin. Patientin wurde in die zuständige Frauenklinik eingewiesen und dort einer Traubenzuckerdoppelbelastung unterworfen. Auf Grund der dabei festgestellten fehlenden Gegenregulation erfolgte Einweisung in unsere Anstalt.

Befund vom 16. 3. 1955: RR 130/90. Schlanke Pat. in gutem Ernährungs- und Kräftezustand. Keine Ödeme.

Uterus 1 Querfinger unter dem Rippenbogen. Leibesumfang 97 cm. Herztöne regelmäßig, deutlich. Kein Anhalt für Hydramnion.

Verlauf: Die täglichen Urinzuckerausscheidungen liegen zwischen 15,5 und 7,5 g. Die Blutzuckerwerte im Tagesprofil bewegen sich zwischen 123,5 und 235 mg%.

Eine durchgeführte Traubenzuckerbelastung mit 2 × 50 g ergibt folgenden Verlauf (siehe Kurve 4).

KURVE 4

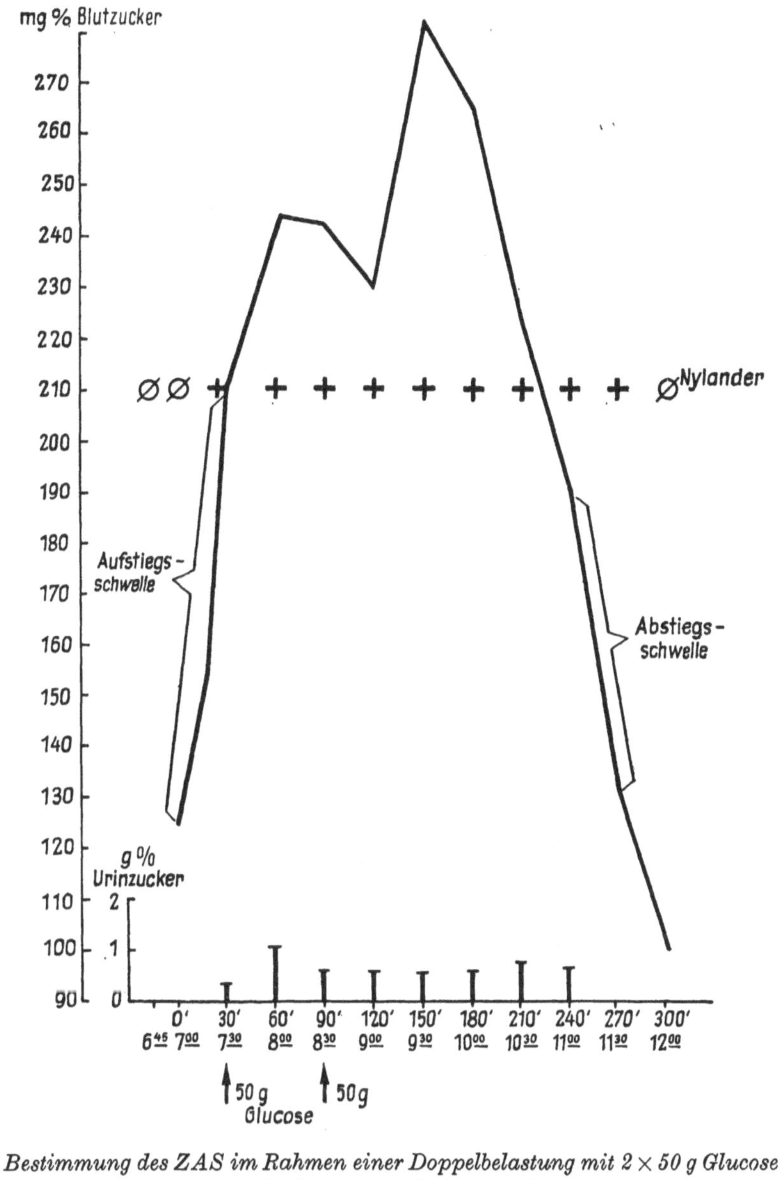

Bestimmung des ZAS im Rahmen einer Doppelbelastung mit 2 × 50 g Glucose (10. Schwangerschaftsmonat).

Bereits im ersten Gipfel wird eine Glycämie von 243 mg% erreicht. Bei fast völlig fehlender Gegenregulation kommt es zu einer zweiten Gipfelbildung bei 283 mg%. Erst nach 5 Stunden ist der Ausgangswert unterschritten. Die gleichzeitig durchgeführte Bestimmung der ZAS ergibt im Abstieg eine Höhe, die zwischen 188 und 131 mg% liegt, also keine wesentliche Erniedrigung.

Eine weitere Glucosedoppelbelastung wurde 51 Tage nach der Entbindung durchgeführt (siehe Kurve 5).

Es kommt jetzt in einem kontinuierlichen Blutzuckeranstieg zu einer Gipfelbildung bei 343 mg%. Erst nach $4^1/_2$ Stunden ist die Ausgangsglycämie unterschritten. Jedoch erweist sich jetzt die ZAS im Abstieg mit 319 bis 283 mg% deutlich erhöht. Dementsprechend ist der Urin nach der Entbindung auch zuckerfrei, obwohl die Blutzucker wie in der Schwangerschaft im Tagesprofil zwischen 110 und 207 mg% erhöht sind (weitere Stoffwechselangaben sind aus dem Diagramm ersichtlich).

Hier ist also eine in der Schwangerschaft vorliegende Glycosurie nach der Entbindung verschwunden, obwohl ein echter Diabetes vorliegt. Dabei haben die Stoffwechselverhältnisse, gemessen an den Blutzuckerverläufen bei Traubenzuckerdoppelbelastungen, keine Veränderung, eher eine Verschlechte-

KURVE 5

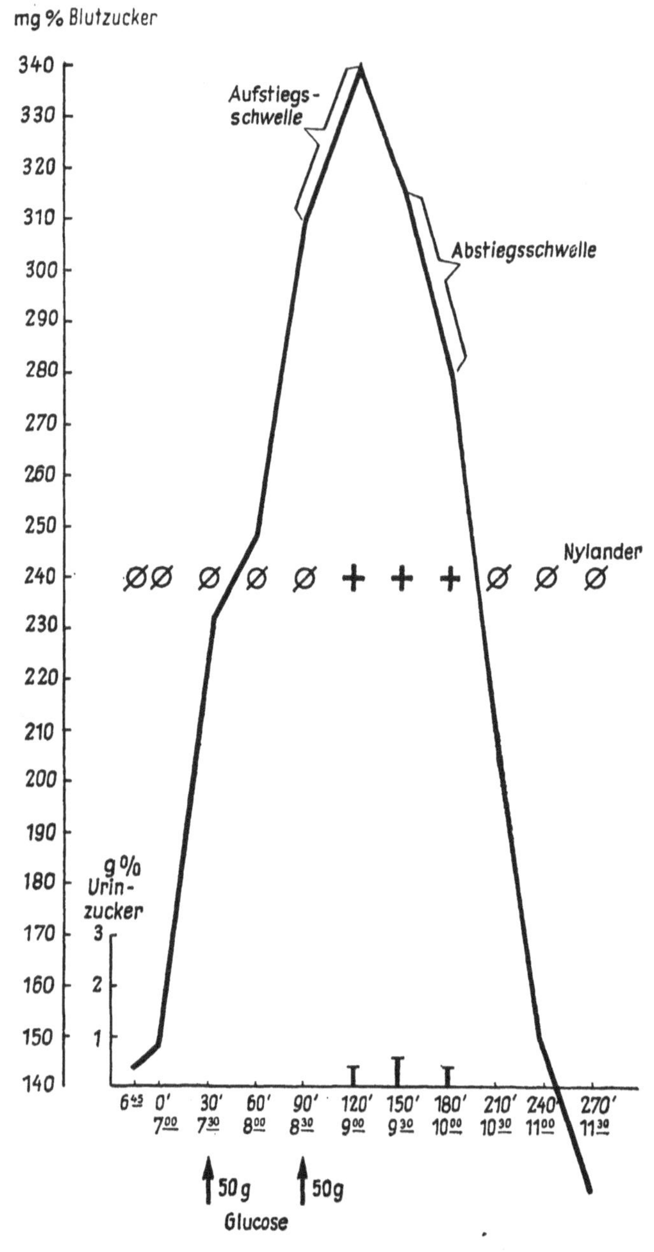

Bestimmung der ZAS im Rahmen einer Doppelbelastung mit 2×50 g Glucose (Spätwochenbett)

rung gegenüber denen in der Schwangerschaft erfahren. Das Verschwinden der Glycosurie nach der Entbindung, das bei oberflächlicher Betrachtung ein Verschwinden eines Diabetes annehmen läßt, ist allein auf die für das Wochenbett spezifische Erhöhung der ZAS (siehe Abschnitt „Zuckerausscheidungsschwelle bei diabetischen Schwangeren") zurückzuführen.

Es besteht hier eine gewisse Ähnlichkeit zu den Beobachtungen, die GERSTMANN und KLAFTEN [93] als Schwangerschaftsdiabetes (Diabetes mellitus gravidarum) bezeichnen: Ein leichter Diabetes wird in der Gravidität manifest und geht mit mäßiger Glycosurie einher; im Wochenbett ist keine Zuckerausscheidung mehr nachweisbar.

Im Gegensatz zu der harmlosen Schwangerschaftsglycosurie werden von der beschriebenen Patientin aber die typischen Anzeichen des echten Diabetes (Durst und Pruritus) angegeben.

Wir haben unter den von uns behandelten Schwangeren einen sogenannten Schwangerschaftsdiabetes nicht gesehen. Von einem solchen müßte verlangt werden, daß er nach Abschluß der Gestationsvorgänge auch durch Traubenzuckerbelastungen nicht mehr nachweisbar ist.[1]

Als wesentliches Ergebnis unserer Beobachtungen läßt sich feststellen:

1. Die renale Glycosurie in der Schwangerschaft ist eine recht häufige Erscheinung ($15^0/_0$).
2. Die renale Glycosurie in der Schwangerschaft ist nicht zwangsläufig mit diabetischen Symptomen verknüpft (in erster Linie Durst, Pruritus).
3. Die renale Glycosurie in der Schwangerschaft wird durch eine Erniedrigung der ZAS verursacht. Die Menge des ausgeschiedenen Zuckers ist von der Höhe der ZAS und derjenigen des Glycämieniveaus abhängig.
4. Das Blutzuckerniveau bei renaler Glycosurie in der Schwangerschaft ist eher niedrig. Es besteht eine Neigung zu Spontanschocks, die häufig unbemerkt bleiben.

[1] Anmerkung: Ein solcher Fall konnte in jüngster Zeit von uns beobachtet werden.

5. Eine Abtrennung der renalen Glycosurie in der Schwangerschaft von einem echten Diabetes ist im Rahmen einer Traubenzuckerdoppelbelastung, am besten mit gleichzeitiger Bestimmung der ZAS, gegeben. Sie ist erforderlich bei mehrfachem Nachweis der Glycosurie und Vorhandensein diabetischer Symptome.
6. Ein eindeutiger Einfluß auf die perinatale Mortalität, Mißbildungsrate und das Gewicht der Neugeborenen konnte bei 138 Schwangerschaften, die mit zeitweiser Glycosurie einhergingen, nicht festgestellt werden. Ein Einfluß auf die Fruchtentwicklung im Sinne einer prädiabetischen Phase kann nach unseren Erhebungen der Schwangerschaftsglycosurie nicht zugesprochen werden.

Die Zuckerausscheidungsschwelle bei diabetischen Schwangeren

Die Vorstellungen über die Ursachen und die Mechanismen der erniedrigten Zuckerausscheidungsschwelle (ZAS) wurden bereits im voranstehenden Abschnitt besprochen.

Auch bei Zuckerkranken ist die ZAS individuellen Schwankungen unterworfen. Sie liegt nach JOSLIN [141] im allgemeinen wie bei Gesunden zwischen 160 und 180 mg%. Bei Zuckerkranken zeigt sie aber [141] eine Tendenz zu höheren Werten, besonders bei Vorliegen von Gefäßveränderungen.

Erniedrigung der ZAS bei diabetischen Schwangeren wurde verschiedentlich beobachtet [68, 107, 212, 213, 303] und die Bedeutung dieser Erscheinung bei der Kontrolle des Stoffwechsels in der Gravidität hervorgehoben. Nach OAKLEY [212] soll die Senkung der ZAS besonders in der 20. bis 24. Schwangerschaftswoche ausgeprägt sein. Wir haben bei 122 zuckerkranken Frauen die ZAS zu verschiedenen Zeiten der Gestation (bis zu 4× im Laufe der Gravidität) und nach der Entbindung bestimmt. Das Ergebnis dieser Untersuchungen ist in Kurve 6 dargestellt.

KURVE 6

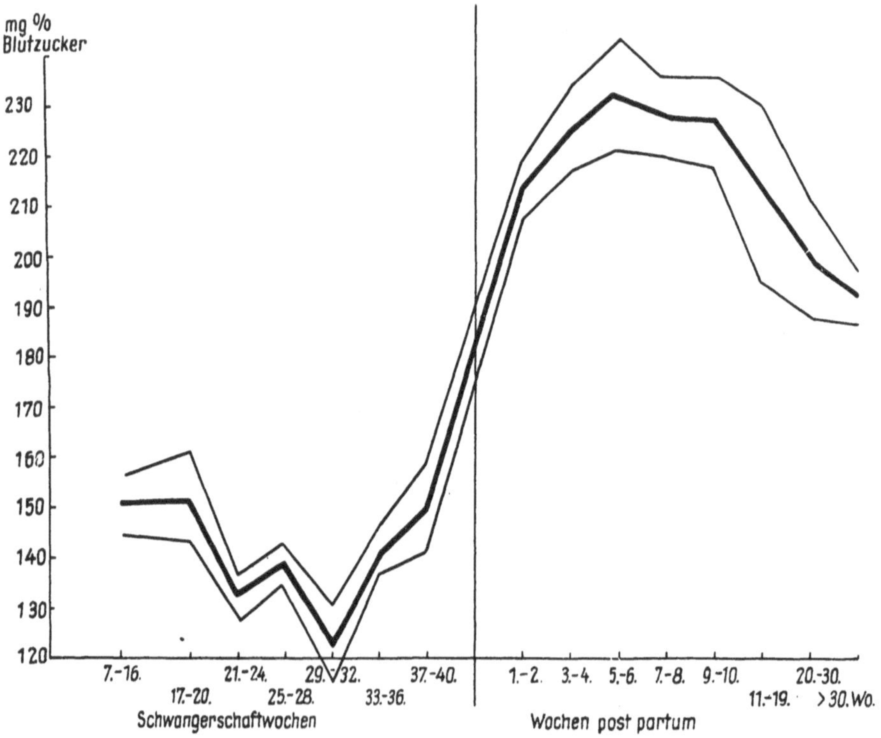

Mittelwerte (einschließlich ihres mittleren Fehlers) der Zuckerausscheidungsschwelle der Nieren bei 122 diabetischen Schwangeren. Abszisse: Untersuchungszeiten. Ordinate: ZAS in mg% Glucose

Methodisch wurde im Prinzip in gleicher Weise, wie im vorangehenden Abschnitt (S. 8) beschrieben, vorgegangen. Da bei zuckerkranken Schwangeren im allgemeinen bereits bei

Beginn des Versuches die Zuckerprobe im Urin positiv ausfiel, erübrigte sich die Gabe von Glucose. Wurden spontan keine negativen Urinzuckerproben erzielt, erfolgte Insulingabe (meist 8 E s. c.). Auf die Bestimmung der Aufstiegsschwelle wurde bei diesen Patienten verzichtet. Als Beispiel sei die folgende Kurve 7 angeführt.

Das auf Kurve 6 dargestellte Verhalten der ZAS bei diabetischen Schwangeren zeigt einen Abfall der ZAS bis in die 34. Woche der Gravidität und ein langsames Wiederansteigen zum Geburtstermin. Das entspricht den Verhältnissen, die Oakley [212] bei zuckerkranken Schwangeren und Bianchi [33] bei stoffwechselgesunden festgestellt hat. Dem bereits am Ende der Gestation angedeuteten Anstieg der ZAS folgt nach der Entbindung ein weiterer, bisher noch nicht beschriebener, auf Werte, wie sie bei sonst gesunden Zuckerkranken nicht erreicht werden. Nachkontrollen, die ein halbes Jahr oder später erfolgten, ließen ein normales Verhalten der ZAS erkennen.

KURVE 7

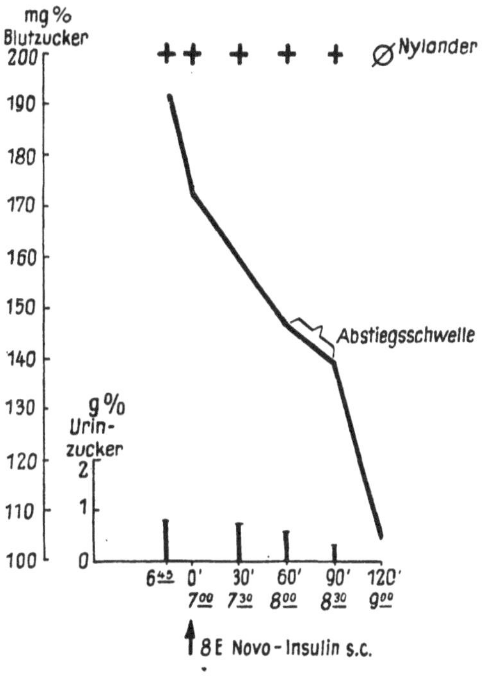

(Pat. Nr. 2638, lfd. Nr. 57). Bestimmung der Zuckerausscheidungsschwelle bei einer diabetischen Schwangeren

Während dieser Befund in den meisten Einzelfällen erhoben werden konnte, boten Schwangere mit Nephropathie eine Ausnahme. Es wurde bereits darauf hingewiesen (S. 7), daß bei Kranken mit Nephropathie eine Erhöhung der ZAS erfolgt, für die eine Schädigung der Glomeruli mit verminderter Filtrationsleistung verantwortlich gemacht wird.

Wir konnten dementsprechend beobachten, daß bei diabetischen Schwangeren mit Nephropathie eine Erniedrigung der ZAS nur in geringem Ausmaß oder nicht erfolgt. Eine gesonderte Bestimmung der ZAS wurde in diesen Fällen jedoch im allgemeinen nicht durchgeführt, um den zur Ödemeinlagerung neigenden Patienten die für den Versuch erforderliche Flüssigkeitszufuhr zu ersparen. Die erhöhte Lage der ZAS war hier aus der Diskrepanz des mehrfach am Tage bestimmten Blutzuckers und der ausgeschiedenen Urinzuckermenge zu ersehen (siehe hierzu Diagramm Nr. 17, 36).

Ein Vergleich des Verhaltens der ZAS bei diabetischen Schwangeren mit der Häufigkeitsverteilung der Schwangerschaftsglycosurie in den verschiedenen Monaten der Gestation bei stoffwechselgesunden Frauen (siehe Tab. 1, S. 8) ergibt, daß zu den Zeiträumen der stärksten Senkung der ZAS bei diabetischen Schwangeren auch die größte Häufigkeit der Glycosurie bei gesunden Graviden vorliegt. Setzt man rechnerisch die beiden Kollektive (Verhalten der ZAS bei diabetischen Schwangeren – Häufigkeitsverteilung der Schwangerschaftsglycosurie) in Zusammenhang, so ergibt sich ein Korrelationskoeffizient von 0,776. Es besteht also eine echte Korrelation insofern, als in den Zeiträumen der niedrigsten ZAS die größte Frequenz der Schwangerschaftsglycosurie vorliegt. Letztere ist also eine Funktion der gesenkten ZAS.

Für den bisher nicht beschriebenen Anstieg der ZAS (siehe hierzu Mohnike c. s. [197]) im Wochenbett wird man einerseits den Ausfall hormonaler Einflüsse der Gravidität (placentare Wirkstoffe), die in der Schwangerschaft eine Senkung der ZAS verursachten, verantwortlich machen müssen. Andererseits dürften hormonale, mit der Lactation in Zusammenhang stehende Faktoren hier eine Rolle spielen. Mit Abklingen dieser Einflüsse am Ende des Wochenbetts erfolgt die Einstellung der ZAS auf eine normale Lage. Die klinische Bedeutung des gegensätzlichen Verhaltens der ZAS in Schwangerschaft und Wochenbett ist evident. Ihre Folge ist bei der Schwangerschaftsglycosurie das alsbaldige Verschwinden der Zuckerausscheidung im Wochenbett. Bei leichtem Diabetes kann so eine Heilung nach der Entbindung vorgetäuscht werden (lfd. Nr. 9). Große Urinzuckerausscheidungen in der Gravidität erlauben nicht den Schluß auf erhebliche Hyperglycämie. Urinzuckerfreiheit im Wochenbett darf nicht als Zeichen von Normoglycämie gedeutet werden.

Hieraus ergeben sich Hinweise für die Führung des Stoffwechsels der Zuckerkranken in Gravidität und Wochenbett. Wir glaubten zunächst, den Stoffwechsel bei diabetischen Frauen in der Schwangerschaft in gleicher Weise wie außerhalb der Gestation ausgleichen zu müssen. Deshalb waren wir gezwungen, bei niedriger ZAS gelegentlich erhebliche Urinzuckerausscheidungen in Kauf zu nehmen, wenn Hypoglycämien vermieden werden sollten. Andererseits führt der beträchtliche Kohlenhydrat [KH] — Verlust durch den Harn nicht selten zu KH-Verarmung und Acidose (siehe z. B. Diagramm 95). In solchen Fällen hat sich eine Steigerung der KH-Zufuhr bei gleichzeitiger Steigerung der Insulindosis bewährt.

Die Zusammensetzung des Krankengutes

Das Krankengut, über das im folgenden berichtet werden soll, umfaßt 109 Schwangerschaften diabetischer Frauen, die im Zeitraum vom 1. 9. 1952 bis 31. 12. 1955 in unserer Anstalt behandelt wurden.

Zwei Schwangerschaften endeten in unserer Anstalt mit einer Fehlgeburt, 7 Frauen entzogen sich weiterer Behandlung und kamen später zu Hause nieder.

96 Frauen wurden in 100 Schwangerschaften in unserer Anstalt von einem (nach Größe und Gewicht, Länge ab 35 cm, Gewicht ab 1000 g) lebensfähigen Kind entbunden.

Nach dem oben genannten Zeitraum wurden vom 1. 1. 1956 bis zum 31. 12. 1956 noch weitere 50 zuckerkranke Schwangere beobachtet und entbunden. Über sie soll zum Schluß noch zusammenfassend berichtet werden.

Da die Einwirkungen, die von der Zuckerkrankheit auf die Gestation ausgehen, möglicherweise von der Dauer und der Schwere des Diabetes abhängig sind und weiterhin vielleicht in Beziehung zu vorhandenen Gefäßschäden stehen, sollen die 100 zuckerkranken Schwangeren, die im Zeitraum vom 1. 9. 1952 bis 31. 12. 1955 entbunden wurden, nach diesen Gesichtspunkten aufgeschlüsselt werden. Außerdem soll eine Aufteilung nach konstitutionellen Merkmalen und nach Altersgruppen erfolgen. Schließlich wird auch das Manifestationsalter des Diabetes berücksichtigt.

1. Für die Dauer des Diabetes wird der Zeitraum von der Feststellung des Diabetes bis zur Conception in Rechnung gestellt. Dabei wird die unterschiedliche, im Einzelfall gelegentlich recht lange Zeit zwischen dem Auftreten der ersten Symptome und der Feststellung des Leidens durch den Arzt vernachlässigt. Frauen, die erst in der beobachteten Gravidität als zuckerkrank erkannt wurden, werden gesondert als „Graviditätsmanifestation" aufgeführt.

2. Als Maßstab für die Schwere des Diabetes haben wir die zur Kompensation des Stoffwechsels erforderliche Insulinmenge gewählt. Dabei betrachteten wir den Stoffwechsel in Anlehnung an die Verhältnisse bei Nichtschwangeren als ausgeglichen, wenn die Glycämie 200 mg% nicht überschritt und Freiheit von Ketonkörpern bestand.

   Bei einer größeren Anzahl von diabetischen Schwangeren, die erst kurz vor der Entbindung zur Aufnahme kamen, konnten über den wahren Insulinbedarf vor der Gravidität keine sicheren Angaben erhalten werden. Es wurde deshalb grundsätzlich als Kriterium der höchste von uns beobachtete Insulinbedarf in der Schwangerschaft herangezogen.

3. Frauen mit vorhandenen Gefäßkomplikationen werden gesondert aufgeführt nach dem Bestehen einer diabetischen Retinopathie und Nephropathie. Stets schließt letztere eine Retinopathie ein (einmal war die Netzhaut allerdings wegen bestehenden Cataraktes nicht einzusehen, lfd. Nr. 3). Da das Auftreten von Gefäßkomplikationen aber neben der Dauer des Diabetes in engem Zusammenhang mit der Güte der Stoffwechselführung steht [141], dürfte dieser Gesichtspunkt bei der Aufschlüsselung der Kranken nach dem Vorhandensein von Gefäßschäden mit erfaßt sein.

   Die diabetischen Netzhautveränderungen werden hier unabhängig von ihrem Schweregrad berücksichtigt, soweit sie vor oder in der Gravidität nachgewiesen wurden.

4. Die Unterteilung nach konstitutionellen Merkmalen erfolgt grobschematisch nach dem Überwiegen einzelner endocriner Funktionen, wie sie das äußere Erscheinungsbild ergab. Es muß aber hervorgehoben werden, daß die Beurteilung bei den meisten Patienten erst in der Gravidität erfolgte. Gestationsbedingte endocrine Veränderungen können zu Fehldeutungen geführt haben.
5. Die Unterteilung nach Altersgruppen erfolgt nach demjenigen Alter, in dem die Schwangerschaft beobachtet wurde.
6. Die Aufteilung der Patienten nach dem Manifestationsalter des Diabetes gibt einen Überblick über Kindheits- und Pubertätsmanifestationen einerseits und Manifestationen nach Abschluß der sexuellen Entwicklung andererseits.
7. Um einen Vergleich der eigenen Ergebnisse mit denen anderer zu ermöglichen, wurden die Schwangeren außerdem nach einem von WHITE [303] vorgeschlagenen Schlüssel, der in verschiedenen Berichten Eingang gefunden hat, aufgeteilt. Dieser Schlüssel schließt die Dauer der Zuckerkrankheit, das Manifestationsalter sowie das Bestehen von Gefäßkomplikationen ein. Er umfaßt die Gruppen A bis F mit folgenden Merkmalen:
   A. Diabetes nur durch Glucosebelastung nachweisbar.
   B. Manifester Diabetes, Dauer weniger als 10 Jahre, Manifestation nach dem 20. Lebensjahr, keine Gefäßschäden.
   C. Manifester Diabetes, Dauer 10–19 Jahre, oder Manifestation im 10. bis 19. Lebensjahr, keine Gefäßschäden.
   D. Manifester Diabetes, Dauer mehr als 20 Jahre oder Manifestation vor dem 10. Lebensjahr oder Retinopathie oder Calcifikation in den Beinarterien.
   E. Manifester Diabetes mit Calcifikation in den Beckenarterien.
   F. Manifester Diabetes mit diabetischer Nephropathie.

Das Vorliegen von Calcifikationen in den Beinarterien und Beckenarterien wurde nicht kontrolliert, so daß Gruppe E entfällt.

In allen Gruppen sind die laufenden Nummern der Patienten angegeben, um einen Einblick in die im Diagramm dargestellten Stoffwechselverhältnisse zu erleichtern.

Außerdem sind bei allen Aufteilungen die Patienten, bei denen Gefäßschäden bestehen, nochmals besonders hervorgehoben. Ohne hier auf diese Fragen eingehen zu wollen, lassen sich so unschwer Beziehungen zwischen Dauer und Schwere des Diabetes einerseits und dem Auftreten von Gefäßkomplikationen andererseits ablesen.

AUFTEILUNG DER PATIENTEN NACH DAUER DES DIABETES

1a Grav. Manifestation	6, davon mit Komplik. ∅	
1b Diab. Dauer 0–5 J.	65, davon mit Komplik. (1b′)	11 (11× Retinopathie)
1c Diab. Dauer 6–10 J.	16, davon mit Komplik. (1c′)	7 (6× Retinopathie, 1× Nephropathie)
1d Diab. Dauer 11 u. mehr J.	13, davon mit Komplik. (1d′)	10 (6× Retinopathie, 4× Nephropathie)

1a lfd. Nr. 9, 33, 42, 77, 91, 92.
1b lfd. Nr. 2, 4, 8, 10, 12, 13, 14, 15, 16, 19, 21, 22, 24, 25, 26, 28, 30, 32, 35, 37, 38, 43, 47, 48, 49, 50, 51, 52, 53, 54, 56, 58, 59, 60, 63, 65, 66, 67, 68, 69, 70, 71, 72, 79, 80, 82, 83, 86, 88, 89 90, 93, 94, 100.
1b′ 11, 20, 39, 41, 44, 45, 55, 61, 81, 87, 99.
1c 1, 18, 23, 29, 34, 62, 73, 75, 78.
1c′ 3, 46, 57, 84, 85, 96, 98.
1d 31, 64, 97.
1d′ 5, 6, 7, 17, 27, 36, 40, 74, 76, 95.

SCHWERE DES DIABETES GEMESSEN AM INSULINBEDARF

2a Nicht insulinbedürftig	9, davon mit Komplik. ∅	
2b Insulinbedarf bis 30 E	18, davon mit Komplik. (2b')	3 (3× Retinopathie)
2c Insulinbedarf bis 60 E	60, davon mit Komplik. (2c')	21 (16× Retinopathie, 5× Nephropathie)
2d Insulinbedarf über 60 E	13, davon mit Komplik. (2d')	4 (4× Retinopathie)

2a lfd. Nr. 9, 15, 31, 42, 52, 53, 77, 89, 93.
2b 8, 10, 14, 30, 33, 49, 50, 51, 54, 60, 69, 70, 75, 79, 94.
2b' 39, 45, 46.
2c 1, 2, 4, 12, 13, 19, 21, 22, 23, 25, 26, 28, 29, 32, 34, 35, 37, 38, 43, 47, 56, 58, 59, 62, 63 64, 66, 67, 68, 72, 73, 78, 80, 82, 83, 86, 91, 92, 100.
2c' 3, 7, 11, 17, 20, 27, 36, 40, 41, 44, 55, 57, 61, 74, 76, 81, 84, 87, 96, 98, 99.
2d 16, 18, 24, 48, 65, 71, 88, 90, 97.
2d' 5, 6, 85, 95.

UNTERTEILUNG NACH DEM VORHANDENSEIN DIABETISCHER GEFÄSSKOMPLIKATIONEN (RETINOPATHIE, NEPHROPATHIE)

3a ohne Komplikationen 72
3b mit Retinopathie 23
3c mit Nephropathie und Retinopathie 5

3a lfd. Nr. 1, 2, 4, 8, 9, 10, 12, 13, 14, 15, 16, 18, 19, 21, 22, 23, 24, 25, 26, 28, 29, 30, 31, 32, 33, 34, 35, 37, 38, 42, 43, 47, 48, 49, 50, 51, 52, 53, 54, 56, 58, 59, 60, 62, 63, 64, 65, 66, 67, 68, 69, 70, 71, 72, 73, 75, 77, 78, 79, 80, 82, 83, 86, 88, 89, 90, 91, 92, 93, 94, 97, 100.
3b 5, 6, 7, 11, 20, 27, 39, 41, 44, 45, 46, 55, 57, 61, 76, 81, 84, 85, 87, 95, 96, 98, 99.
3c 3, 17, 36, 40, 74.

UNTERTEILUNG NACH KONSTITUTIONELLEN MERKMALEN

4a Nebennierenrinden-Überfunktion 52,	davon mit Komplik. (4a') 15	(12× Retinopathie, 3× Nephropathie)
4b Schilddrüsen-Überfunktion 40,	davon mit Komplik. (4b') 8	(8× Rethinopathie)
4c Schilddrüsen-Unterfunktion 1,	davon mit Komplik. ∅	
4d Polyglandul. Insuffizienz 7,	davon mit Komplik. (4d') 5	(4× Retinopathie, 1× Nephropathie)

4a lfd. Nr. 1, 4, 10, 12, 13, 14, 15, 18, 19, 22, 26, 30, 32, 37, 38, 42, 47, 48, 52, 54, 62, 63, 64, 65, 68, 69, 70, 72, 73, 77, 79, 86, 88, 89, 90, 91, 92.
4a' 3, 6, 7, 17, 20, 27, 36, 40, 44, 76, 84, 85, 95, 96, 99.
4b 2, 8, 9, 16, 21, 23, 24, 25, 28, 29, 31, 33, 34, 35, 43, 50, 51, 56, 59, 60, 66, 67, 71, 75, 78, 80, 82, 83, 93, 94, 97, 100.
4b' 5, 11, 45, 46, 61, 81, 87, 98.
4c 58.
4d 49, 53.
4d' 39, 41, 55, 57, 74.

EINTEILUNG NACH ALTERSKLASSEN

5a 15–24 J. 28,	davon mit Komplik. (5a') 6	(4× Retinopathie, 2× Nephropathie)
5b 25–34 J. 54,	davon mit Komplik. (5b') 17	(15× Retinopathie, 2× Nephropathie)
5c 35 J. u. älter 18,	davon mit Komplik. (5c') 5	(4× Retinopathie, 1× Nephropathie)

5a lfd. Nr. 4, 12, 14, 16, 21, 22, 23, 25, 28, 29, 33, 35, 37, 43, 47, 48, 50, 56, 63, 64, 71, 90.
5a' 3, 6, 17, 41, 61, 95.
5b 1, 2, 8, 9, 10, 13, 15, 18, 19, 24, 26, 31, 32, 34, 38, 49, 58, 59, 60, 62, 65, 68, 70, 72, 73, 75, 77, 79, 82, 83, 88, 89, 91, 92, 93, 97, 100.
5b' 7, 11, 20, 27, 36, 39, 44, 45, 46, 55, 57, 74, 76, 81, 84, 85, 87.
5c 30, 42, 51, 52, 53, 54, 66, 67, 69, 78, 80, 86, 94.
5c' 5, 40, 96, 98, 99.

UNTERTEILUNG NACH MANIFESTATIONSALTER

6a 1–9 J. 1, davon mit Komplik. ∅
6b 10–19 J. 27, davon mit Komplik. (6b') 11 (7× Retinopathie, 4× Nephropathie)
6c 20 und mehr J. 72, davon mit Komplik. (6c') 17 (16× Retinopathie, 1× Nephropathie)

6a lfd. Nr. 64.
6b 4, 12, 18, 22, 23, 25, 29, 31, 37, 48, 56, 62, 71, 73, 90, 97.
6b' 3, 6, 7, 17, 36, 40, 41, 57, 61, 76, 95.
6c 1, 2, 8, 9, 10, 13, 14, 15, 16, 19, 21, 24, 26, 28, 30, 32, 33, 34, 35, 38, 42, 43, 47, 49, 50, 51, 52, 53, 54, 58, 59, 60, 63, 65, 66, 67, 68, 69, 70, 72, 75, 77, 78, 79, 80, 82, 83, 86, 88, 89, 91, 92, 93, 94, 100.
6c' 5, 11, 20, 27, 39, 44, 45, 46, 55, 74, 81, 84, 85, 87, 96, 98, 99.

UNTERTEILUNG DER SCHWANGEREN NACH DEM SCHEMA VON WHITE

Gruppe 6 A: 2 (Nr. 52, 53).
Gruppe 6 B: 54 (Nr. 1, 2, 8, 9, 10, 13, 14, 15, 16, 19, 21, 24, 26, 28, 30, 32, 33, 34, 35, 38, 42, 43, 47, 49, 50, 51, 54, 58, 59, 60, 63, 65, 66, 67, 68, 69, 70, 71, 72, 75, 77, 78, 79, 80, 82, 83, 86, 88, 89, 91, 92, 93, 94, 100).
Gruppe 8 C: 15 (Nr. 4, 12, 18, 22, 23, 25, 29, 31, 37, 48, 56, 62, 73, 90, 97).
Gruppe 5 D: 24 (Nr. 5, 6, 7, 11, 20, 27, 39, 41, 44, 45, 46, 55, 57, 61, 64, 76, 81, 84, 85, 87, 95, 96, 98, 99).
Gruppe 7 F: 5 (Nr. 3, 17, 36, 40, 74).

Der Einfluß der Gestation auf den diabetischen Stoffwechsel

Daß der Stoffwechsel der diabetischen Frau im Laufe der Gestation Veränderungen erleidet, deutet bereits BENNEWITZ [28] im Jahre 1824 an.

Später (1898) berichtet GRAEFE [101] über den unheilvollen Einfluß der Gravidität auf den diabetischen Stoffwechsel. Besonders betont er aber die Gefahr des Comas unter der Geburt. Nach der Entbindung komme es zu einer vorübergehenden Besserung, später jedoch meist zu einer Verschlechterung des Stoffwechsels [169].

Da in der damaligen Zeit die Beurteilung des Stoffwechsels im allgemeinen auf Grund der ausgeschiedenen Harnzuckermengen erfolgte, sind diese Beobachtungen mit Zurückhaltung zu werten. Sicher lagen ihnen, wenigstens zum Teil, schwangerschaftsbedingte Veränderungen der ZAS zugrunde.

Seit mit der Einführung des Insulins in die Therapie des Diabetes Schwangerschaften bei zuckerkranken Frauen öfter gesehen werden und Mikromethoden der Blutzuckerbestimmung einen besseren Einblick in die Stoffwechselverhältnisse gewinnen lassen, mehren sich die Angaben über die Einwirkungen der Gestation auf den diabetischen Stoffwechsel. Sie widersprechen sich weitgehend.

Während die einen [98, 218] bei der Mehrzahl ihrer Patienten keinen Einfluß der Schwangerschaft auf die Kohlenhydrattoleranz beobachten konnten, sahen andere [31, 229] nach anfänglicher Verminderung einen zunehmend ansteigenden Insulinbedarf mit Fortschreiten der Gravidität. Im älteren Schrifttum werden jedoch gegenteilige Angaben gemacht: Verschlechterung der Kohlenhydrattoleranz im Anfang und Verbesserung im letzten Drittel der Schwangerschaft [125/126, 208, 277].

Zahlreiche [58, 75, 109, 142, 212] beobachteten einen Abfall des Insulinbedarfs, wenn die Schwangerschaft über die 36. Woche dauerte.

WHITE [303] gibt an, daß der Insulinbedarf von Trimester zu Trimester ansteigt.

Vereinzelt wird über eine erhebliche Besserung der Kohlenhydrattoleranz nach der Entbindung berichtet [199, 241].

Für die Verbesserung der Kohlenhydrattoleranz im Laufe der Gravidität wird seit HOLZBACH [125] das Eingreifen fetalen Insulins verantwortlich gemacht. Dabei ist ungeklärt, ob das vom Feten produzierte Insulin die Placentaschranke passieren kann. Dies wird im allgemeinen wegen der Molekulargröße des Insulins abgelehnt, während ZONDECK [323] den Durchtritt nach klinischen und experimentellen Untersuchungen für sichergestellt hält. Auf der anderen Seite besteht die Möglichkeit eines Abflusses mütterlicher Kohlenhydrate in den fetalen Organismus. Dabei wird der Zuckerverbrauch des Feten selbst am Ende der Gravidität auf etwa 25 bis 50 g/die geschätzt [158, 324]. GUINOT [107] und POTTER [238] meinen übrigens, daß das fetale Inselorgan viel zu klein sei, um für den mütterlichen Stoffwechsel ins Gewicht fallende Insulinmengen produzieren zu können.

Als Ursache für die in den letzten Wochen der Gestation gelegentlich zu beobachtende Besserung der Kohlenhydrattoleranz wurde [196] absinkende placentare Wirkstoffbildung zur Diskussion gestellt.

Für die Verschlechterung des Stoffwechsels in der Gravidität wird ein diabetogener Einfluß derselben [121, 146] verantwortlich gemacht. HOET [121] sowie ELERT [73] führen diesen auf einen schwangerschaftsbedingten Hypercortizismus zurück. Für letzteren spricht die von verschiedenen Untersuchern [295/296, 173] festgestellte erhöhte Corticoidausscheidung während der Gestation. Andere [16, 48, 92] fanden in der Schwangerschaft einen Anstieg der Plasma-17-Hydroxycorticoide auf Werte, wie sie bei Morbus Cushing beobachtet werden.

Besonders auffällig ist die diabetogene Wirkung der Schwangerschaft in der menschlichen Pathologie, wie HOET [121] betont, bei Frauen mit Hyperinsulinismus infolge Inselzelladenom: vor der Gravidität gehäuft auftretende hypoglycämische Zustände verschwinden während der Gestation, um nach der Entbindung erneut einzusetzen (siehe hierzu auch KATSCH [150, 151, 152]).

Auch im Tierexperiment konnte HOET [121/122] die diabetogene Wirkung der Gravidität nachweisen: Kaninchen, die vorher mit subdiabetogenen Alloxandosen behandelt worden waren, zeigten, sobald Trächtigkeit eintrat, einen pathologischen Verlauf der Traubenzuckerbelastung. In der Schwangerschaft wurden bei Kaninchen durch Cortisondosen, die außerhalb der Trächtigkeit unwirksam waren, diabetische Glucosebelastungsverläufe ausgelöst.

BARTELHEIMER und KLOOS [18] zeigten bei Ratten, daß in der Gravidität der Alloxaneffekt ein größerer ist als außerhalb derselben.

HOET [121] nimmt an, daß die von verschiedenen Untersuchern (siehe KEHRER [154]) bei Mensch und Tier in der Schwangerschaft festgestellte Zunahme der Inseln an Zahl und Größe auf die diabetogene Wirkung der Gestation zurückzuführen ist.

Der Hypercortizismus während der Gravidität wird durch gesteigerte Ausschüttung von ACTH verursacht. So fand CASSANO c. s. [51/52] den ACTH-Gehalt des Blutes bei Schwangeren auf das Doppelte gegenüber Nichtschwangeren gesteigert.

Andererseits wird aber auch eine vermehrte Bildung von Wachstumshormon als Ursache für die verschlechterte Kohlenhydrattoleranz in der Schwangerschaft herangezogen [90, 244, 272]. Nach KEHRER [154] sprechen viele Befunde für die Bildung von STH in den Schwangerschaftszellen der Hypophyse. Die Entstehung echter Akromegalien in der Gravidität ist mehrfach beschrieben worden (siehe bei ABELOVE [2]).

Umstritten ist noch, ob für die veränderte endocrine Situation in der Schwangerschaft vorwiegend die Mutter oder die Frucht verantwortlich zu machen ist.

Daß der Placenta (als Teil der Frucht) eine wesentliche Rolle zukommt, geht daraus hervor, daß nach der Entbindung ziemlich rasch eine Besserung der Stoffwechsellage eintritt. Außerdem konnte ACTH in der Placenta von verschiedenen Untersuchern gefunden werden [12, 15, 44, 270, 288]. Auch das Vorkommen und die Bildung von Corticoiden wurde [56, 137, 260] in der Placenta nachgewiesen.

Auf eine in der Schwangerschaft bestehende Stoffwechsellabilität, die leicht zum Coma führen kann, weist REIS [244] hin. Gravide neigen mehr zu Ketosen als Nichtgravide, besonders bei herabgesetzter Nahrungszufuhr ([102], siehe auch [82]). Die Frühschwangerschaft mit ihrer Neigung zu unregelmäßiger und verringerter Nahrungsaufnahme bedeutet deshalb eine besondere Gefahr für die Zuckerkranke und bedarf einer sorgfältigen Überwachung. Zu beachten sind auch die Kohlenhydratverluste durch den Urin bei herabgesetzter Zuckerausscheidungsschwelle.

JONES [139] beobachtete bei 27,2% seiner diabetischen Schwangeren mehr oder weniger schwere Acidosen. KADE und DIETEL [142] sahen 10% ihrer Patienten ins Coma kommen. KOLLER [162] berichtet bei 134 Schwangerschaften über 18 schwere Acidosen mit Coma oder Praecoma. Sie stehen oft in engem zeitlichen Zusammenhang mit dem intrauterinen Absterben des Feten (162] und werden als Ursache desselben angesehen. Andererseits kann der Fruchttod auch sehr schnell zu einer schweren Acidose führen [196, 208].

EIGENE BEOBACHTUNGEN

Ein Vergleich der Stoffwechselverhältnisse in und vor der Gravidität war nur bei einem geringen Teil der 100 von uns entbundenen Patienten möglich. Teilweise wurden sie erstmalig in der Schwangerschaft beobachtet, teilweise lagen vorangegangene stationäre Behandlungen soweit zurück, daß die früheren Stoffwechselzustände als Vergleich nicht mehr herangezogen werden konnten. Anamnestisch erhaltene Angaben über den Insulinbedarf wurden nicht verwertet. Bei den meisten Patienten erfolgten jedoch Nachbeobachtungen, sodaß es möglich ist, den Zustand des Stoffwechsels in der Gravidität dem nach Abschluß des Wochenbettes gegenüberzustellen.

Wenn durch die Gravidität auch bleibende Veränderungen der Kohlenhydrattoleranz gelegentlich zu erwarten sind, so erfolgen dieselben nach HOET [121] doch vorwiegend im Sinne einer Verschlechterung. Es dürfte also ein höherer Insulinbedarf in der Schwangerschaft gegenüber dem Zustand nach Abschluß des Wochenbettes auch eine Verschlechterung der Kohlenhydrattoleranz gegenüber den Verhältnissen vor der Gravidität erschließen lassen.

Das Verhalten des Insulinbedarfs als Maßstab der Kohlenhydrattoleranz vor, am Ende der Gravidität und am Ende des Wochenbettes ist von 22 Patienten auf Kurve 8 graphisch dargestellt. Die Menge der aufgenommenen Kohlenhydrate bleibt dabei unberücksichtigt. Sie änderte sich um nicht mehr als ± 4 BE. Als Kriterium der Stoffwechselkompensation wurde neben Freiheit von Acetonkörpern eine Glycämie von nicht über 200 mg⁰/₀ und nicht unter 100 mg⁰/₀ im Durchschnitt gefordert.

Man sieht ganz vorwiegend einen Anstieg des Insulinbedarfs in der Gravidität (bei 18 Frauen), zweimal erfolgte ein Absinken, zweimal zeigten sich keine Veränderungen.

Nach Abschluß des Wochenbettes war der Insulinbedarf im allgemeinen abgesunken gegenüber den Verhältnissen in der Gravidität (bei 19 Frauen), zweimal erfolgte ein geringer Anstieg, einmal wurde ein bisher allein diätetisch kompensierbarerer Diabetes insulinbedürftig (lfd. Nr. 31).

Im Durchschnitt erfolgte bis zur Entbindung ein Anstieg des Insulinbedarfs um 16 E, am Ende des Wochenbettes war der Bedarf gegenüber dem Zustand vor der Schwangerschaft um 2 E unterschritten.

Bei 57 Frauen ist eine Gegenüberstellung allein des Insulinbedarfs vor der Entbindung und etwa 6 Wochen danach möglich. Graphisch sind die Verhältnisse auf Kurve 9 zusammengestellt.

Man erkennt bei den meisten Frauen gegenüber den Verhältnissen in der Gravidität eine

KURVE 8

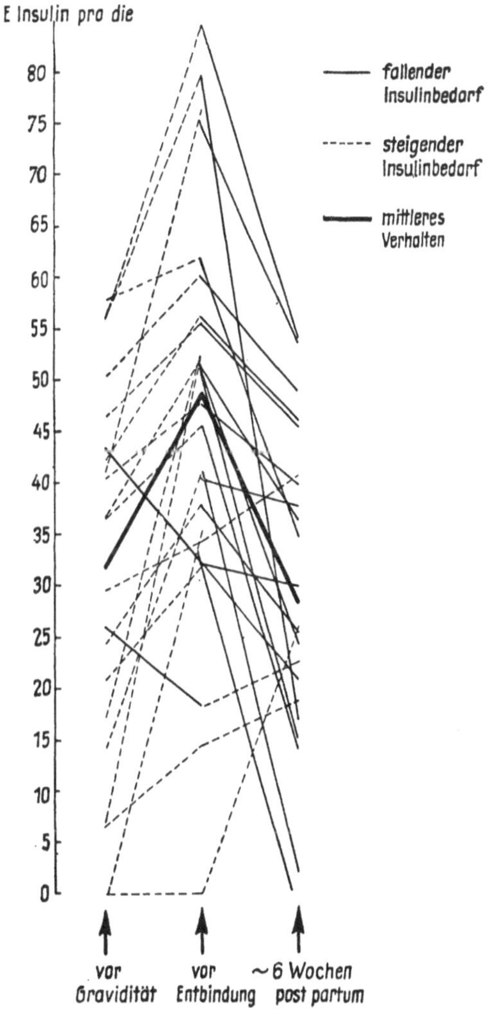

Verhalten des Insulinbedarfs vor Gravidität, vor Entbindung und bei Abschluß des Wochenbettes

KURVE 9

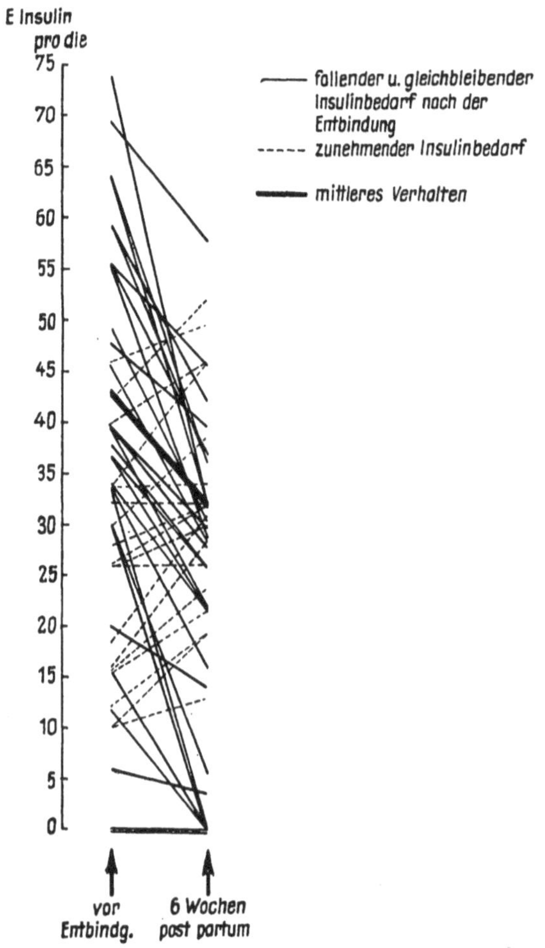

Insulinbedarf vor Entbindung und bei Abschluß des Wochenbettes

Besserung der Kohlenhydrattoleranz nach Abschluß der Gestationsvorgänge. Bei 6 Frauen hat sich der Insulinbedarf nicht geändert und bei 12 ist er in der Gravidität niedriger als am Ende des Wochenbettes.

Durchschnittlich ergibt sich hier bei einem Insulinbedarf von 37,2 E am Ende der Gravidität ein Abfall auf 27,5 E am Ende des Wochenbettes.

Im letzten Drittel der Schwangerschaft konnten wir bei 12 der behandelten Frauen die Insulinmenge reduzieren (lfd. Nr. 11, 14, 16, 17, 38, 54, 56, 66, 72, 73, 74, 96). In diesen Schwangerschaften starben 6 Kinder intrauterin ab (lfd. Nr. 14, 16, 17, 54, 66, 96). Bei 5 dieser Graviden lag nach dem Absterben des Kindes bis zur Ausstoßung eine längere Latenzzeit vor, in der eine zunehmende Verschlechterung der Kohlenhydrattoleranz eintrat (Einzelheiten in den Diagrammen).

Wenn man in solchen Fällen für die Verbesserung der Kohlenhydrattoleranz einen verstärkten Zuckerabhub des Feten als Ursache in Betracht zieht, so wäre die mit dem Absterben der Frucht einsetzende Verschlechterung auf das Fehlen des kindlichen Glucoseverbrauches zurückzuführen. Gleichzeitig kommt für den Anstieg des Insulinbedarfs eine durch Resorption toxischer Autolyseprodukte des toten Feten eintretende Insulinresistenz in Betracht. Nimmt man aber für die anfänglich in der Gravidität erfolgende Verringerung der Kohlenhydrattoleranz, wie sie bei 2 Frauen vom 2. zum 3. Drittel der Gestation zu beobachten war (lfd. Nr. 17, 66), endocrine Einflüsse der Placenta an, so könnte der in den letzten Wochen vor dem Fruchttod einsetzende Abfall des Insulinbedarfs auch auf eine Abnahme der Placentafunktion (Wirkstoffbildung), die gleichzeitig das Absterben der Frucht zur Folge hat, zurückzuführen sein.

Zusammenfassend bestätigen unsere Beobachtungen die Auffassung von HOET [121] und anderen, daß die Gravidität eine diabetogene Wirkung hat. Das kommt am deutlichsten bei denjenigen Patienten zum Ausdruck, die vor, während und nach der Schwangerschaft gesehen wurden (siehe z. B. Diagramme 59, 82/83, hier wiederholen sich in zwei beobachteten Schwangerschaften Anstieg des Insulinbedarfs in der Gravidität und Abfall nach der Entbindung).

Weniger beurteilbar ist diese Erscheinung bei Frauen, bei denen allein Vergleiche der Stoffwechselverhältnisse in und nach der Gravidität möglich sind. Hier ist zu bedenken, daß der Leistungsanspruch der Schwangerschaft möglicherweise zu bleibenden Schäden des Inselzellsystems geführt hat, die nach der Entbindung in einem neuen Stoffwechselgleichgewicht mit höherem Insulinbedarf ihren Ausdruck finden (siehe lfd. Nr. 31).

Der Einfluß der Gestation auf die diabetischen Blutgefäßleiden

RETINOPATHIE

Das Vorhandensein von diabetischen Netzhautveränderungen bei zuckerkranken Schwangeren verschlechtert nicht nur die Prognose für das Kind [24, 188, 244, 304], sondern wird von verschiedenen Autoren [80, 203, 230, 303] auch als Indikation zur Schwangerschaftsunterbrechung angesehen.

Jedoch scheint der Einfluß der Gravidität auf die diabetische Retinopathie noch nicht völlig geklärt zu sein. Es wird sowohl eine Progression des Leidens behauptet [24, 80], als auch rückläufige Entwicklung nach der Entbindung [69, 241]. Letzteres gilt nach FISCHER [80] für die Form, die erstmalig in der Schwangerschaft auftritt.

Alle Schwangeren wurden, soweit die Entbindung nicht unmittelbar nach der Aufnahme in die Anstalt erfolgte, augenärztlich untersucht (Oberarzt Dr. Janert, Univ.-Augenklinik Greifswald).

Von einigen Frauen verfügten wir über Netzhautbefunde, die vor der Gravidität erhoben wurden.

Zur Auswertung sind folgende Gruppen gebildet worden [131]:

0 = keine Netzhautveränderungen

I = einzelne punkt- und fleckförmige Blutungen, Mikroaneurysmen = leichte Retinopathie

II = alle weiteren Veränderungen mit Ausnahme der Retinopathia proliferans = ausgeprägte Retinopathie

III = Fälle mit eindeutiger Bindegewebs- und/oder Gefäßproliferation einschließlich Wundernetzbildung = Retinopathia proliferans.

Bei 21 Patienten liegen Netzhautbefunde vor der Schwangerschaft (bis 4 Jahre ante conceptionem) und in der Gravidität vor. Die Aufteilung und Entwicklung der Netzhautveränderungen dieser Frauen zeigt Tabelle 3.

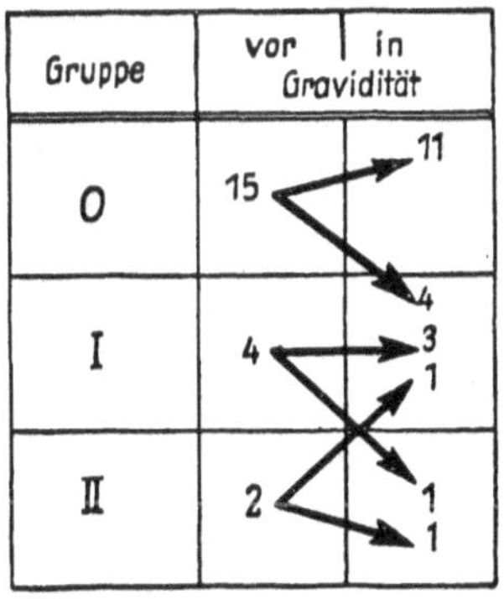

TABELLE 3

Entwicklung diabetischer Netzhautveränderungen in der Schwangerschaft

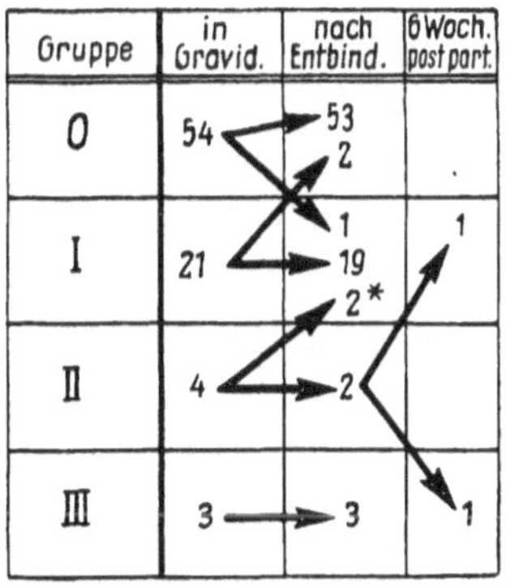

TABELLE 4

Entwicklung diabetischer Netzhautveränderungen nach Geburt und Wochenbett

82 Zuckerkranke wurden in der Gravidität und nach der Entbindung untersucht (einschließlich der obengenannten 21 Frauen). Die Entwicklung der Netzhautveränderungen geht aus Tabelle 4 hervor.

*) Bei einer Patientin erfolgte die Nachuntersuchung nach der Entbindung in einer weiteren Gravidität.

Innerhalb der Gravidität entwickelte sich bei 2 Frauen eine Retinopathie der Gruppe II zu einer der Gruppe III (lfd. Nr. 55, 74), einmal eine der Gruppe I in Gruppe II (lfd. Nr. 95). Bei einer Patientin waren anfangs während der Gravidität nachweisbare Netzhautblutungen kurz vor der Entbindung und danach nicht mehr aufzufinden. Eine Frau (lfd. Nr. 33), die erst nach der Entbindung (Sectio bei Eklampsie) augenärztlich untersucht werden konnte, zeigte an der Netzhaut Veränderungen im Sinne einer Retinopathie der Gruppe I, jedoch waren 9 Monate post partum am Augenhintergrund keine Blutungen oder Degenerationsherde mehr nachweisbar. Wir möchten glauben, daß die hier gefundenen Netzhautveränderungen nicht diabetischer Genese (zumal die Zuckerkrankheit erst in der Schwangerschaft manifest wurde) waren, sondern daß es sich um gestationsbedingte (mütterliche Eklampsie) Veränderungen im Sinne einer Retinitis Gravidarum gehandelt hat.

Während im allgemeinen spätere Nachuntersuchungen keine Veränderungen der Netzhautbefunde gegenüber den im Frühwochenbett erhobenen ergaben, erfolgte bei 2 Frauen während der Puerperalzeit einmal eine Progression (lfd. Nr. 36) und einmal eine Rückentwicklung (lfd. Nr. 61) einer Retinopathie der Gruppe II. Die Progression war vergesellschaftet mit einem stärkeren Hervortreten der gleichzeitig bestehenden nephropathischen Zeichen (erhöhter Reststickstoff). Bei der Rückentwicklung einer während Gestation und frühem Puerperium nachweisbaren Retinopathie der Gruppe II in eine der Gruppe I am Ende des Wochenbettes hatten in der Schwangerschaft vorübergehend erhebliche Stoffwechseldekompensationen im Rahmen einer hochfieberhaften Pyelitis vorgelegen.

Im ganzen glauben wir aus unseren Befunden ablesen zu können, daß die Schwangerschaft die Ausbildung und die Entwicklung einer Retinopathie in geringem Ausmaß begünstigt. Eine Rückentwicklung nach Geburt und Wochenbett ist möglich, im Einzelfall aber auch eine weitere Progression.

NEPHROPATHIE

Die diabetische Nephropathie ist ein Leiden, das mit Albuminurie und nephrotischen Ödemen einhergeht und mit Hypertonie und Retention harnpflichtiger Substanzen endet.

Die pathologisch-anatomischen Veränderungen sind nicht einheitlich. Es finden sich in den Glomeruli intercapilläre hyaline Ablagerungen [156], diffuse Hyalinisierung der Glomeruli [25] und hyaline Niederschläge in der Peripherie der Glomeruli [78, 108].

Außerdem werden Aneurysmen in den Glomeruli gefunden [8, 11], die ähnlich denen in der Netzhaut bei Retinopathie zu beobachtenden sind [11].

Verschiedentlich wird aber betont, daß die klinischen Symptome oft nicht im Einklang mit den pathologisch-anatomischen Veränderungen stehen [165, 257, 322] und bisweilen bei anatomisch vorhandener Glomerulosclerose fehlen können sowie umgekehrt.

Eine Abgrenzung der diabetischen Nephropathie von anderen Nierenleiden ist nach ROBERTSON c. s. [253] klinisch auch durch Clearance-Methoden nicht möglich.

Gleichzeitig mit den Nierenveränderungen findet sich in hohem Prozentsatz auch eine Retinopathie [34]. Oft kommt es unter Anstieg der Zuckerausscheidungsschwelle im Laufe der Nephropathie bei hohen Blutzuckerwerten zu Aglycosurie [158].

Die Nephropathia Gravidarum weist bis auf eine fehlende Reststickstofferhöhung die gleichen Zeichen auf wie das diabetische Nierenleiden. Eine Abtrennung dieser Komplikation ist deshalb von schwangerschaftsbedingten Störungen, soweit eine Retention harnpflichtiger Substanzen fehlt (dies ist aber auch im Beginn der diabetischen Nephropathie die Regel), während der Gestation kaum möglich. Jedoch spricht das Bestehen einer diabetischen Netzhauterkrankung zugleich für den diabetischen Ursprung des Nierenleidens. Das Bestehenbleiben der Nierensymptome nach Entbindung und Wochenbett ist fast beweisend für die Art der Nierenerkrankung.

Wir beobachteten in der Berichtszeit 6 Schwangere (lfd. Nr. 3, 17, 36, 46, 74, Pat. Nr. 2513), bei denen mit Sicherheit auf Grund der klinischen Befunde eine diabetische Nierenerkrankung angenommen werden kann.

Bei einer Patientin (lfd. Nr. 17) deutete eine beginnende Retinitis proliferans auf die Art des Leidens hin. Bei zwei weiteren Frauen (lfd. Nr. 36, 74) bestand eine Erhöhung des Reststickstoffs, die neben einer vorhandenen Retinopathie für einen diabetischen Nierenschaden sprach.

Eine 19jährige Zuckerkranke (lfd. Nr. 3) wies bereits bei einer der Schwangerschaft ein Jahr vorangehenden Beobachtung die Zeichen einer beginnenden Nephropathie (RR 145/90 mmHg, Albuminurie 0,3‰) auf. Dasselbe gilt für eine 44jährige, seit 27 Jahren zuckerkranke Schwangere (lfd. Nr. 40), die kurz vor der Gravidität gesehen wurde (lab. Hypertonus zwischen 125/75 mmHg und 155/85 mmHg, geringe Albuminurie).

Schließlich wurde eine 23jährige zuckerkranke Frau (Pat. Nr. 2513) aufgenommen, bei der im 4. Monat der Gravidität neben Hypertonie (150/100 mmHg), Albuminurie (3,1‰) und Hydrops der erhöhte Reststickstoff und Blutharnstoff (43,4 mg% bzw. 59,1 mg%) und eine vorhandene Retinitis proliferans recht eindeutig gegen einen schwangerschaftsbedingten und für einen diabetischen Nierenschaden sprachen.

Eine Patientin (lfd. Nr. 36) wurde nach der Berichtszeit in einer zweiten Schwangerschaft beobachtet und entbunden.

Die Nierensymptome verhielten sich bei diesen Schwangeren nicht einheitlich. Während sie bei 2 Frauen über die Gestation praktisch unverändert blieben (lfd. Nr. 3, 17), erfolgte bei einer Patientin (lfd. Nr. 74) mit fortschreitender Gravidität ein weiterer Anstieg des Blutdrucks, eine zunehmende Ödembildung und Albuminurie unter gleichzeitigem Ansteigen des Reststickstoffs. Eine zunehmende Retention harnpflichtiger Substanzen war auch bei einer weiteren Patientin (lfd. Nr. 36) zu beobachten, während die übrigen Nierensymptome keine Steigerung erfuhren.

Eine Schwangerschaft (Pat. Nr. 2513) endete mit einer Fehlgeburt. In der kurzen Zeit der Beobachtung waren keine Veränderungen der bestehenden Hypertonie, Albuminurie und des Hydrops festzustellen.

Die Zuckerausscheidungsschwelle der Nieren, die bei 4 Frauen bestimmt wurde, war einmal erniedrigt (lfd. Nr. 3), einmal entsprach sie den Werten, wie sie bei gesunden Frauen außerhalb der Gravidität gefunden werden (lfd. Nr. 17), bei 2 Frauen war sie deutlich erhöht (lfd. Nr. 36 und Pat. Nr. 2513).

Längere Nachbeobachtungen liegen bei 3 Patientinnen vor (lfd. Nr. 17, 36 und Pat. Nr. 2513), während bei 2 Frauen nur die Befunde, die im Wochenbett erhoben werden konnten, zur Verfügung stehen.

Bei einer Patientin (lfd. Nr. 3) bestanden am 13. Tag des Wochenbettes, gemessen an Blutdruck, Albuminurie und Ödembildung, die gleichen Verhältnisse wie vor der Gravidität.

Eine Zuckerkranke (lfd. Nr. 74), die bis zum 58. Tag des Wochenbettes gesehen wurde, zeigte ein Absinken von Blutdruck und Albuminurie, jedoch bestanden weiterhin erhebliche Ödeme und eine unveränderte Erhöhung des Reststickstoffs.

Bei 2 Frauen (lfd. Nr. 17, Pat. Nr. 2513), die im Wochenbett einen geringen Rückgang der Nierensymptome aufzuweisen hatten, lag $^3/_4$ Jahr bzw. 2 Jahre nach der Schwangerschaft auf Grund von Hypertonie, Albuminurie, Ödembildung und Reststickstoffsteigerung eine ausgeprägte Zunahme des Nierenschadens vor. Beide Frauen kamen unter den Zeichen des Nierenversagens 4 Jahre (lfd. Nr. 17) bzw. 2 Jahre (Pat. Nr. 2513) nach der Schwangerschaft ad exitum.

Eine Kranke (lfd. Nr. 36), die 1 Jahr nach der ersten Geburt ein zweites Mal entbunden werden konnte, zeigte in der zweiten Schwangerschaft annähernd die gleichen Erscheinungen wie in der ersten. Jedoch blieb ein Anstieg des Reststickstoffs aus und erfolgte nur vorübergehend im Wochenbett.

Insgesamt ergibt sich, daß in Schwangerschaft und Wochenbett eine Tendenz zur Zunahme der diabetischen Nierensymptome vorliegt. Daß es sich hier um Überlagerung funktioneller schwangerschaftsbedingter Störungen handeln kann, darauf weisen die beobachteten Rückentwicklungen nach der Entbindung hin.

Andererseits spricht das Fortschreiten der Erkrankung bei 2 Frauen, die längere Zeit nach der Schwangerschaft gesehen wurden, dafür, daß die Gravidität die ohnehin bestehende Progredienz des diabetischen Nierenleidens noch begünstigt.

Die diabetische Nephropathie zeigt also in der Schwangerschaft ein ähnliches Verhalten wie die diabetische Retinopathie. Das ist bei den engen Beziehungen, die zwischen diesen beiden Folgekrankheiten des Diabetes bestehen [11, 86, 141], nicht verwunderlich.

Für die Klinik ergibt sich, daß die diabetischen Blutgefäßleiden, sowohl in Form der Retinopathie wie der Nephropathie, besonders dann durch die Gestation ungünstig beeinflußt werden, wenn sie sich bereits in einem fortgeschrittenem Stadium befinden.

Man wird also Frauen, bei denen schwere diabetische Gefäßkomplikationen bestehen, von einer Schwangerschaft abzuraten haben.

Ob aber bei vorliegender Gravidität die Unterbrechung derselben von Nutzen ist, darf sehr zurückhaltend beurteilt werden. Trotz erfolgter Fehlgeburt (spontan) ist bei einer unserer Kranken (Pat. Nr. 2513) das Leiden sehr schnell fortgeschritten!

Als Ursache der Progression der diabetischen Gefäßleiden durch die Schwangerschaft ist möglicherweise ein Zusammenwirken von diabetischen Stoffwechseleinflüssen und gesteigerter Nebennierenwirkstoffbildung, wie sie innerhalb der Gestation mehrfach nachgewiesen wurde [16, 48, 92, 173, 296], anzunehmen. In diesem Sinne sprechen die Untersuchungen von RICH c. s. [247/248], der im Tierexperiment durch Cortisongaben ähnliche Veränderungen wie die von KIMMELSTIEL und WILSON [156] beschriebenen, erzeugen konnten. Zudem fand RICH bei einem nicht zuckerkranken Patienten, der über lange Zeit mit ACTH behandelt worden war, die gleichen Nierenveränderungen wie bei diabetischer Nephropathie. Eine gesteigerte ACTH-Bildung in der Gravidität wurde aber, wie erwähnt, nachgewiesen [51/52].

Geburtshilflicher Teil

Die Einwirkungen der Zuckerkrankheit auf den Verlauf der Gestation beschränken sich vorwiegend auf ihr letztes Drittel.

Die Abortfrequenz, die bei diabetischen Schwangeren mit 4,4 bis 15,7% im Durchschnitt mit 10,7% angegeben wird [97, 109, 139, 162, 230, 244, 302], ist gegenüber derjenigen der Gesamtbevölkerung nicht erhöht.

Da ein großer Teil unserer Patienten erst in der zweiten Hälfte der Gravidität gesehen wurde, können unsere eigenen Beobachtungen keinen Anhalt für die wirkliche Fehlgeburtenfrequenz geben. Jedoch zeigen die anamnestischen Erhebungen der von uns behandelten 109 Schwangeren, daß unter den bei ihnen intradiabetisch eingetretenen 169 Graviditäten (einschließlich der beobachteten) 17 mit einer Fehlgeburt endeten. Damit findet sich auch in unserem Beobachtungsgut mit 10% für eine erhöhte Abortrate keinerlei Anhalt.

Unter den von uns selbst gesehenen 109 Schwangerschaften endeten 3 mit einer Fehlgeburt.

1. Pat. Nr. 509, I. E., geb. 15. 9. 1919. Menarche mit 15 J., Periode 28/4–5.
   Mit 27 J. Feststellung des Diabetes. Dabei vorübergehend seltene, unregelmäßige Blutungen. Mit 25.J., im Anschluß an Endocarditis, mehrfache Bluttransfusionen mit nachfolgenden Schüttelfrösten. Eine Transfusion von väterlichem Blut wurde ohne Reaktion vertragen.
   Zwei Fehlgeburten mit 29 bezw. 32 Jahren (mens IV bezw. mens III).
   Eine Frühgeburt mit 31 Jahren (mens VII).
   Beobachtung vom 25. 11.–21. 12. 1952.
   Letzte Regel: 10.–15. 9. 1952.
   Der gynäcologische Untersuchungsbefund entspricht einer Gravidität im II./III. Monat.
   RR 110/70 mmHg. Geringe Albuminurie, Esbach ∅. Keine Ödeme. Zuckerausscheidungsschwelle im Abstieg ca. 210 mg% Glucose. Stoffwechsel bei 20 BE mit 48 E Insulin gut kompensiert.
   Beobachtung vom 18. 2.–4. 3. 1953.
   Die Größe des Uterus entspricht einer Grav. mens V (1 Quer-f. unter Nabel). Kindsbewegungen werden nicht gespürt!
   RR 100/80 mmHg. Geringe Albuminurie, Esbach ∅. Keine Ödeme. Zuckerausscheidungsschwelle im Abstieg bei 214 mg% Glucose. Der Insulinbedarf ist abgesunken. Der Stoffwechsel ist bei 22 BE mit 40 E gut ausgeglichen.
   Die Blutfaktorenbestimmung ergibt: rh negativ, blockierende Antikörper Anti-D.
   Am 21. 3. 1953 erfolgte in einem auswärtigen Krankenhaus die Ausstossung einer 18 cm langen macerierten Frucht.

Hier dürfte als Ursache der Fehlgeburt kaum die diabetische Stoffwechselstörung, vielmehr aber die bestehende Rh-Incompatibilität anzunehmen sein.

Auffällig ist, daß bei dieser Schwangeren keine Senkung der Zuckerausscheidungsschwelle zu beobachten war. Möglicherweise bestand bereits eine beginnende Nephropathie, die bei einer späteren Beobachtung (1956) mit Sicherheit vorlag.

2. Pat. Nr. 2513, H. S. geb. 1. 3. 1931. Menarche mit 18 J., Periode 28/4 regelmäßig.
   Im 5. Lebensjahr Feststellung des Diabetes.
   Zwei Frühgeburten mens VII mit 20 und 21 Jahren.
   Mit 22 Jahren Fehlgeburt mens II.
   LR: 13.–16. 6. 1954.
   Beobachtung vom 1. 10.–18. 12. 1954.
   Der gynäcologische Untersuchungsbefund ergibt eine Gravidität im 4. Monat.

RR 150/100 mmHg. Erhebliche Ödeme im Gesicht und in den abhängigen Körperpartien.
Erhebliche Albuminurie, Esbach 3,1 pro mille. Reststickstoff 43,4 mg%, Harnstoff im Blut 59,1mg%.
Zuckerausscheidungsschwelle im Abstieg um 200 mg%.
Ophtalmol.: Retinitis proliferans.
Das Serumeiweiß ist mit 4,3 g erheblich erniedrigt. Elektrophoretisch starke Verschiebung zugunsten der Globuline, besonders der α-2-Fraktion (Alb. 27,3%, Glob. α-1 8,5%, α-2 27,8%, β 19,3%, γ 17,1%).
Die Stoffwechselführung bereitet bei 17 BE mit 14 + 8 E Depotinsulin keine Schwierigkeiten.
Ab 31. 10. treten geringe Blutungen auf. Vom 13. 11. kommt es zu einer deutlichen Verbesserung der Kohlenhydrattoleranz (siehe Diagramm Pat. Nr. 2513).
Am 19. 11. erfolgt die Ausstoßung einer mazerierten 23 cm langen Frucht.
Auch nach der Fehlgeburt bleibt der Blutdruck unverändert erhöht. Die zunächst noch ausgeprägteren Verschiebungen im Eiweißspektrum beginnen sich 30 Tage nach dem Abort zu normalisieren.
Der Reststickstoff ist mit 46,2 mg% deutlich erhöht. Eine Ödemneigung besteht weiterhin.
Die augenärztliche Untersuchung ergibt eine Zunahme der Netzhautveränderung.

Bei dieser Patientin liegt es nahe, die diabetische Nephropathie und ihre Veränderungen der Serumeiweißkörper mit dem vorzeitigen Abbruch der Gravidität in Zusammenhang zu bringen.

Es muß hier aber hervorgehoben werden, daß andere diabetische Schwangere mit ganz ähnlichen Komplikationen (lfd. Nr. 36, 74) die Gravidität bis zur Erreichung eines lebensfähigen Kindes austrugen.

Der Einfluß, den bei dieser Patientin die Schwangerschaft auf das Nierenleiden gehabt hat, wurde bereits (S. 29) erwähnt.

3. Pat. Nr. 2106, B. St., geb. 8. 8. 1915. Menarche mit 16 J., Periode 28/4, regelmäßig.
2 Partus 1941 und 1945.
Feststellung des Diabetes 1946 (31 J.).
Beobachtung vom 30. 9.–30. 11. 1955.
LR: 21.–24. 4. 1955.
Seit dem Ausbleiben der Regel bis 3× täglich Erbrechen.
Mitte September 1955 Karbunkel. Darauf Stoffwechselverschlechterung und häufiges Erbrechen.
Einweisung am 30. 9. 1955 im Coma. Blutaceton 41,4 mg%. Nach Rekompensation des Stoffwechsels (siehe Diagramm Pat. Nr. 2106) schien sich die Schwangerschaft ungestört fortzuentwickeln.
Kindsbewegungen wurden termingemäß gespürt. Herztöne konnten gehört werden.
Im Anschluß an eine ungenau am 3. 11. 1955 verabfolgte abendliche Insulininjektion (versehentlich wurde etwa nur die Hälfte der erforderlichen Insulindosis injiziert) trat eine erneute akute Stoffwechselverschlechterung ein. 24 Stunden später konnten keine Herztöne mehr gehört werden, die Patientin spürte die Kindsbewegungen, die kurz vorher sehr heftig gewesen waren, nicht mehr.
Nach dem Absterben der Frucht geriet die Patientin wiederum in ein Coma, das erst nach Ausstoßung des 26 cm langen mazerierten Feten endgültig behoben werden konnte.

Hier wurde von der Frucht im 4./5. Monat zunächst ein diabetisches Coma überstanden. Erst im Rahmen einer zweiten akuten Stoffwechselverschlechterung kam es zum Absterben des Feten und damit zur Auslösung eines neuerlichen Stoffwechselzusammenbruchs.

Zwar möchten wir hier den mehrfach dekompensierten diabetischen Stoffwechsel als auslösende Ursache des Fruchttodes und der Fehlgeburt ansehen, jedoch darauf hinweisen, daß durchaus nicht zwangsläufig ein Coma zum Abbruch der Schwangerschaft führen muß. So haben wir zwei Schwangere (lfd. Nr. 61 und Pat. Nr. 1962) entbunden, bei denen der Fet durch ein in der 28. bzw. 30. Schwangerschaftswoche eingetretenes Coma nicht beeinträchtigt wurde.

Die Frage muß zunächst offen bleiben, ob vielleicht ein Stoffwechselzusammenbruch in den früheren Schwangerschaftsmonaten für die Frucht verhängnisvoller ist als in den späten.

Die Frequenz der Frühtoxicosen, über die im Schrifttum für zuckerkranke Schwangere keine Angaben zu finden sind, scheint durch einen synchronen Diabetes nicht beeinflußt zu werden.

Wir sahen unter unseren zuckerkranken Frauen nie eine unbeeinflußbare Hyperemesis.

Eine nicht behandlungsbedürftige Emesis wurde bei 47% unserer Schwangeren beobachtet bezw. anamnestisch festgestellt. Das entspricht aber der Häufigkeit, wie sie von STOECKEL [284] für gesunde Schwangere angegeben wird.

Immerhin glauben wir, daß bei der Zuckerkranken auch den Appetitsveränderungen im Rahmen einer einfachen Emesis erhöhte Beachtung zu schenken ist. Bei insulinierten diabetischen Frauen müssen infolge unregelmäßiger Nahrungsaufnahme hypoglycämische Zustände befürchtet werden, die möglicherweise in der Frühschwangerschaft dem Embryo zum Verhängnis (Mißbildung) werden können.

Andererseits kann aber eine Kohlenhydratverarmung durch häufiges Erbrechen bei der zuckerkranken Schwangeren und ihrer Stoffwechsellabilität [244] schneller als bei der gesunden einen acidotischen Zustand zur Folge haben, der seinerseits wiederum die Brechneigung steigert. Der Eintritt eines Comas ist dann offenbar sehr schnell gegeben.

Die Frühgeburtenhäufigkeit bei Zuckerkranken wird im Schrifttum mit 9 bis 25% [97, 139, 218, 302] angegeben.

Von 109 beobachteten diabetischen Schwangeren kamen 5 zu Hause bezw. in auswärtigen Kliniken und 11 in unserer Anstalt vorzeitig nieder (14,6%).

Bei den außerhalb erfolgten Frühgeburten lag in 4 Fällen ein Coma vor. Dieses wurde bei 2 Frauen offenbar durch eine gleichzeitig bestehende hochfieberhafte Pyelitis ausgelöst. Die ausgestoßenen Früchte waren bei diesen Frauen angeblich bereits intrauterin abgestorben.

Daß auch der antenatale Kindstod Ursache schwerer Stoffwechselentgleisungen sein kann, wurde bereits (Seite 26) erwähnt. Ob auch bei den obengenannten Frauen solche Zusammenhänge bestehen, läßt sich nachträglich nicht feststellen.

Bei einer Patientin ist die Ursache der zu Hause im 7./8. Monat erfolgten Frühgeburt nicht zu klären. Das männliche, 1200 g schwere (von der Hebamme gewogene) Kind starb unmittelbar nach der Geburt.

Wir selbst haben in unserer Anstalt 10 Frauen beobachtet, bei denen ein vorzeitiger Blasensprung (17 bis 70 Tage vor dem errechneten Termin) Ursache einer Frühgeburt war (lfd. Nr. 33, 42, 50, 62, 63, 76, 82, 84, 88, 89). Bei 7 dieser Schwangeren ist das Vorliegen eines Hydramnions angegeben (lfd. Nr. 33, 42, 50, 63, 76, 82, 88), das wir als Ursache des vorzeitigen Blasensprungs ansehen möchten.

Auch bei einer weiteren Patientin, bei der 53 Tage vor dem Termin unter rechtzeitigem Blasensprung der Partus praematurus erfolgte, bestand eine Polyhydramnie (lfd. Nr. 3).

Die Frühgeburtenfrequenz ist also gegenüber derjenigen der Gesamtbevölkerung (Geburtsstatistik für das Deutsche Reich von 1936 = 4,4% Frühgeburtenhäufigkeit) bei diabetischen Schwangeren deutlich erhöht. Dabei ist zu bedenken, daß infolge unserer aktiven Geburtsleitung und vorzeitigen Entbindung kein vollständiges Bild über die wahre Frühgeburtenfrequenz gewonnen werden konnte.

In unserem Geburtengut ist im wesentlichen die Polyhydramnie als Ursache der Partus praematuri anzusehen. Bei den außerhalb entbundenen Frauen spielt offenbar die Stoffwechseldekompensation im Sinne eines Coma die Hauptrolle als auslösendes Moment. Dabei ging das Absterben der Frucht anscheinend ihrer vorzeitigen Ausstoßung voran.

Auch über das, gelegentlich für diabetische Schwangere als kennzeichnend angegebene, Auftreten von Wehenschwächen [114, 123, 190] und Lageanomalien [303] können wir infolge unserer aktiven Geburtsleitung keine sicheren Angaben machen.

KOLLER [162] meint, daß die oft berichtete Wehenschwäche vorzugsweise vorzeitig eingeleitete Geburten betreffe. Ähnlich wird das Vorkommen von Lageanomalien als Folge der erhöhten Frühgeburtenfrequenz angesehen [218, 244].

Einen Überblick der von uns beobachteten spontan begonnenen Geburten gibt Tabelle 5.

TABELLE 5

Blasensprung und Geburtsverlauf bei 16 zuckerkranken Schwangeren

Lfd. Nr.	Alter in Jahren	Blasensprung	Wehenlose Latenzzeit	Geb.-Dauer	Geb.-Nr.	Tage vor Termin	Kindslage	Hydramnion	Länge des Kindes cm	Gewicht des Kindes g
3	23	rechtz.	—	11,45 h[1])	I	53	HHL	+	45	1960
33	24	vorz.	5 h	sec.[3]) Sectio	I	27	Schäd.L	+	50	3620
42	41	vorz.	30′	4,45 h	IV	33	HHL	+	49	2840
50	22	vorz.	~ 5 h	sec.[4]) Sectio	I	37	Schäd.L	+	50	3600
62	26	vorz.	?[1])	sec.[5]) Sectio	I	17	,,	?	51	3860
63	24	vorz.	215 h	sec.[6]) Sectio	IV	79	Querlage	+	38	1700
76	31	vorz.	5 h	6,30 h	I	17	HHL	++	56	5080
81	32	[2])	15′	10,50 h	III	28	HHL	∅	50	2950
82	27	vorz.	∅	5 h	II	49	HHL	++	49	3750
84	29	vorz.	11,45 h	sec.[7]) Sectio	I	28	Steiß-L.	∅	47,5	3160
88	34	vorz.	∅	10,10 h	III	34	HHL	+	46,5	2760
89	27	vorz.	∅	7,45 h	IV	20	HHL	∅	52	4200
11	25	vorz.	30′	5,20 h	I	termingerecht	HHL	∅	—	3860
15	33	vorz.	14 h	1,30 h	II	,,	HHL	∅	51	3390
52	41	frühz.	—	11,45 h	VI	,,	HHL	∅	52	4130
53	43	rechtz.	—	8,10 h	V	,,	HHL	∅	49	3460

[1]) Blasensprung bzw. Wehenbeginn extra muros.
[2]) Einleitung durch Blasensprengung.
[3]) Indik.: Eklampsie.
[4]) Indik.: vermutl. großes Kind, Kinderwunsch.
[5]) Indik.: vermutl. großes Kind.
[6]) Indik.: Querlage.
[7]) Indik.: alte Erstgeb., Kinderwunsch.

Sowohl was die Latenzzeit zwischen Blasensprung und Wehenbeginn als die gesamte Geburtsdauer angeht, scheinen uns bei Berücksichtigung der Frühgeburtlichkeit keine wesentlichen Unterschiede gegenüber dem Verhalten bei stoffwechselgesunden Frauen zu bestehen. Dasselbe gilt für Lageanomalien.

Die von anderen Autoren berichteten Schwierigkeiten bei der Entwicklung übergroßer Kinder, insbesondere ihres Schultergürtels, kamen infolge unserer aktiven Geburtsleitung nicht zur Beobachtung. Jedoch ist ein kindlicher Todesfall (pathol. anatomisch: intracranielle Blutung) nach Spontangeburt sicher auf ein relatives Mißverhältnis infolge übergroßen Kindes (Gew. 5080 g) zurückzuführen (lfd. Nr. 76).

Das gehäufte Vorkommen eines Hydramnions bei zuckerkranken Schwangeren wird von vielen Autoren hervorgehoben [41, 49, 244, 271, 302). In dem gleichen Sinne spricht auch die Beobachtung von YORDAN [317], der unter 204 Fällen von Polyhydramnie 2,4$^0/_0$ kombiniert mit mütterlichem Diabetes sah.

GIVEN [97] beboachtete mit dem nicht selten plötzlichen Auftreten eines Hydramnions oft auch einen gleichzeitigen Anstieg des Insulinbedarfs. Oft soll mit der Vermehrung des Fruchtwassers auch ein Hydrops fetus verbunden sein [97, 139], der bereits intrauterin röntgenologisch als Aufhellungszone in der Umgebung des Kopfes und der kleinen Teile (sogenannte „Halo") nachweisbar sein kann. Ein Zusammentreffen von Polyhydramnie mit mütterlicher Acidose und Toxicose wurde beobachtet [139].

Die röntgenologische Größenbestimmung des Feten ist bei Vorliegen eines Hydramnions erschwert [97, 292].

Baldige Beendigung der Schwangerschaft wird bei bestehender Fruchtwasservermehrung wegen des damit drohenden intrauterinen Fruchttodes empfohlen [97].

Therapeutisch werden von NELSON [203] Ammoniumchlorid und Quecksilberdiuretica angegeben, haben jedoch nach GIVEN [97] keinen Einfluß auf die Polyhydramnie und den fetalen Hydrops. Außerdem führen verschiedene [203, 292] die abdominale Punktion des Fruchtsacks durch.

Ein Zusammenhang zwischen Polyhydramnie und kindlichen Mißbildungen besteht nach JONES [139] bei mütterlichem Diabetes nicht.

Bei 100 Beobachtungen und Entbindungen zuckerkranker Frauen fanden wir 30mal ein erhebliches Hydramnion (lfd. Nr. 3, 4, 6, 7, 8, 18, 19, 25, 27, 30, 39, 40, 47, 48, 54, 58, 59, 61, 66, 67, 68, 75, 76, 78, 82, 83, 94, 97, 98, 99), während bei 23 weiteren Schwangeren eine geringere Fruchtwasservermehrung angegeben ist (lfd. Nr. 2, 9, 24, 26, 28, 33, 35, 28, 45, 50, 51, 60, 63, 69, 71, 72, 79, 85, 87, 88, 90, 93, 100).

Allerdings haben wir keine genaue Messung der Fruchtwassermenge, wie sie PEDERSEN [228] durchgeführt hat, vorgenommen. Unsere Diagnose „Hydramnion" stützt sich auf den klinischen Befund in der Gravidität (Leibesumfang, abnorme Beweglichkeit des Feten) und auf den beim Blasensprung hervortretenden Fruchtwasserschwall.

Die Häufigkeit einer Polyhydramnie ist bei uns nicht ganz so groß wie bei den genaueren Erhebungen von PEDERSEN [228] vermittels Fruchtwassermessung (53% gegenüber 67%). Dabei sieht PEDERSEN [228] allerdings bereits in einer Vermehrung der Amnionflüssigkeit über 1000 ccm eine Polyhydramnie.

Die Aufschlüsselung der 30 Frauen mit erheblichem Hydramnion hinsichtlich Lebensalter, Konstitutionstyp und Änderung des Insulinbedarfs im Laufe der Gestation ergibt keine wesentlichen Unterschiede gegenüber den Verhältnissen im gesamten Patientengut. Auch liegen keine Beziehungen zur Dauer und Schwere (gemessen am Insulinbedarf) des Diabetes sowie dem Vorhandensein von Komplikationen vor. In Einzelfällen war allerdings die zu nehmende Verschlechterung der Kohlenhydrattoleranz im Laufe der Gravidität auffallend (lfd. Nr. 59, 82/83).

Niemals fand sich eine Vermehrung des Fruchtwassers bei nicht insulinbedürftigen Zuckerkranken.

Erwähnt sei, daß wir gelegentlich den Eindruck hatten, daß ein vorhandenes Hydramnion wieder zurückgebildet werden kann. So lag bei einer Schwangeren (lfd. Nr. 95) während und unmittelbar nach einer Periode vorübergehender Stoffwechseldekompensation mit Acidose eine deutliche Vermehrung der Amnionflüssigkeit vor. Nach Rekompensation des Stoffwechsels fand sich klinisch und sub partu kein Anhalt mehr für Polyhydramnie.

Wenn man aus solchem Verlauf den Eindruck gewinnt, daß die Güte des Stoffwechsels einen Einfluß auf die Entstehung eines Hydramnions hat (er wird dadurch verstärkt, daß einige Frauen, bei denen zu Hause über längere Zeit offenbar schlechte Stoffwechselverhältnisse vorgelegen hatten, eine erhebliche Polyhydramnie aufwiesen), so konnten wir gelegentlich (lfd. Nr. 40, 59, 83) auch bei langfristig beobachteten und behandelten Frauen unter gutem Stoffwechselausgleich (Glycämie zwischen 100 und 200 mg%) eine Fruchtwasservermehrung nicht verhindern. Gemeinsam war diesen Patientinnen ein Anstieg des Insulinbedarfs über die ganze Schwangerschaft.

Zu bemerken ist, daß Polyhydramnie durchaus nicht mit einer allgemeinen Ödematose der Schwangeren zwangsläufig verbunden war. Im Gegenteil fiel bei einigen Frauen auf (lfd. Nr. 59, 82/83), daß Ödeme völlig fehlen können bzw. sich auf die unteren Bauchdeckenabschnitte beschränken. Dem Flüssigkeitsreichtum des Fruchtsacks steht hier geradezu eine Flüssigkeitsarmut der Schwangeren selbst gegenüber, die fast in ihrem Äußeren ein Simmonds'artiges Bild bietet. Auch bei diesen Frauen wurde eine erhebliche Verschlechterung der Kohlenhydrattoleranz über die ganze Gravidität beobachtet.

Bei den meisten Schwangeren, die ein Hydramnion aufwiesen, zeigte sich eine gewisse Verschiebung in der Relation von Placenta- zu Neugeborenengewicht. Legt man nach KLOOSTERMANN [161] in den fraglichen Abschnitten der Gravidität eine durchschnittliche Relation (Placentagewicht: Neugeborenengewicht) von 0,18 bei Gesunden zugrunde, so findet sich in unserem Gesamtgeburtengut diabetischer Frauen eine Relation von 0,20 (ausgeschlossen sind die Geburten toter macerierter Früchte), bei Vorliegen von Polyhydramnie jedoch eine solche von 0,22.

Es findet sich also im Verhältnis zur Frucht eine überschwere Placenta; Fruchtwasservermehrung und erhöhtes Placentagewicht gehen parallel.

Die perinatale Sterblichkeit ist bei vorliegender Fruchtwasservermehrung erheblich gesteigert. Gegenüber 20% im Gesamtgeburtengut liegt sie hier bei 45%. Dabei ist auch der Anteil an intrauterinen Todesfällen ein besonders hoher (3 von insgesamt 6).

Über die Bedeutung der gesamten Blutzuckerlage hinsichtlich der Schwangerschaftskomplikationen und der kindlichen Prognose haben uns erst spätere Erfahrungen belehrt, über die noch berichtet werden wird. Hier sei die Häufigkeit der Polyhydramnie unter Einschluß von 50 Frauen, die nach der Berichtszeit entbunden wurden, in Beziehung gesetzt zu dem Glycämieniveau, wie es sich als Mittelwert aus 9 Blutzuckerbestimmungen im Tagesprofil ergibt. Herangezogen sind die letzten Blutzuckerbestimmungen vor der Entbindung, die etwa den Glucosepegel in den letzten Wochen vor dem Partus widerspiegeln (Tab. 6).

TABELLE 6

Hydramnion und mütterlicher Glycämiepegel

	Gesamtzahl	Davon mit Hydramnion
mütterl. Glycämie unter 140 mg%	47	11 (23%)
mütterl. Glycämie über 140 mg%	79	55 (70%)

In eine Gruppe sind diejenigen Schwangeren zusammengefaßt, bei denen der mittlere Blutzuckerspiegel unter 140 mg% liegt, in die andere die mit einer durchschnittlichen Glycämie von 140 mg% aufwärts. Es zeigt sich, daß die Polyhydramniefrequenz unter den Schwangeren mit niedrigerem mittleren Blutzucker deutlich geringer ist als unter denjenigen mit einem Glucosepegel über 140 mg%.

Die Mißbildungsrate bei Fruchtwasservermehrung, die insgesamt 7% beträgt, macht hier (3 mißgebildete Kinder) 10% aus. Dabei muß aber bemerkt werden, daß gerade die besonders auffälligen Polyhydramnien (lfd. Nr. 59, 68, 82/83) nicht mit mißgebildeten Kindern verbunden waren.

Als Ursache eines Hydramnions wird unter anderem [183, 284] mütterliche Nephropathie angegeben. Auch unter unseren Patientinnen mit vermehrter Fruchtwasserbildung liegt in einem Fall (lfd. Nr. 3) eine beginnende Nephropathie auf Grund bereits vor der Gravidität erhobener klinischer Befunde vor. Es ist aber bemerkenswert, daß gerade bei denjenigen Schwangeren, die eine fortgeschrittene Nierenschädigung aufwiesen (erhebliche Albuminurie, Reststickstoffsteigerung, Blutdruckerhöhung, Hypoproteinämie), die Ausbildung eines Hydramnions ausblieb (lfd. Nr. 17, 36, 74).

Hier sei aber noch erwähnt, daß YORDAN [317] auch bei Rh-Incompatibilität eine deutliche Häufung von Polyhydramnie fand. Auf weitere Ähnlichkeiten zwischen Erythroblastose und Embryopathia diabetica wird später noch einzugehen sein.

Die Frage, ob bei diabetischen Schwangeren die Fruchtwasservermehrung mit einer Erhöhung seines Glucosegehaltes zusammenhängt, kann auf Grund des von uns sub partu bestimmten Reduktionsvermögens nicht beurteilt werden. Dieses folgt im Liquor amnii, wie wir früher in Tierversuchen nachweisen konnten [315], dem des mütterlichen bezw. fetalen Blutes. Die unter der Geburt erfolgenden Bestimmungen geben also nur ein Augenblicksbild wieder.

In der Annahme, daß durch den gleichsinnigen Verlauf der Glucosekonzentrationen im mütterlichen und fetalen Blut sowie im Fruchtwasser eine osmotische Konstanz erhalten bleibt, dürfte es unwahrscheinlich sein, daß eine Steigerung des Zuckergehalts im Liquor amnii durch osmotische Reize eine Mehrsekretion des fruchtwasserbildenden Amnionepithels auslöst.

Von vielen Untersuchern wird auf die Häufigkeit von Spättoxicosen bei diabetischen Schwangeren hingewiesen. Es werden Zahlen zwischen 3% [203] und 49% [215] genannt. Aus den recht unterschiedlichen im Schrifttum verzeichneten Feststellungen (30, 45, 75, 131, 139, 203, 212, 215, 218, 231, 250, 267, 303) ergibt sich eine durchschnittliche Frequenz von 28%.

Die erheblichen Differenzen in den Angaben über die Häufigkeit der Spättoxicose bei durch Diabetes komplizierter Gravidität mögen ihre Ursache in der abweichenden Auffassung über den Begriff der Toxicose überhaupt haben. Es bestehen aber auch, wie REIS [244] hervorhebt, gelegentlich Schwierigkeiten, die Symptome einer möglicherweise praeexistenten Nephropathie von denen einer Gestose abzutrennen.

HURWITZ [131] findet bei schwerem Diabetes Toxicosen öfter als bei leichtem. REIS [244] betont den günstigen Einfluß der Güte des Stoffwechsels auf die Toxicosefrequenz.

Über das Auftreten von eklamptischen Anfällen wird im Schrifttum nur äußerst selten berichtet.

Wir beobachteten bei 100 Entbindungen diabetischer Schwangerer 2 mal eine echte Toxicose (lfd. Nr. 33, 54), die bei einer Patientin (lfd. Nr. 33) zu einem eklamptischen Anfall nach der Geburt führte.

Die Krankengeschichten dieser Frauen seien hier auszugsweise angeführt.

1. Lfd. Nr. 33, Pat. Nr. 2003, G. I., geb. 10. 11. 1929. Familienanamnese ohne Besonderheiten. Normale Entwicklung. Als Kind Masern, mit 6 J. Tonsillektomie.
   Menarche mit 12 J., 28/3 regelmäßig. Kein Partus, kein Abortus. LR: 10.–12. 1. 1953. Erste Kindsbewegung im Mai 1953.
   In den ersten Monaten der Gravidität Wohlbefinden, gelegentlich abends Übelkeit, kein Erbrechen, kein Durst.
   Seit 10. 6. 1953 (22. Schwangerschaftswoche) zunehmender Durst, Schwindelgefühl, Schwäche, Appetitlosigkeit, kein Pruritus. Ein am 15. 6. 1953 aufgesuchter Frauenarzt verschrieb „Herztropfen". Weil der Durst zunahm, Aufsuchen der Schwangerenberatung am 18. 6. 1953. Dort wurde wegen Appetitlosigkeit Acidolpepsin verordnet.
   Am 18. 6. abends trat ein bedrohlicher Zustand mit Erbrechen, Atemnot und Unruhe auf. Der wieder hinzugezogene Frauenarzt veranlaßte die Einweisung in das Krankenhaus.
   Aufnahme im Krankenhaus am 19. 6. 1953. Dort Feststellung eines praecomatösen Zustandes bei Diabetes mellitus. Blutzucker bei Aufnahme 730 mg%, Aceton im Urin positiv. Nach Behebung des Comas Ausgleich des Stoffwechsels zunächst bei 14 BE mit 70 E Altinsulin täglich. Bis zur Entlassung aus dem Krankenhaus Reduzierung der Insulinmenge auf 6 + 4 E Altinsulin.

Zu Hause fühlte sich die Patientin wohl, bemerkte aber abends angeschwollene Knöchel. Als die Ödeme zunahmen und auch an den Knien, Händen und im Gesicht bemerkt wurden, Aufsuchen des Frauenarztes und der Schwangerenberatung. Keine therapeutischen Maßnahmen. Da am 18. 9. 1953 die Untersuchung in der zuständigen Diabetikerzentrale Blutdrucksteigerung und Albuminurie ergab, erfolgte Einweisung in unsere Anstalt.
Aufnahme am 19. 9. 1953 gegen 17 Uhr (27 Tage vor dem errechneten Termin).
Befund: 164 cm große Frau mit intakter Graviditas mens 9. Herztöne etwas leise, regelmäßig. Kind ist sehr beweglich, offenbar reichlich Fruchtwasser. Ausgedehnte Ödeme an allen Körperpartien einschließlich Gesicht. RR 135/90 mmHg, Albuminurie nach Esbach 3,5 pro mille, Urinzucker: ⌀, Aceton: ⌀, Blutzucker: 91,5 mg%.
Am 20. 9. 1953 um 1.45 Uhr Blasensprung mit Abgang von sehr reichlich Fruchtwasser. Nach 15 min Einsetzen leichter Wehentätigkeit. Um 4.00 Uhr RR 165/110 mmHg, Albuminurie nach Esbach 9,0 pro mille. Verordn.: Luminal, Euphyllin.
Wegen drohender Eklampsie erfolgt um 6.00 Uhr die Schnittentbindung. Luminal und Euphyllin werden weiter gegeben. Um 18.00 Uhr RR 170/120 mmHg. Um 19.20 Uhr kurzer eklamptischer Anfall. Einleitung eines modifizierten Stroganoff-Schemas mit Luminal und Magnesiumsulfat. 40% Traubenzucker i. v. Keine weiteren Anfälle. Am 7. Tag des Wochenbettes ist der Blutdruck zur Norm abgesunken, keine Albuminurie (Stoffwechselverhältnisse im Diagramm lfd. Nr. 33).

2. Lfd. Nr. 54, Pat. Nr. 2568, E. M., geb. 11. 9. 1913. Familienanamnese ohne Besonderheiten. Normale Entwicklung. Menarche mit 12 J., 21/8, gelegentlich Intervall bis 6 Wochen. 2 Partus, kein Abortus.
1. Geburt 1936, Junge, 7½ Pfund, 8 Monate gestillt.
2. Geburt 1938, Junge, 12 Pfund! 13 Monate gestillt.
Als Kind Masern und Windpocken. 1947 Otitis media.
1941 Unterleibsoperation wegen „Verwachsungen".
1951 bis 1953 wegen Tbc. pulm. stationär behandelt.
1953 Feststellung des Diabetes.
LR: 8.–15. 2. 1955. Im Anfang der Gravidität gelegentlich Übelkeit, Appetitlosigkeit. Bei verringerter Nahrungsaufnahme häufige, heftige Schockzustände.
Aufnahme: vom 17. 5. 1955 bis 26. 5. 1955.
Befund: 157 cm große, 65,5 kg schwere Frau. Keine Ödeme. RR zwischen 130/90 mmHg und 110/80 mmHg. Keine Albuminurie. Serumeiweiß 7,6 g%. Eiweißzucker 2,9 g% des Serumeiweißes. Reststickstoff 19,6 mg%. Zuckerausscheidungsschwelle bei etwa 165 mg% Glucose.
Ophtalm.: Netzhaut o. B.
Gynäcol. liegt eine Schwangerschaft im 4. Monat vor. Während der Beobachtung gelegentlich morgens nüchtern Übelkeit und Erbrechen.
Der bei der Aufnahme dekompensierte Stoffwechsel (siehe Diagramm) läßt sich nach Übergang auf Altinsulin und unter Steigerung der Insulinmenge leicht ausgleichen.
Aufnahme vom 17. 9.–10. 11. 1955.
In der Zwischenzeit Appetitlosigkeit. Aß bei unveränderter Insulinmenge oft weniger als verordnet. Zunächst keine Schockerscheinungen, später oft heftiger Kopfschmerz. Bemerkte Anschwellen der Beine. Gelegentlich Untersuchung in Schwangerenberatung soll erhöhter Blutdruck und Eiweißausscheidung festgestellt worden sein.
Befund: Gewicht 70 kg. Blutdruck 180/100 mmHg. Ödeme besonders im Gesicht. Spur Albuminurie (Esbach 0,1 pro mille) Serumeiweiß 7,0 g%. Eiweißzucker 3,3 g% des Serumeiweißes. Reststickstoff 18,2 mg%. Uterus unter dem Rippenbogen. Reichlich Fruchtwasser. Herztöne deutlich.
Unter Sedativa, Bettruhe, Nepresol kein Absinken des Blutdrucks. Zunahme der Ödeme (Gew. am 11. 10. 1955: 71,4 kg). Stoffwechsel nach anfänglicher Acidose leicht zu kompensieren. Seit letzter Beobachtung Abfall des Insulinbedarfs (siehe Diagramm). Am 15. 10. 1955 Absterben des Kindes (keine Kindsbewegungen, keine Herztöne). Anschließend erhebliche Verschlechterung der Kohlenhydrattoleranz (siehe Diagramm). Blutdruck am 16. 10. 180/130 mmHg, Esbach 13,8 pro mille. Am 18. 10. 1955 nach Blasensprengung und Wehenschema Ausstoßung eines 48 cm langen und 3050 g schweren, pastösen, weiblichen mazerierten Feten.
Im Anschluß an die Geburt sehr schnelle Abnahme des Insulinbedarfs. Ausschwemmung der Ödeme (Gew. am 25. 10. 1955: 58,5 kg) und Abnahme der Albuminurie. Langsameres Absinken des Blutdrucks (am 9. 11. 1955: 130/90 mmHg).
Ophtalmologisch war vor und nach der Entbindung an der Netzhaut kein krankhafter Befund zu erheben.

Während bei diesen beiden Frauen das praktisch völlige Verschwinden der praeeklamptischen bzw. eklamptischen Zeichen im Ablauf des Wochenbettes das Vorliegen einer echten Gestose sichert, bestand bei 5 weiteren Frauen (lfd. Nr. 3, 17, 36, 40, 74) zwar das Bild eines praeeklamptischen Symptomenkomplexes, jedoch ergaben teils vorangehende, teils Nachbeobachtungen, daß diese klinischen Zeichen bereits vor der Gravidität bzw. noch nach dem Wochenbett vorhanden waren und ihnen diabetische Gefäßveränderungen zugrunde liegen mußten. Die Entwicklung dieser praeexistenten Leiden in der Gravidität ist bereits beschrieben (siehe Abschnitt: Einfluß der Gestation auf die diabetischen Blutgefäßleiden).

Die Häufigkeit der Eklampsie beträgt nach Seitz [262] 0,1 bis 0,2%, nach Wimhöfer 0,2%, die der Spätgestosen ohne Krämpfe liegt zwischen 1,6 und 14,4% [308]. Wenn unter unseren 100 Entbindungen einmal eine Spättoxicose mit Krämpfen auftrat, spricht das wegen des zu kleinen Beobachtungsgutes noch nicht für eine besondere Häufigkeit der Eklampsie bei diabetischen Schwangeren.

Die von uns beobachtete Frequenz der Praeeklampsie bei Diabetes und Gravidität liegt ganz erheblich niedriger als die anderer Autoren. Wir möchten annehmen, daß dieser Unterschied auf die von uns erfolgte Abtrennung diabetischer Gefäßleiden (Nephropathie) zurückzuführen ist.

Bluteiweißveränderungen bei Zuckerkranken während der Gestation

Bei Nichtschwangeren sind die Eiweißverhältnisse durch die Zuckerkrankheit, soweit keine Komplikationen bestehen, gegenüber gesunden Personen nicht verändert [3,16].

Andere (siehe bei BECKMANN 20) fanden gelegentlich Vermehrung einzelner Globulinfraktionen.

BECKMANN stellte (Untersuchungen vermittels Antweiler-Gerät) in Abhängigkeit von der Dauer des Diabetes und von Stoffwechseldekompensationen Vermehrung der α- bzw. β-Globulinfraktion fest.

Für die gesunde Schwangere ist eine Abnahme des Gesamteiweißes im Laufe der Gestation bekannt. Sie wird vorwiegend durch die Schwangerschaftshydrämie erklärt. Das Ausmaß der Eiweißverminderung wird mit 5—10% [275, 285] angegeben. Die absoluten Werte weisen je nach der gewählten Untersuchungsmethode erhebliche Schwankungen auf.

Im Wochenbett kommt es 4 bis 6 Wochen post partum wieder zu einem normalen Bluteiweißverhalten [232].

Die elektrophoretische Untersuchung der Eiweißzusammensetzung ergibt in der Schwangerschaft eine Abnahme der Albumin-Fraktion, die der Abnahme des Gesamteiweißes etwa entspricht (171, dort siehe weitere Lit.). Die α- und β-Globuline erfahren eine relative und absolute Zunahme, dagegen bleiben die γ-Globuline im wesentlichen unverändert [171]. Diese Ver-

TABELLE 7

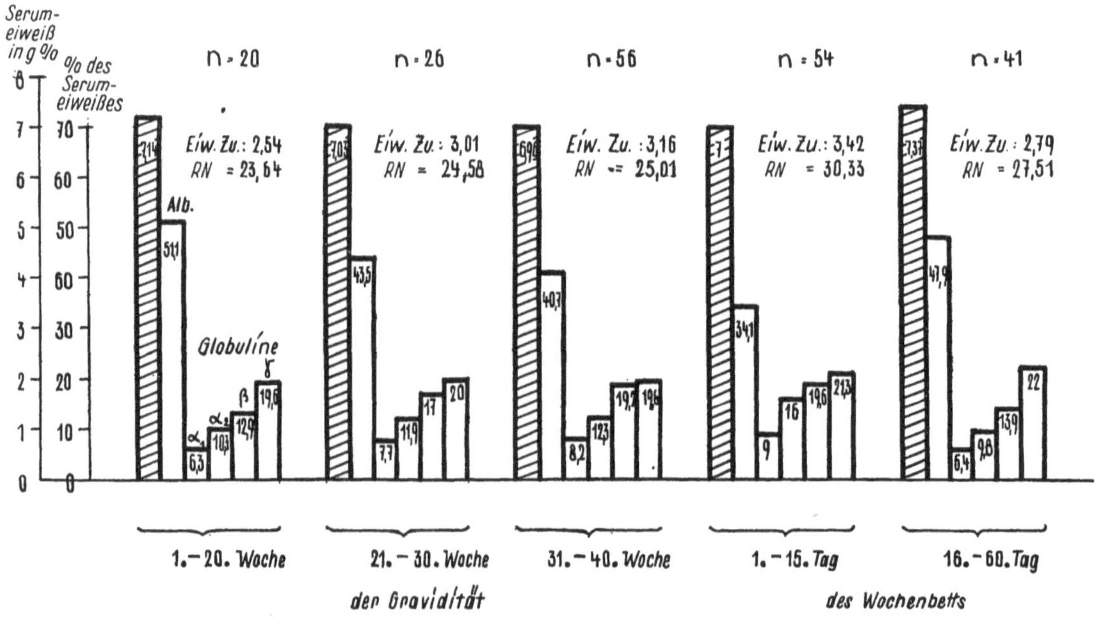

Serumeiweiß, Eiweißzucker und Reststickstoff bei zuckerkranken Frauen in Schwangerschaft und Wochenbett. (Eiweißzucker in g% des ges. Eiweißes), Reststickstoff in mg% Gesamteiweiß: schraffierte Säule. Eiweißfraktionen: weiße Säulen.

änderungen sind bei Schwangerschaftstoxicose noch ausgeprägter, ohne daß sich aber aus ihrer Größe ein Anhalt für die Schwere und Prognose einer Toxicose gewinnen läßt [37, 61, 171, 232].

Die Durchschnittswerte der von uns bei 85 zuckerkranken Frauen in der Gestation zu verschiedenen Zeiten und im Wochenbett gefundenen Eiweißbestimmungen zeigt Tabelle 7.

Nicht verwertet wurden Untersuchungen von Schwangeren, die deutliche Zeichen einer Nephropathie aufwiesen (siehe Aufteilung der Pat.) und diejenigen, die zur Zeit entzündlicher Prozesse (Pyelitis) durchgeführt wurden. Die Bestimmung des Gesamteiweißes erfolgte nach der Biuret-Methode. Die Eiweißfraktionen wurden papierelektrophoretisch nach Plückthun und Götting getrennt und ausgewertet.

Als Normalwerte fanden wir bei 100 gesunden Versuchspersonen ein Gesamteiweiß von 7,75 g (± 0,0449).

Die elektrophoretisch gefundenen Werte der Eiweißfraktionen bei 100 Gesunden zeigt Tabelle 8.

TABELLE 8

	Globuline			
Albumine	α_1	α_2	β	γ
56,6% (± 0,6)	5,2% (± 0,2)	7,7% (± 0,25)	11,1% (± 0,2)	19,4% (± 0,37)

Eiweißfraktionen bei 100 gesunden Versuchspersonen ermittelt nach der Methode von Plückthun *und* Götting

Wir finden bei unseren diabetischen Schwangeren (siehe jeweils erste Säule in Tab. 7) eine geringe Abnahme des Gesamteiweißes mit fortschreitender Gravidität, die in ihrer Größenordnung der bei gesunden Frauen zu beobachtenden entspricht. Die Senkung des Bluteiweißgehaltes bleibt in geringem Ausmaß auch noch im Frühwochenbett bestehen, um erst im weiteren Verlauf sich allmählich auszugleichen. Ähnlich fand Albers [6], der Wöchnerinnen zwischen dem 4. und 5. Tag post partum untersuchte, zwar gegenüber der Gravidität bereits wieder erhöhte, gegenüber Nichtschwangeren jedoch noch erniedrigte Serumeiweißwerte.

Bei der Beurteilung der einzelnen Eiweißkomponenten, wie sie in Tabelle 7 dargestellt sind, zeigt sich eine wiederum zum Ende der Schwangerschaft zunehmende Verringerung des Albuminanteils. Sie entspricht etwa den Werten, die Levens [171] für gesunde Schwangere im letzten Monat ermittelt hat, wenn man in Betracht zieht, daß bei unserer Methode die Albuminwerte im ganzen niedriger liegen als die mit dem Antweiler-Gerät bestimmten (56,6% gegenüber 63,2%). In der Globulinfraktion erfolgt bei unseren Schwangeren eine Vermehrung besonders in der α_2-Fraktion, etwas weniger in der β-Fraktion. Die γ-Globuline bleiben auch bei der diabetischen Schwangeren praktisch unverändert.

Nach der Geburt (hier in der Mehrzahl Schnittentbindung) tritt bei annähernd unveränderter Gesamteiweißmenge auf Kosten des Albuminanteils eine weitere Verschiebung zugunsten des α-$_2$-Anteils der Globuline ein. Im Spätwochenbett zeigt sich im ganzen eine Tendenz zur Normalisierung der Eiweißkomponenten.

Ein postoperativer Albuminabfall und Globulinanstieg wurde von zahlreichen Autoren (siehe 285) festgestellt. Eine α-Globulinvermehrung nach gynäcologischen Operationen fand Stürmer [285], eine Vermehrung besonders der α_2-Phase wies Probst c. s. [242] nach. Unter Hinweis auf die Untersuchungen von Shedlowsky c. s. [263], der eine α_2-Vermehrung bei Gewebszerfall verschiedener Ursache fand, meint er, daß die postoperative Steigerung des α_2-Anteils der Globuline auf Resorptions- und Restitutionsvorgänge zurückzuführen ist. Es sei erwähnt, daß wir diese Erscheinung auch bei Spontangeburten diabetischer Schwangerer fanden (siehe z. B. Diagramm 42 und 81). Danach wäre hier offenbar nicht der postoperative Zustand, sondern das frühe Wochenbett mit seinen Involutions- und Resorptionsvorgängen die wesentliche Ursache dieser besonderen Eiweißverschiebung. Andererseits dürfte hier auch die Eigenschaft der α_2-Phase als Träger des eiweißgebundenen Zuckers eine Rolle spielen.

Bei denjenigen zuckerkranken Frauen, die einen durch Nephropathie komplizierten Diabetes aufwiesen, zeigen sich (siehe Tab. 9) die gleichen Eiweißveränderungen in etwas ausgeprägterem Ausmaß.

TABELLE 9

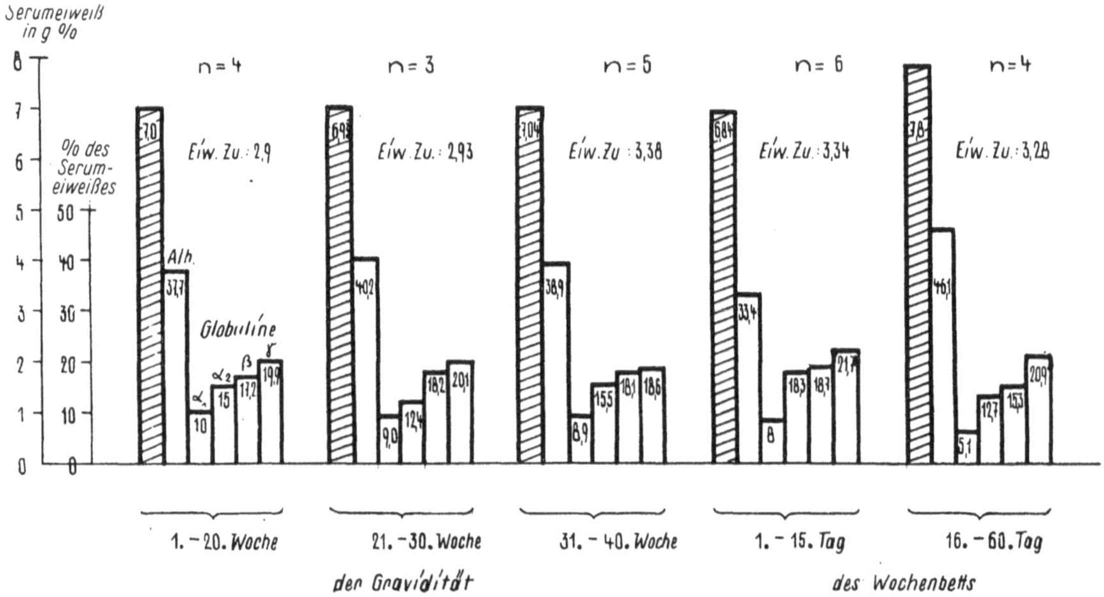

Serumeiweiß und Eiweißzucker bei zuckerkranken Frauen mit Nephropathie in Schwangerschaft und Wochenbett (Eiweißzucker im g% des ges. Eiweißes. Gesamteiweiß: schraffierte Säule. Eiweißfraktionen: weiße Säulen).

Die Menge der eiweißgebundenen Hexosen steigt nach STARY c. s. [279/280] während der Gestation besonders vom 8. Monat an. Während nach STARY zunächst das Serumalbumin als Träger der Hexosen anzusehen ist, verschiebt sich kurz ante partum der Polysaccharidanteil auf die Globulinfraktion. Durch Untersuchungen von MOHNIKE c. s. [195] wurde es wahrscheinlich gemacht, daß besonders die α_2-Fraktion als Polysaccharidträger bei Zuckerkranken eintritt. STARY zeigte weiterhin, daß bei Frühgebärenden die Verschiebung der Polysaccharide auf die Globulinfraktion früher eintritt und die eiweißgebundenen Hexosen höhere Werte aufweisen als bei rechtzeitig Gebärenden. MOHNIKE c. s. [195] beobachtete, daß die Glukoproteide sowohl bei stoffwechselgesunden wie diabetischen Frauen über die Schwangerschaft hinaus noch im Wochenbett ansteigen und hier ihr Maximum haben. Außerdem konnte er in der Gravidität eine Beziehung finden zur Höhe der Zuckerausscheidungsschwelle und Menge des eiweißgebundenen Zuckers.

Der eiweißgebundene Zucker wurde nach SÖRENSEN und HAUGAARD [269] im unfraktionierten Serumeiweiß bestimmt. Als Mittelwert für Gesunde fanden wir bezogen auf die vermittels der Biuret-Methode bestimmte Gesamteiweißmenge 1,9 g°/₀ ($\pm$ 0,0167).

Bei Zuckerkranken wurde ein Mittelwert (793 Untersuchungen) von 2,1 g°/₀ ermittelt [195].

Die in Tabelle 7 angegebenen Mittelwerte zeigen auch bei unseren untersuchten diabetischen Schwangeren einen Anstieg des eiweißgebundenen Zuckers in den einzelnen Schwangerschaftsabschnitten bis zur Geburt und darüber hinaus die von MOHNIKE c. s. [195] bereits angegebene Steigerung in der ersten Zeit des Wochenbettes. Sie geht etwa parallel der Zunahme der α_2-Globuline.

Bei in der Schwangerschaft und im Wochenbett hohem Eiweißzucker verhält sich die Zuckerausscheidungsschwelle in Gravidität und Wochenbett ausgesprochen gegensätzlich, so daß hier Zusammenhänge nicht ohne weiteres abzulesen sind.

Schwangere mit Nierenveränderungen (siehe Tab. 9) zeigten praktisch das gleiche Verhalten.

In Tabelle 7 sind noch die Mittelwerte der bei 66 Schwangeren erfolgten Reststickstoffbestimmungen angegeben. Sie bestätigen die Erfahrung, daß der Reststickstoff in der Gravidität eher niedrig ist. Bei unseren Frauen tritt nach der Entbindung ein geringerAnstieg des Reststickstoffs auf, wobei pathologische Werte aber nie erreicht werden. Einen ähnlichen Befund haben CADDEN und FARIS [49] erhoben. Den Anstieg des Reststickstoffs im frühen Wochenbett möchten wir auf eine in dieser Zeit gesteigerte Resorption von Eiweißspaltprodukten zurückführen.

Pyelitis bei schwangeren Zuckerkranken

Unter den 100 Frauen, die wir in der Berichtszeit entbunden haben, beobachteten wir 5 mit fieberhaften Nierenbeckenentzündungen. Die Häufigkeit der Pyelitis überschreitet bei unserem Patientengut mit 5% also erheblich diejenige unausgewählter Schwangerer, die von MARTIUS [183] mit 1% angegeben wird. Rechnet man noch das Auftreten von Pyelitiden bei den außerhalb entbundenen Frauen hinzu, so erhöht sich der Anteil mit 7 bei 109 Schwangeren auf 6,4%. Das entspricht den Angaben von GIBSON [94] und NAPP [201], daß zuckerkranke Schwangere infolge herabgesetzter Infektabwehr mehr zur Erkrankung der ableitenden Nierenwege neigen als gesunde. Aber auch STYRON [286] weist darauf hin, daß grundsätzlich zuckerkranke Frauen durch Infektionen der ableitenden Harnwege erhöht gefährdet sind.

Die Bedeutung der Pyelitis bei graviden Zuckerkranken geht daraus hervor, daß mit Ansteigen der Körpertemperatur immer eine Acidose eintrat, der Insulinbedarf offenbar infolge einer durch den Infekt bedingten Insulinresistenz rasch, bisweilen erheblich anstieg. Eine Patientin (lfd. Nr. 61), die wegen der Harnweginfektion zunächst zu Hause behandelt wurde, geriet hierbei in ein Coma diabeticum. Das Kind überlebte. Dagegen ist bei 2 weiteren bereits früher erwähnten Schwangeren (Pat. Nr. 2333 und 3050) eine hochfieberhafte Pyelitis Ursache eines Comas und intrauterinen Fruchttodes gewesen.

Die Kontrolle des Sedimentbefundes und die intensive Behandlung aller Harnweginfektionen scheint also gerade bei der Schwangerschaft der zuckerkranken Frau von besonderer Wichtigkeit. Da erfahrungsgemäß in der Gravidität eine restlose Ausheilung und Bakterienfreiheit des Urins nicht erzielt werden kann, sind nach Abschluß der Gestationsvorgänge weitere Kontrollen und Behandlungen erforderlich.

Eine Übersicht der hier besprochenen Komplikationen gibt Tabelle 10.

TABELLE 10

Pyelitis bei diabetischen Schwangeren (Einfluß auf den Stoffwechsel)

Lfd. Nr.	Diabet. Dauer i. Jahr.	Zeitraum d. Erkrank. in Bezug auf Gravidität	Temp.	Steigerung der Insulindosis um E	Behandlung	Komplikationen	Ausgang d. Gravid.
10	1	32 Wo	38^{9}	6→30	Bettruhe Euvernil Albucid	Acidose	Sectio leb. Kind
22	4	35 Wo	38^{8}	nicht zu beurteilen wegen veränderter KH-Zufuhr	Bettruhe, Chloronitrin Supronal	Nausea Acidose	Sectio leb. Kind
37	5	23 Wo	38^{8}	26→48	Bettruhe Einlauf Supronal	Acidose	Sectio leb. Kind
41	4	20 Wo recid. bis 25 Wo	39^{8}	40→50	Bettruhe, Einlauf, Supronal, Streptomycin	Acidose	Sectio leb. Kind
61	4	26—28 Wo extra muros	?	?	?	Coma extra muros	Sectio leb. Kind

Die Lactation bei zuckerkranken Frauen

Während für das Ingangkommen der Milchsekretion vornehmlich hormonale Einflüsse (Absinken placentarer Wirkstoffbildung, Prolactinausschüttung der Hypophyse) verantwortlich sind, wird ihr Weiterbestehen in der Lactationsperiode durch den Saug- und Entleerungsreflex gewährleistet.

Von verschiedenen Autoren [7, 69, 180, 244] wird angegeben, daß die Stillfähigkeit von zuckerkranken Frauen meist ungenügend ist.

Da wir die Neugeborenen diabetischer Mütter grundsätzlich in den ersten 8 Tagen nicht angelegt haben, entfällt ein Faktor, der die Milchsekretion begünstigt.

Von 94 Frauen, die von lebenden Kindern entbunden wurden, haben 10 überhaupt keine Zeichen einer Lactation aufgewiesen. Nur bei einer dieser Wöchnerinnen konnte am 6. Tag post partum Milchzucker im Urin in Spuren nachgewiesen werden.

Bei 69 Frauen kam es zum Einschießen der Milch; die durch Abpumpen gewonnenen Mengen waren gering und die Sekretion versiegte, bevor das Kind angelegt werden konnte.

Bei 12 Wöchnerinnen wurde die Milchproduktion wegen Tod des Kindes unterdrückt (Hochbinden der Brust, Karlsbader Salz, über 3 Tage je 10 mg Östrasid perlingual).

Nur 3 Frauen waren in der Lage, ihr Kind, das erst vom 7. Lebenstag angelegt wurde, voll zu stillen.

Bei allen diesen Wöchnerinnen kam es zu verschiedenen Zeitpunkten gelegentlich zur Ausscheidung geringer Milchzuckermengen.

Unter 6 Schwangerschaften mit antenatalen kindlichen Todesfällen wurde zweimal überhaupt keine Milchsekretion gesehen. Drei Frauen lactierten kurzfristig nach Ausstoßung des Kindes. Bei einer Frau erfolgte das Einschießen der Milch bereits 2 Tage nach dem Absterben und 14 Tage vor Ausstoßung des Kindes. Hier war die Schwangerschaftsreaktion nach Galli-Mainini unmittelbar nach dem Fruchttod negativ, während in den vorgenannten Fällen noch 6 bzw. 12 Tage nach dem Absterben des Kindes eine positive Reaktion (Galli-Mainini) vorlag.

Es ergibt sich, daß die Milchproduktion bei diabetischen Wöchnerinnen herabgesetzt ist. Es ist aber nicht zu entscheiden, ob diese Erscheinung für zuckerkranke Frauen wirklich spezifisch ist oder ob sie mehr als eine Folge der fehlenden Entleerung der Brust durch das Kind aufgefaßt werden muß. Eine ungünstige Beeinflussung des Stoffwechsels durch die Stilltätigkeit konnten wir, wie auch andere (7, 244), nicht beobachten. Jedoch ist die Kalorienzufuhr dem erhöhten Bedarf während der Lactation anzupassen. Nach Abstillen ist eine entsprechende Verringerung der Kostmenge und Neueinstellung des Stoffwechselgleichgewichts erforderlich.

Die Embryopathia diabetica

Die Eigentümlichkeiten der Frucht diabetischer Schwangerer werden nach einem Vorschlag von KLOOS (siehe bei GREBE [103]) unter der Bezeichnung Embryopathia diabetica zusammengefaßt. Damit werden die vornehmlich auf den Einfluß der mütterlichen Peristase zurückgeführten, während der gesamten Fruchtentwicklung erworbenen, im Erscheinungsbild und Verhalten des Kindes hervortretenden Störungen gemeint.

Die verschiedenen Ausdrucksformen der Embryopathia diabetica (E. d.) wurden von MAYER [185/186] ausführlich dargestellt.

Als kennzeichnend führt er das mißgebildete Kind, das intrauterin abgestorbene, das frühreife und das Riesenkind und schließlich das nach wenigen Stunden oder Tagen an unerklärlicher Lebensschwäche zugrunde gehende Neugeborene an. Als Sonderform der E. d. grenzt MAYER die Embryopathia hypoglycämica ab und beschreibt als ihre kennzeichnende Ausdrucksform ein spastisch-astatisch-hyperkinetisches Syndrom mit folgender geistiger Retardierung. Es wird nach MAYER durch hypoglycämische Zustände der Mutter, die entweder bereits zur Zeit der Gastrulation oder auch bei vollausgebildetem Kind zu Gehirnschädigungen führen, verursacht.

Das von MAYER an erster Stelle genannte mißgebildete Kind ist ein besonders ernstes Problem der Embryopathia diabetica.

Die Mißbildungsrate für Kinder zuckerkranker Frauen wird von WHITE [303] mit 12% angegeben, andere [131, 139, 162, 230] finden eine niedrigere Frequenz (3–9%), wieder andere [98, 109, 218, 244] überhaupt keine Steigerung der Häufigkeit.

POTTER [238] meint, daß Bildungsfehler bei Kindern diabetischer Mütter zwar häufiger seien, jedoch keine einzelne Mißbildungsform bevorzugt auftrete. Sie, sowie HOET [121] sehen die Ursache der gesteigerten Mißbildungsrate neben genetischen Faktoren, die WHITE [303] verantwortlich macht, vornehmlich in mütterlichen hormonalen Dysregulationen.

KATSCH [149] und PEDOWITZ [230] weisen auf die Bedeutung hypoglycämischer Zustände der Mutter zur Zeit der Embryogenese hin. Sie beziehen sich dabei auf tierexperimentelle Beobachtungen [53, 70, 166, 167, 200]: durch Applikation von Insulin in das befruchtete Hühnerei bzw. durch Erzeugung kurzfristiger Insulinschocks bei trächtigen Kaninchen konnten Mißbildungen erzeugt werden.

BÜCHNER [47] betont, daß sowohl Sauerstoff-, wie Brennstoff(Glucose)-mangel unter Hemmung der bei der Determination von Organanlagen intensiven oxydativen Stoffwechselprozesse Bildungsfehler hervorrufen kann.

OAKLEY [212] sah indessen keine Beziehungen zwischen Mißbildungshäufigkeit und durchgemachten mütterlichen Hypoglycämien. Dagegen weist TAYLOR [69] auf die mögliche Bedeutung von Ketosen in den Wochen vor und nach der Konzeption auf die Genese von Bildungsfehlern hin.

Der intrauterine Fruchttod, der neben der kindlichen Übergröße oft für das geburtshilfliche Handeln von ausschlaggebender Bedeutung ist, erfolgt meist von der 35. Schwangerschaftswoche an mit zunehmender Häufigkeit zum Geburtstermin [131, 162].

Die Frequenz des intrauterinen Fruchttodes hängt weitgehend von der Aktivität der Geburtshilfe (vorzeitige Entbindung) ab. In der Hausgeburtshilfe bzw. konservativen Geburtsleitung des Krankenhauses macht bei der zuckerkranken Frau die intrauterine Sterblichkeit die Hälfte der gesamten perinatalen, die hier 50% beträgt, aus [311]. KOLLER [162] sah sogar annähernd 30% der Kinder in utero absterben. Bei großzügiger Anwendung der vorzeitigen Schnittentbindung und unter Therapie mit Sexualhormonen berichtet dagegen NELSON [203] über eine intrauterine Letalität von nur 1,6%.

Einen Vorboten des Fruchttodes sieht GIVEN [97] in dem Auftreten eines Hydramnions und Hydrops des Feten. Letzterer sei röntgenologisch durch Aufhellungsbezirke („HALO") in der Umgebung des kindlichen Kopfes und der kleinen Teile feststellbar.

REIS [244] hebt die Übergröße der vorzeitig abgestorbenen Kinder hervor.

Frequenzänderungen der kindlichen Herztöne als Prodromalsymptom des bevorstehenden Fruchttodes sind nach MAJEWSKI [180] nicht zu erfassen.

Während GIVEN [96] ein gehäuftes Zusammentreffen von Fruchttod mit mütterlicher Acidose und Toxicose feststellte, konnten andere [131, 244] solche Beziehungen seltener oder nicht finden. Zu beachten ist, daß ein Absterben des Feten auch Ursache schwerer Acidosen sein kann [196]! Verwechslungen von Ursache und Folge sind offenbar möglich.

Die gleichen Gründe, die man unter anderen für die Übergröße von Kindern diabetischer Mütter verantwortlich macht, werden auch zur Erklärung des intrauterinen Fruchttodes herangezogen.

BARNS [17] vermutet sie in einer Überaktivität des mütterlichen Hypophysenvorderlappens. Experimentell konnte er bei trächtigen Ratten durch Injektion von Vorderlappenpräparaten Fruchttod sowie Riesenfeten erzeugen. Zu ähnlichen Ergebnissen kam NIXON [206]. Auch durch Gabe von kristallisiertem Wachstumshormon gelang es [76], die fetale Absterberate und das fetale Gewicht zu steigern. Bei Verabfolgung ungereinigter Vorderlappenpräparate wurde (siehe bei ENGFELDT c. s. [76]) im Tierexperiment eine 100%ige Absterberate beobachtet.

HOET c. s. [121/122] sah nach Gabe von Cortison sowie ACTH bei trächtigen Kaninchen sowohl übergewichtige Feten wie gehäuftes Absterben derselben.

Morphologische Veränderungen der Placenta (Ausbleiben der fetalen Vascularisation der Resorptionszotten) hält KLOOS [160] für die Ursache des Fruchttodes. Er und BARTELHEIMER [18] sahen bei alloxandiabetischen Ratten in der Schwangerschaft gehäuft übergroße und vorzeitig absterbende Früchte.

WHITE [303] führt den ganzen Symptomenkomplex bei diabetischer Schwangerschaft — Riesenkind, Hydramnion, Fruchttod und Toxicose — auf hormonale Dysregulationen zurück. Diese erblickt sie in einer gesteigerten Chorionhormon- und herabgesetzten Östrogen- und Progesteronbildung, die aus der Menge der Ausscheidungsprodukte erschlossen wird.

Für die Übergröße der Neugeborenen diabetischer Mütter wurde neben den erwähnten hormonalen Dysregulationen im Sinne einer Überproduktion von Vorderlappenstoffen mütterliche Zuckermast verantwortlich gemacht.

Diese Anschauung geht zurück auf die Vorstellung [125/126], daß das kindliche Inselorgan am Ende der Gravidität mit Erlangung seiner Funktionstüchtigkeit vikariierend für die mangelhafte mütterliche Insulinproduktion eintritt und damit ein fetaler Mehrverbrauch von Glucose erfolgt. In diesem Sinne wurde auch die noch zu erwähnende, nicht selten bei Neugeborenen zuckerkranker Schwangerer angetroffene Inselhyperplasie gewertet. Gegen den Einfluß des mütterlichen erhöhten Blutzuckers auf die Gewichtsentwicklung des Kindes spricht die Tatsache, daß Riesenkinder bereits vor der Diabetesmanifestation geboren werden [66, 89, 218, 236].

KLOOS [159] vermutet als Ursache des kindlichen Riesenwuchses eine mit vermehrter Funktion verknüpfte Anpassungshyperplasie des kindlichen Inselorgans, wobei dem Insulin als Synergisten des Wachstumshormons [259] eine besondere Bedeutung zukomme.

Daneben werden aber auch genetische Einflüsse für die Übergröße der Neugeborenen diabetischer Mütter verantwortlich gemacht. Nach JACKSON [132] sind auch die Kinder diabetischer Väter und stoffwechselgesunder Mütter signifikant größer als die gesunder Eltern. Er nimmt an, daß der Riesenwuchs auf einer mit der Diabetesanlage gekoppelten vererbbaren Konstitution beruht.

Gegenüber Neugeborenen gesunder Mütter fand PEDERSEN [221] das kindliche Gewicht im Durchschnitt um 550 g und die Länge um 1,5 cm erhöht.

CARDELL [50] hat gezeigt, daß das Gewicht der Feten zuckerkranker Frauen bis zur 28. Schwangerschaftswoche etwa in der gleichen Größenordnung liegt wie das der Früchte gesunder Mütter. Es muß danach angenommen werden, daß die gewichtssteigernden Einflüsse erst in den letzten Schwangerschaftswochen wirksam werden.

Als weiteres Merkmal der Embryopathia diabetica beschreibt HOET [121] einen ausgesprochen pastösen Habitus des Kindes, der an das Bild eines Morbus Cushing erinnert.

WARREN [300] hebt als oft zu findende Eigentümlichkeit das dichte, struppige Kopfhaar der Neugeborenen hervor.

Besondere Beachtung haben die morphologischen Veränderungen am Inselorgan der Kinder diabetischer Mütter gefunden. Sehr häufig ist eine Vergrößerung der Inseln, bisweilen auch eine Zunahme ihrer Zahl festzustellen [50, 168, 193, 237, 300]. Es handelt sich dabei vorwiegend um eine Vermehrung der B-Zellen (50, 79, 160, 300]. Eigenartigerweise findet sich ein ähnliches Bild aber auch gelegentlich bei fetaler Erythroblastose [168, 194, 238] und bei Kindern praediabetischer Mütter [23, 295].

Eosinophile Infiltrate, die in der Umgebung der vergrößerten Inseln gesehen wurden, werden von WARREN [300] als Zeichen extramedullärer Blutbildung, von MCKAY c. s. [153] als Ausdruck einer für die E. d. spezifischen Entzündung angesehen.

Eine nicht seltene Splanchnomegalie, die besonders am Herzen auffällig ist [50, 300], wird auf Glycogeneinlagerung zurückgeführt. Sie ist auch bei Erythroblastose beobachtet worden [300].

Manchmal werden Blutbildungsherde in der vergrößerten Leber, Niere oder dem Pancreas gefunden, die nach MILLER [193] eine Verwechslung mit dem Bild der fetalen Erythroblastose möglich machen.

Bei weiblichen Neugeborenen finden sich gelegentlich in den Ovarien Follikelcysten mit Luteinisierung der Theca interna [50, 300], in Einzelfällen große Ovarialcysten [110].

Eine gestörte Blutzuckerregulation der Neugeborenen diabetischer Mütter mit besonderer Neigung zu Hypoglycämien wurde lange Zeit als Ursache der hohen Sterblichkeit betrachtet [72, 115, 136].

Dagegen wird heute von vielen Untersuchern, die über große Erfahrung verfügen ([224, 303], siehe auch 204) angenommen, daß sich das Blutzuckerverhalten von Kindern diabetischer Mütter nicht von dem gesunder unterscheidet, die ebenfalls in den ersten Lebenstagen Unterzuckerungszustände aufweisen [59, 119, 163, 168]. Sie sind bei Frühgeborenen besonders auffällig [290].

Auf Grund experimenteller Untersuchungen sieht VILLEE [397] die Ursache dieser physiologischen Neugeborenenhypoglycämie in einer noch herabgesetzten Fähigkeit der Leber zur Glycogenmobilisation infolge mangelhafter Bereitstellung von Glucose-6-Phosphatase.

Elektrocardiographische Untersuchungen [35, 143] und die Untersuchungen des Elektrolythaushaltes [320] ergaben Anhaltspunkte für eine gesteigerte fetale Na-Retention bei relativem Kaliummangel. Diese Befunde sind allerdings nicht unwidersprochen geblieben [278, 282].

BERGLUND [29] sah bei Neugeborenen diabetischer Mütter gegenüber gesunden einen herabgesetzten O_2-Partialdruck im Nabelvenenblut, LOWREY [176] eine erhöhte CO_2-Spannung.

Einen abnorm hohen Gehalt des Blutes an kernhaltigen Erythrozyten sieht BERGLUND [29] als Anpassungsreaktion auf eine fetale Hypoxie bei mütterlicher Zuckerkrankheit an. FÜLLING und LODENKÄMPER [88] beschreiben einen Fall von diabetogener Erythroblastose bei fehlender Blutfaktoren-Incompatibilität.

Zu den Eigentümlichkeiten der Embryopathia diabetica gehört aber auch das Verhalten der Placenta.

Eine auffällig große, schwere und ödemreiche Nachgeburt wird von WARREN [300] und CARDELL [50] beschrieben. Jedoch haben diese Autoren keine feingeweblichen Abweichungen beobachtet und ebensowenig eine Zunahme von Infarkten gesehen.

KLOOS [160] beobachtete eine mangelhafte Vascularisation der Resorptionszotten, HÖRMANN [124] ein ähnliches Bild wie bei der Erythroblastose-Placenta: embryonale Zottenstrukturen, hämangiomartig kapillarisierte Zottenkomplexe, fehlende funktionelle Differenzierung der Zottenoberfläche.

EIGENE BEOBACHTUNGEN ZUR EMBRYOPATHIA DIABETICA

Unter 100 Entbindungen diabetischer Frauen sahen wir sieben mißgebildete Kinder und finden damit die Feststellung anderer Autoren über die erhöhte Mißbildungsrate bei Schwangerschaft und Zuckerkrankheit bestätigt.

Niemals konnte anamnestisch ein familiäres Vorkommen von Bildungsfehlern festgestellt werden.

Alle Mütter der mißgebildeten Kinder litten an einem insulinbedürftigen Diabetes.

Hypoglycämische Zustände unmittelbar vor und nach der Conception wurden von 3 Frauen angegeben.

Eine weitere Patientin berichtete über einen schweren Insulinschock etwa 3 bis 4 Wochen vor Eintritt der Gravidität (lfd. Nr. 88).

Eine Zuckerkranke (lfd. Nr. 81) war aus früheren Beobachtungen vor der Gravidität bekannt für ihre Neigung zu erheblichen, unbemerkten Hypoglycämien (bei Glycämie von 45 mg⁰/₀ keine subjektiven Erscheinungen). Hier muß, wie bei einer weiteren Schwangeren (lfd. Nr. 19), die bis zur Aufnahme in unsere Anstalt 45 E Depotinsulin (PZ-Degewop) einmal täglich spritzte, mit der Möglichkeit von vorübergehenden, unbemerkten Unterzuckerungszuständen gerechnet werden.

Es findet sich unter diesen Müttern mißgebildeter Kinder also eine gewisse Häufung von Glucosemangel im Zeitraum um die Conception, die für seine erwähnte Bedeutung in der Genese von Bildungsfehlern sprechen kann.

Andererseits muß aber hier bemerkt werden, daß weitere 36 zuckerkranke Frauen mehr oder weniger erhebliche, subjektiv empfundene Glucosemangelerscheinungen zur Zeit der Conception und in der Frühschwangerschaft angeben, ohne daß bei den Kindern Mißbildungen nachweisbar waren. Es sei in diesem Zusammenhang erwähnt, daß wir eine stoffwechselgesunde Patientin mit Insulinsucht (siehe hierzu SCHLIACK [274]) und heftigsten, durch Blutzuckerbestimmung verifizierten, Schockzuständen in der Frühschwangerschaft beobachteten. Sie wurde von einem gesunden Kind entbunden!

Nach diesen klinischen Erfahrungen scheint die Hypoglycämie in der Frühgravidität als Mißbildungsursache an Bedeutung zu verlieren. Vielleicht ist das zeitliche Zusammentreffen von Zuckermangel mit Perioden der Determination von Organanlagen erforderlich, um tiefgreifende Schäden der Keimentwicklung zu erzeugen.

Als weitere Ursache von Bildungsfehlern bei Kindern diabetischer Mütter sind Cyclusanomalien im Sinne von Oligo- und sekundären Amenorrhoen mit entsprechenden regressiven Veränderungen des Endometriums in Betracht zu ziehen. Derartige Störungen, wie sie bei Zuckerkranken nicht selten, besonders im Rahmen von Stoffwechseldekompensationen, auftreten [310], werden von 3 Frauen angegeben (lfd. Nr. 55, 58, 81). Es wird angenommen, daß sie entweder über Veränderungen in der Genkonstellation [157] oder infolge Sauerstoffmangel durch ein minderwertiges Eibett [47] die Entstehung von Bildungsfehlern begünstigen.

An weiteren Mißbildungsursachen lag bei einer unserer Frauen (lfd. Nr. 21) neben Glucosemangel in der Frühschwangerschaft eine infektiöse Hepatitis während der 22. bis 26. Schwangerschaftswoche vor. Der Einfluß des Hepatitisvirus auf die Mißbildungsgenese ist allerdings noch umstritten [155, 174, 182]. Bei unserer Patientin spricht die in bezug auf die Embryogenese späte Erkrankung gegen einen ursächlichen Zusammenhang, soweit eine Keimschädigung nicht bereits in der Incubationszeit erfolgen kann.

Bei einer Patientin (lfd. Nr. 58) lag eine Hypothyreose vor. Neben anderen Bildungsfehlern fand sich bei dem Neugeborenen dieser Frau, die dazu Zuckermangelerscheinungen zur Zeit der 13. bis 14. Schwangerschaftswoche angab, eine Hyperplasie der Schilddrüse. Bei einem Geburtsgewicht des nach 7 Stunden gestorbenen Kindes von 2700 g wurde die Schilddrüse mit 3,5 g gewogen. Ihr Gewicht ist damit fast doppelt so groß als nach dem von POTTER und ADAIR [240] angegebenen Durchschnittsgewicht (hier 1,8 g) zu erwarten war. Offenbar liegen hier ähnliche Verhältnisse vor, wie sie bei Behandlung hyperthyreotischer Zustände mit Thiouracil in der Schwangerschaft beobachtet werden. Auch in solchen Fällen wird Strumabildung gesehen [187, 238, 243].

Im übrigen weist MAYER [187] darauf hin, daß ähnlich wie bei diabetischen Frauen auch bei gestörter Schilddrüsentätigkeit – sowohl im Sinne einer Über- wie Unterfunktion – die kindliche Mißbildungsrate erhöht ist. Möglicherweise spielen hier neben den von MAYER hervorgehobenen hormonalen Dysregulationen, die bei solchen Frauen fast immer vorliegen, Cyclusanomalien in der Auslösung der Bildungsfehler eine Rolle.

Aus Tabelle 11 sind weitere Angaben über die beobachteten Mißbildungen zu ersehen. Es geht daraus auch hervor, daß ein Vorhandensein von Gefäßkomplikationen anscheinend ohne wesentliche Bedeutung für ihre Entstehung ist. Dagegen dürfte dem Gebäralter, das bei 6 Frauen 30 und mehr Jahre beträgt, möglicherweise eine Rolle zukommen.

Die völlig verschiedenartigen Formen der Bildungsfehler, wie sie bei Kindern diabetischer Mütter beobachtet werden, scheinen uns gegen eine grundsätzlich genetisch bedingte Ätiologie zu sprechen.

Es ist sicher verfehlt, aus dem hier geschilderten Komplex von exogenen Ursachen der Mißbildungen eine, wie z. B. die Hypoglycämie, besonders in den Vordergrund zu stellen. Jedoch scheint die Güte des Stoffwechselausgleichs von ganz wesentlicher Bedeutung zu sein und Stoffwechselentgleisungen können offenbar auf verschiedenem Wege (Störung der Oxydationsvorgänge bei Glucosemangel, Nidationsstörung nach vorausgegangenen Amenorrhoen) Ursache von Bildungsfehlern sein. Damit ist ein Weg gewiesen, wie bei Frauen, die in Hoffnung kommen können, der Entstehung von mißgebildeten Kindern vorgebeugt werden kann.

Trotz fast ausschließlich vorzeitiger Entbindung sahen wir unter 100 Schwangerschaften diabetischer Frauen 6 (lfd. Nr. 14, 16, 17, 54, 66, 96) Feten intrauterin absterben. Autoptisch konnten Mißbildungen bei diesen Kindern nicht nachgewiesen werden. Der Zeitpunkt des Fruchttodes lag zwischen dem 24. und 35. Tag vor dem errechneten Termin, also früher, als

TABELLE 11

Beobachtete Mißbildungen unter 100 Neugeborenen diabetischer Mütter

Lfd. Nr.	Alter der Mutter	Zahl der Schwangersch. vordiab.	Zahl der Schwangersch. intradiab.	Diabetesdauer	Insulinbedarf	Gefäßkomplikationen	Glycopenien	Hydramnion	Zeitpunkt d. Geburt, Entbindgverfahren	Länge. Gewicht des Neugeb.	Lebensdauer	Sektionsbefund (auszugsweise)
19	33 J.	6	1	2 J.	44 E	⌀	nicht angegeben, bei anfängl. Einstell. (1 × tgl. 45 E) jedoch wahrscheinl.	+	27 Tage ante terminum Sectio	45 cm 2100 g	29 h 35′	Blutüberfüllg. u. Ödem bd. Lungen (Fruchtw. asp.?). Einseitig angelegter Schilddrüsenlappen, 3 stecknadelkopfgroße Nebenmilzen.
21	24 J.	1	1	1/4 J.	32 E	⌀	unmittelbar vor und nach Conception	⌀	27 Tage ante terminum Sectio	53 cm 3860 g	37 Tg.	Totale Cystenniere re., partielle Cystenniere li., cyst. Pancreasfibrose, Bronchopneumonie.
55	30 J.	⌀	3	4 J.	36 E	Retinopathie	vor Conception u. in Frühgravidität	⌀	32 Tage ante terminum Sectio	∼31 cm 2410 g	325 Tg.	Agenesie d. 3.—5. Lw., d. Kreuzbeins u. Steißbeins, Hypoplasie d. Beckens. Beugekontraktion d. unteren Extremitäten, Hämangiom d. re. Brustseite.
58	30 J.	1	1	5 J.	50 E	⌀	in 13./14. Wo. der Gravidität	+	34 Tage ante terminum Sectio	44 cm 2700 g	7 h	Fruchtwasserasp., bds. Klumpfüße, Polydaktylie, mäßiger Mikrocephalus, bds. Kuchennieren, Hyperplasie der Schilddrüse.
67	40 J.	5	1	2 J.	46 E	⌀	nicht angegeben	+	37 Tage ante terminum Sectio	53 cm 3280 g	14 h	Fruchtwasserasp., Hyaline-Membran. Epispadie.
81	32 J.	2	1	5 J.	56 E	Retinopathie	nicht angegeben, bei Labilität des Stoffwechsels möglich	⌀	28 Tage ante terminum Sp. Geb. n. Einleit.	50 cm 2950 g	9 h, gestorb. nach Operat.	Uterus bicornis bicollis, Vag. subsepta, Atresia ani mit Communication d. Rectums u. Harnröhrenostiums in ein kloakenartiges Vestibulum, Spina bifid. lumbosacr. occulta.
88	34 J.	2	1	2 J.	64 E	⌀	3—4 Wo. vor Conception schwerer hypoglycaemischer Schock	gering	34 Tage ante terminum Spontan-Geburt	46,5 cm 2760 g	unmittelbar post partum gestorb.	Doppelseitige Cystennieren, Hydroureter, muskul. Hypertrophie d. Blasenwand, Elongation d. Blasenhalses. Hypertrophie d. Vorhaut, unvollkommene Ausbildg. d. Fundus ventriculi. Kleines durchgängiges Meckelsches Diverticel, atyp. Furchenbild d. re. Lungenunterlappens.

daß durch eine Entbindung zwischen der 37. und 38. Schwangerschaftswoche, wie sie von vielen Autoren [30, 97, 142, 190, 244, 271], um dem Absterben des Kindes zuvorzukommen, empfohlen wird, das Leben noch zu retten war.

Einzelangaben über die mütterlichen und kindlichen Verhältnisse bei den von uns beobachteten intrauterinen Todesfällen erfolgen in Tabelle 12. Die Veränderungen im Stoffwechsel sind aus den entsprechenden Diagrammen ersichtlich.

TABELLE 12

Antenatale kindliche Todesfälle bei 100 diabetischen Schwangerschaften

Lfd. Nr.	Alter in Jahr.	Diab.-Dauer i. Jahr.	Gefäß-kompl.	Zahl der vorangeg. Geburt. antediab.	intra-diab.	Insulin-bedarf E	Glyco-penien	Tage d. Fruchttodes ante terminum	Hydr-am-nion	Kindl. Größe u. Gewicht
14	22	2	∅	∅	∅	14	∅	24	(+)	51 cm 3400 g (enthirnt)
16	24	3	∅	∅	∅	74	∅	30	+	50 cm 3400 g (enthirnt)
17	24	12	Nephropathie Retinop.	∅	∅	52	∅	34	(+)	45 cm 1520 g
54	42	2	∅	2 (mit 23 u. 25 J.)	∅	20	in Früh-gravid.	32	+	48 cm 3050 g
66	35	4	∅	1 (mit 25 Jahren)	∅	60	∅	~35	+	49 cm 3140 g
96	40	9	Retinopathie	∅	∅	54	∅	34	∅	48 cm 1900 g

Es zeigt sich, daß weder das Lebensalter der Mütter, noch die Dauer des Diabetes, noch das Vorhandensein von Komplikationen von wesentlichem Einfluß auf das Eintreten des intrauterinen Kindstodes zu sein scheinen, wenn überhaupt die kleine Anzahl der Fälle Rückschlüsse zuläßt. Dasselbe gilt für zeitweilig während der Gravidität vorhandene Acidosen und Hypoglycämien. Nur einmal lag eine echte Toxicose vor (lfd. Nr. 54).

Es besteht aber offenbar eine Beziehung zwischen antenataler Sterblichkeit und Polyhydramnie. Andererseits ist mit der Ausbildung eines Hydramnions durchaus nicht zwangsläufig das alsbaldige Absterben der Frucht verknüpft, wie die große Anzahl (bei 54 Graviditäten) der Schwangerschaften, die mit einer Vermehrung der Fruchtwassermenge einhergingen, lehren.

Länge und Gewicht der ausgestoßenen Feten scheinen uns wegen der zwischen Absterben und Geburt verstrichenen Zeitspanne und der in ihr erfolgten Veränderungen (Mazeration, Auslaugung) sowie wegen der in einzelnen Fällen durchgeführten zerstückelnden Maßnahmen für Rückschlüsse nicht verwertbar. Das gleiche gilt für die Placenta.

Die Betrachtung der Stoffwechselverhältnisse (siehe Diagramm) zeigt jedoch bei allen Schwangeren, deren Kind in utero abstarb, vor diesem Ereignis eine mehr oder weniger ausgeprägte Besserung der Kohlenhydrattoleranz.

Diese Erscheinung kann, wie bereits erwähnt, auf eine gesteigerte Insulinproduktion des Feten mit vermehrtem Kohlenhydratabhub zurückgeführt werden. Für einen derartigen Vorgang spricht die nicht selten bei Neugeborenenen diabetischer Mütter nachweisbare

Inselhyperplasie. Letztere konnte jedoch bei den intrauterin verstorbenen Feten infolge weitgehender Autolyse der Organe nie festgestellt werden.

Eine andere Erklärung, die wir bereits früher zur Diskussion gestellt haben [196], besteht in der Annahme, daß die diabetogene Wirkung der Gravidität [119, 146], deren Ursache wir in der Bildung placentarer Wirkstoffe (siehe Abschnitt „Einfluß der Gestation auf den diabetischen Stoffwechsel") sehen, zum Geburtstermin mit Alterung der Nachgeburt abnimmt.

Stoffwechselverbesserung am Ende der Schwangerschaft würde dann den Rückschluß auf abnehmende Aktivität, vielleicht auch veränderte Permeabilität der Placenta und damit Gefährdung der Frucht erlauben.

Weitere klinische Beobachtungen werden möglicherweise zur Klärung der Zusammenhänge zwischen Stoffwechsel und intrauterinem Fruchttod führen. Es sei hier erwähnt, daß wir bei 23 Schwangerschaften diabetischer Frauen, die nach der Berichtszeit beobachtet wurden, unter äußerst straffer Stoffwechselführung und hoher Insulindosierung im letzten Drittel der Gravidität keinen Fruchttod mehr sahen.

Auf die Häufigkeit von spontanen Frühgeburten wurde bereits in dem entsprechenden Abschnitt hingewiesen. Hier sei zur Vervollständigung noch die anamnestisch zu erhebende Frühgeburtenhäufigkeit bei den 100 von uns entbundenen zuckerkranken Frauen hinzugefügt. Ist die Frequenz des Partus praematurus bereits in den von uns behandelten Graviditäten mit 14,6% beträchtlich hoch, so erfährt sie noch eine weitere Steigerung, wenn man sie aus den anamnestischen Daten errechnet: Außer den von uns beobachteten Schwangerschaften erfolgten bei den behandelten Frauen 88 Geburten lebensfähiger Kinder vor der Manifestation des Diabetes und 33 intradiabetisch. Von ersteren wurden 16 (18,2%) und von letzteren 12 (36,3%) frühreif geboren.

Welche Ursachen im einzelnen zu dieser hohen Frühgeburtenfrequenz geführt haben, läßt sich aus der Vorgeschichte nicht ermitteln. Jedoch scheint beachtlich, daß nicht allein bei intradiabetischen Schwangerschaften, sondern bereits der Zuckerkrankheit vorausgehend eine erhöhte Bereitschaft zum Partus praematurus besteht.

Ausgesprochene Riesenkinder wurden unter unseren Geburten nur zweimal beobachtet (lfd. Nr. 59 = Länge 53 cm, Gewicht 4600 g, lfd. Nr. 76 = Länge 56 cm, Gewicht 5080 g). Die Ursache für diese geringe Frequenz ist darin zu sehen, daß wir fast immer vorzeitig entbunden haben.

Errechnet man das Durchschnittsgewicht und die Durchschnittslänge von 92 Neugeborenen (ausgeschlossen sind die antenatal verstorbenen Kinder und zwei weitere, die wegen anfänglich bestehender schwerer Asphyxie unmittelbar post partum nicht gewogen und gemessen wurden), so ergibt sich bei einer durchschnittlichen Vorzeitigkeit der Geburt von 30,5 Tagen eine Länge von 49,6 cm und ein Gewicht von 3176 g. Vergleicht man damit die von HOSEMANN [128] angegebenen Daten für Kinder entsprechender Schwangerschaftsdauer, so ergibt sich für die Länge nur eine geringe Abweichung (50,4 cm gegenüber 49,6 cm), dagegen für das Gewicht ein erheblicher Zuwachs (2733 g gegenüber 3176 g).

Danach ist für die Überentwicklung unserer Neugeborenen nicht so sehr die Länge, sondern das Gewicht das wesentliche Merkmal. In diesem Sinne spricht auch der Gewichts-Längen-Index (P/L nach QUETELET). Er beträgt bei unseren Kindern 64 statt wie entsprechend der Tragezeit zu erwarten 59.

Wollte man für das Übergewicht der Kinder diabetischer Mütter vorwiegend Zuckermast bzw. Zuckermehrverbrauch im Rahmen gesteigerter fetaler Insulinbildung verantwortlich machen, wäre anzunehmen, daß die Mütter überschwerer Kinder im letzten Schwangerschaftsdrittel einen besonders deutlichen Abfall des Insulinbedarfs aufweisen. Derartige Beziehungen sind aber bei den von uns beobachteten Schwangeren nicht zu finden. Im Gegenteil wurden die auffälligsten (pastösesten) Kinder von solchen Frauen geboren, die in der Gravidität einen deutlichen Anstieg des Insulinbedarfs und nach der Geburt einen entsprechenden Abfall desselben zeigten (siehe Diagramm lfd. Nr. 81/82, 95). Es wurde bereits erwähnt, daß schon vordiabetisch und kennzeichnend für die praediabetische Phase [145] überschwere Kinder geboren werden und diese Tatsache gegen Zuckermast als Ursache der fetalen Überentwicklung spricht.

Zur Veranschaulichung dieser eigenartigen Erscheinung mögen die folgenden Abbildungen dienen (Abb. 1–4).

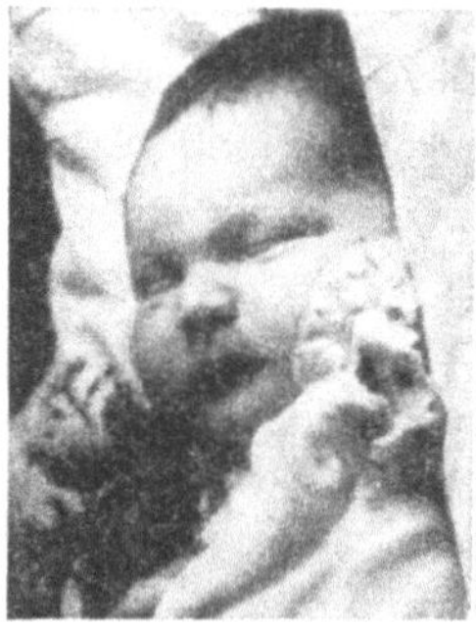
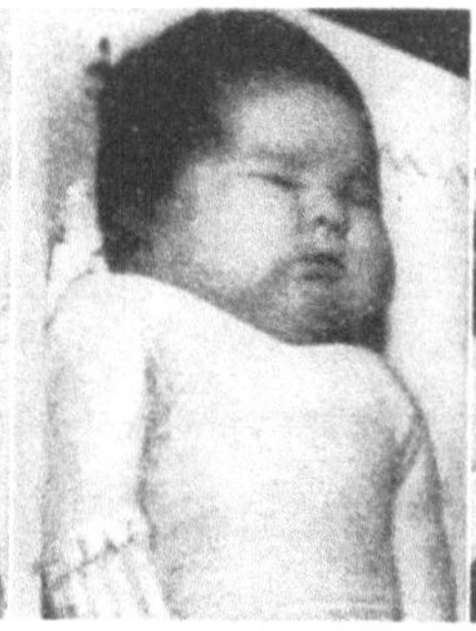
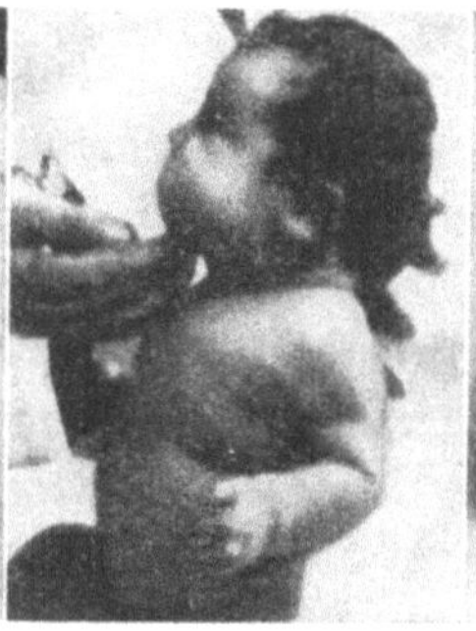
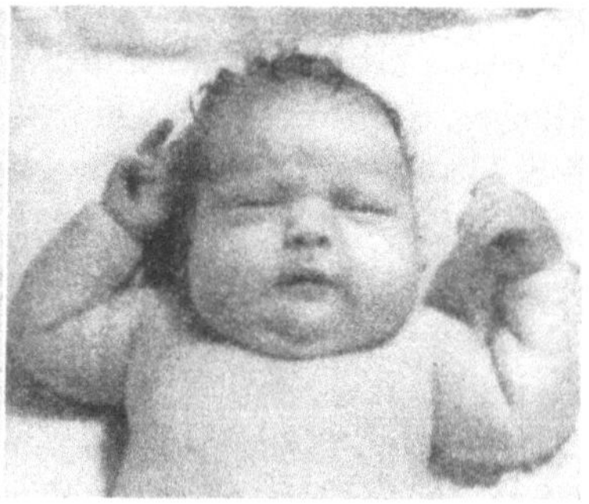

Abb. 1 Abb. 2 Abb. 3 Abb. 4

Die Kinder auf Abb. 1 bis 3 wurden 6 J., 4 J. und 2 J. vor Feststellung des Diabetes der Mutter geboren Das auf Abb. 4 gezeigte Neugeborene wurde im 2. J. nach Feststellung des Diabetes geboren. Man beachte den pastösen Habitus und das reichliche Kopfhaar der Kinder

Die 4 Kinder wurden von einer seit dem 25. Lebensjahr diabetischen Frau (lfd. Nr. 59) im Alter von 19, 21 und 23 sowie 26 Jahren geboren. Die Geburten erfolgten immer vorzeitig. Das Geburtsgewicht lag bei allen Neugeborenen zwischen 9 und 10 Pfund.

In dem Habitus dieser Kinder tritt besonders deutlich der Hydrops hervor, der dem bei Erythroblastose ähnelt. Daneben imponiert auch das reichliche Kopfhaar, wie wir es bei weiteren 39 von uns entbundenen Neugeborenen sahen. Auch eine gewisse Ähnlichkeit mit dem Bild des Morbus Cushing, wie sie HOET [121] hervorgehoben hat, ist unverkennbar. Funktionelle Eigentümlichkeiten gerade dieser überschweren Kinder werden später zu besprechen sein.

Das von MAYER [186/187] als kennzeichnend für die Embryopathia diabetica angegebene Erlöschen der Kinder an unerklärlicher Lebensschwäche konnten wir nicht beobachten. Die Autopsie der gestorbenen Kinder ergab immer eine eindeutige Todesursache (siehe Abschnitt „Die perinatale Mortalität").

Das Blutzuckerverhalten der Neugeborenen wurde zu verschiedenen Zeitpunkten post partum überprüft. Die erste Bestimmung der Glycämie erfolgte unmittelbar nach dem Abnabeln aus dem Nabelschnurblut (arterio-venöses Mischblut) gleichzeitig mit der Entnahme mütterlichen Kapillarblutes (Ferse). Weitere Untersuchungen wurden nach Versorgung des Neugeborenen, also etwa 10 Minuten nach der Geburt, 3 Stunden und 24 Stunden post partum vorgenommen (Fersenblut, immer Doppelbestimmungen nach HAGEDORN-JENSEN).

Zur Darstellung des Glycämieverhaltens der Neugeborenen wurden Gruppen gebildet entsprechend der Höhe des Zuckerpegels im Nabelschnurblut (unter 100 mg$^0/_0$, zwischen 100 und 200 mg$^0/_0$ und über 200 mg$^0/_0$, siehe Kurve 10). Gesondert aufgeführt sind, unabhängig von der Höhe der Glycämie im Nabelschnurblut, diejenigen Neugeborenen, die alsbald post partum Glucose (per os oder intramusk. in 5$^0/_0$iger Lösung) erhielten (Kurve 13). Eine Gruppe wird durch die Kinder gebildet, die innerhalb der ersten Lebenstage ad exitum kamen

(Kurve 14), und schließlich erfolgt eine gesonderte Darstellung des Blutzuckerverhaltens von ausgetragenen hungernden Neugeborenen gesunder Mütter (Kurve 11).

Die geringe Zahl der bei den einzelnen Neugeborenen vorgenommenen Glycämiebestimmungen sagt über feinere Schwankungen des Glucosepegels in den ersten Lebenstagen nichts aus. Jedoch glauben wir aus den von uns erzielten Ergebnissen schließen zu können, daß in den ersten Lebensstunden der Zuckerpegel des Neugeborenen im wesentlichen von den mütterlichen Blutzuckerverhältnissen unter der Geburt beeinflußt wird, während anschließend die Eigenregulation das Übergewicht erlangt.

Aus den Kurven ist ersichtlich, daß eine deutliche Abhängigkeit der kindlichen Glycämie bei der Geburt von dem aktuellen mütterlichen Glucosepegel besteht. Dabei ist die Glycämie im kindlichen Blut infolge des fetalen Zuckerverbrauchs immer niedriger als die im mütterlichen. Die verschiedentlich (siehe in den Diagrammen) erheblichen Differenzen zwischen mütterlichem und kindlichem Blutzuckerspiegel sub partu sind aus der Latenz, mit welcher der Zuckergehalt des fetalen Blutes dem mütterlichen folgt (siehe hierzu Worm c. s. [315]), zu erklären.

Das Ausmaß des kindlichen Blutzuckerabfalls in den ersten Lebensstunden wird von der Höhe der Glycämie bei der Geburt bestimmt (siehe besonders Kurve 10).

Nach 3 Stunden werden Blutzuckerwerte erreicht, die in allen Gruppen etwa in der gleichen Größenordnung (um 40 mg%) liegen, bei hohem Glycämiewert unter der Geburt aber besonders niedrig zu sein scheinen (siehe Kurve 10). Wir sehen diese Erscheinung als reaktive Überleistung (Katsch) im Rahmen einer über die aktuelle mütterliche Hyperglycämie vorübergehend gesteigerten kindlichen Insulinproduktion (hypoglycämische Nachschwankung) an.

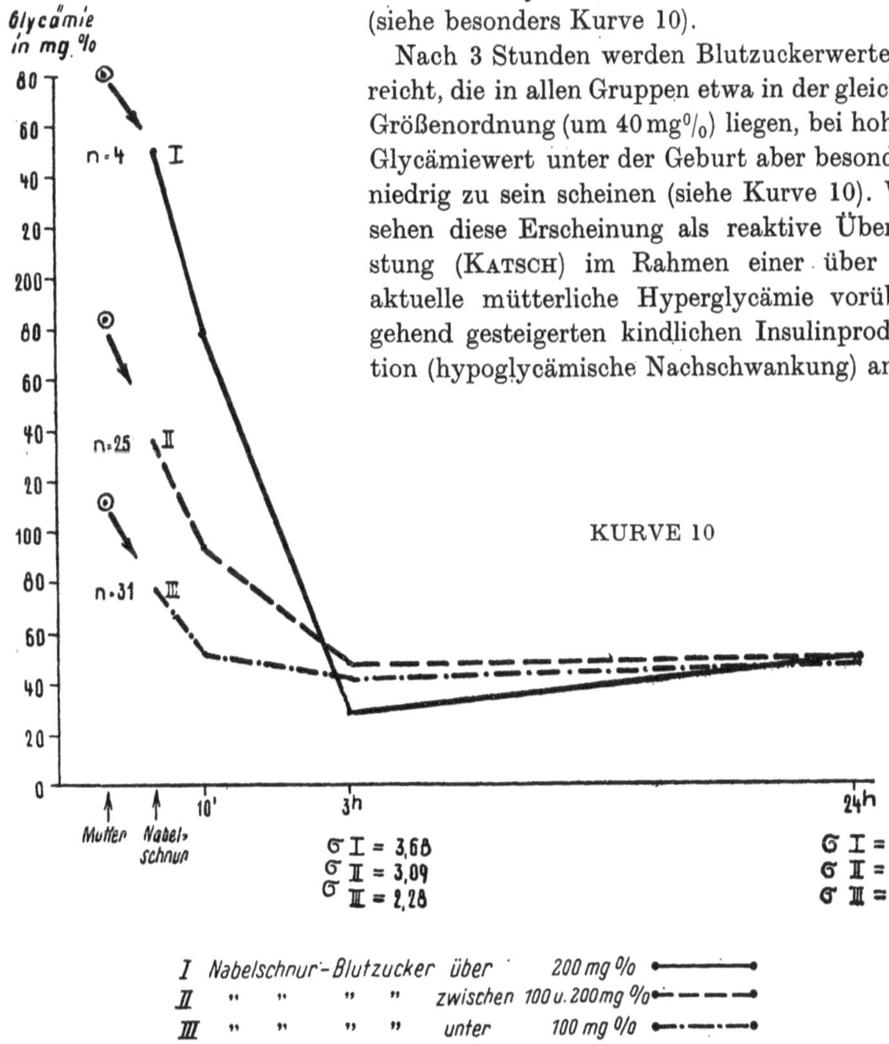

Glycämieverhalten hungernder Neugeborener diabetischer Mütter in den ersten 24 Lebensstunden

Klinisch waren in dieser Phase bei den Neugeborenen gelegentlich spontane Saugbewegungen zu beobachten, jedoch waren nie Anzeichen von Krampfzuständen festzustellen. HIMWICH [120] vermutet, daß der beim Neugeborenen geringere Stoffwechsel des Zentralnervensystems Ursache der Widerstandsfähigkeit gegen Unterzuckerung ist.

Innerhalb der ersten 24 Lebensstunden erreichen die Neugeborenen diabetischer Mütter unabhängig von der Glycämie bei der Geburt einen Glucosepegel, der um 50 mg⁰/₀ liegt (siehe Kurve 10).

Vergleicht man die bei Neugeborenen diabetischer Mütter gewonnenen Blutzuckerwerte mit denen von Kindern gesunder Frauen (siehe Kurve 11), so zeigt sich, daß bei letzteren zwar ein ähnlich verlaufender Glycämieabfall in den ersten 24 Lebensstunden erfolgt, jedoch der 3 Stunden- und 24 Stundenwert um ein geringes höher liegt. Dieser Unterschied dürfte auf das verschiedene Entwicklungsalter der Neugeborenen zurückzuführen sein.

Der Blutzuckerspiegel bei Frühgeborenen liegt niedriger als der bei reifen Kindern [209, 299].

So fand WARD bei 14 Frühgeborenen nicht diabetischer Mütter nach 24 Stunden im Durchschnitt eine Glycämie von 42,8 mg⁰/₀ (Methode NELSON-SOMOGYI).

Während die Kinder gesunder Mütter immer zum errechneten Termin geboren wurden, haben wir diabetische Frauen im Durchschnitt 30 Tage vor dem Termin entbunden!

Betrachtet man bei den Neugeborenen zuckerkranker Frauen die Glycämieverhältnisse nach 3 und 24 Stunden unter Berücksichtigung der Reife (als Maß dafür ist die Länge der Kinder eingesetzt), so zeigt sich, daß mit zunehmendem Entwicklungsalter die Höhe der Glycämie sich weitgehend derjenigen Kinder gesunder Frauen nähert (siehe Kurve 12).

Die Blutzuckerverhältnisse gefütterter Neugeborener (siehe Kurve 13) weisen bei größerer Schwankungsbreite grundsätzlich keine Abweichungen gegenüber denen hungernder Kinder auf.

Auch bei denjenigen Kindern, die in den ersten Lebensstunden oder -tagen ad exitum kamen, findet sich ein gleiches Verhalten der Glycämie, insbesondere kein Anhalt für das Vorliegen extremer Unterzuckerung als Todesursache (siehe Kurve 14).

KURVE 11

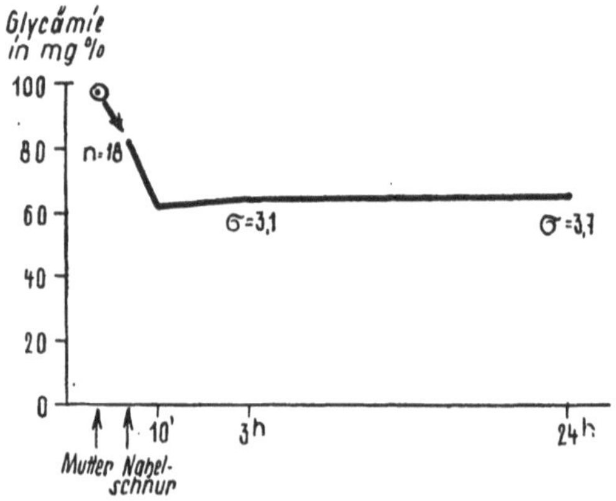

Glycämieverhalten reifer hungernder Neugeborener gesunder Mütter

KURVE 12

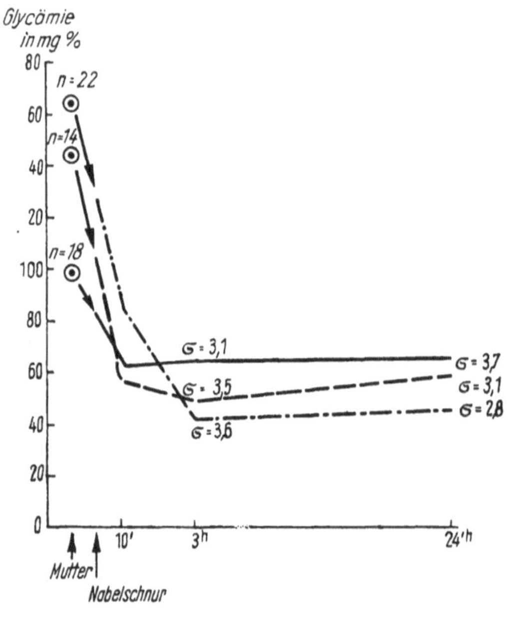

Blutzucker neugeborener Kinder diabetischer Mütter unter 49 cm Länge ._._._.

Blutzucker neugeborener Kinder diabetischer Mütter über 49 cm Länge _ _ _

Blutzucker neugeborener ausgetragener reifer Kinder gesunder Mütter ________

KURVE 13

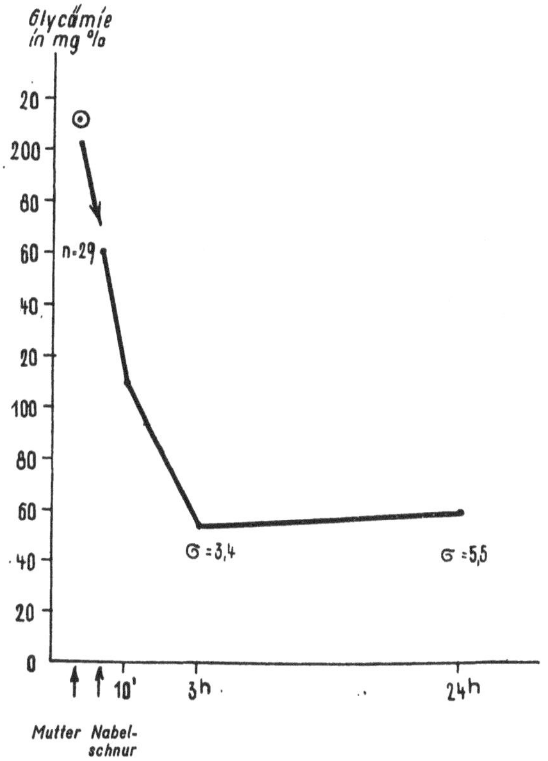

Glycämieverhalten gefütterter Neugeborener diabetischer Mütter in den ersten 24 Lebensstunden

KURVE 14

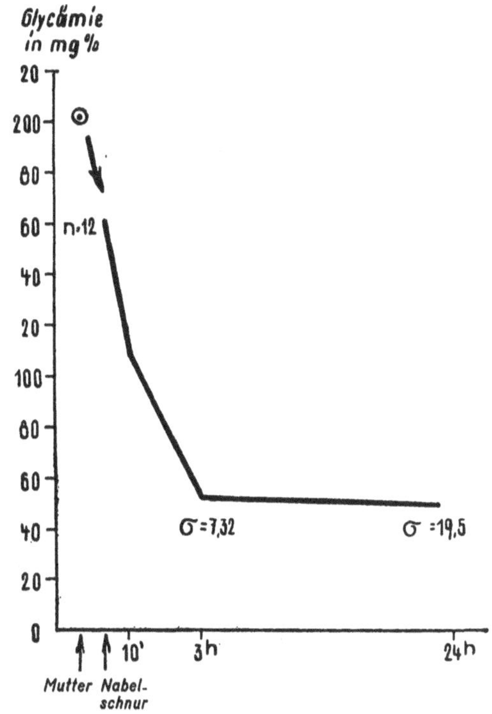

Glycämieverhalten Neugeborener diabetischer Mütter, die in den ersten Lebensstunden oder -tagen starben

Nach unseren Beobachtungen sind also die Abweichungen im Glycämieverhalten Neugeborener diabetischer Mütter gegenüber denen gesunder Frauen allein durch den verschieden hohen Glucosepegel unter der Geburt bzw. die Frühgeburtlichkeit bedingt. Der Blutzuckerabfall erfolgt in den ersten 3 Lebensstunden um so steiler, je höher die Glycämie bei der Geburt ist. Nach hohem Glucosepegel sub partu werden die absolut niedrigsten Glycämien beobachtet, was als funktionelle Eigentümlichkeit, vergleichbar mit der hypoglycämischen Nachschwankung nach Traubenzuckerbelastung, angesehen wird.

Außer der mütterlichen und kindlichen Glycämie wurde sub partu auch das Reduktionsvermögen des Fruchtwassers bestimmt. Es wird im wesentlichen durch seinen Glucosegehalt verursacht (daneben enthält es außer Mineralien noch Eiweiß, Lipoide, Harnstoff, Harnsäure, Kreatinin).

Die Menge der enthaltenen Glucose wird [112, 178] mit 30 bis 35 mg$^0/_0$ angegeben. Eine erhebliche Schwankungsbreite wird beobachtet [226].

Bei zuckerkranken Frauen wurden von Oakley [213] Werte zwischen 26 und 256 mg$^0/_0$ gefunden. Pedersen [226] stellte einen mittleren Zuckergehalt von 61 mg$^0/_0$ bei einer Schwankung zwischen 23 und 139 mg$^0/_0$ fest.

Wir bestimmten das Reduktionsvermögen des Fruchtwassers bei 50 Entbindungen und haben die gefundenen Werte in Tabelle 13 mit dem aktuellen mütterlichen Blutzuckerspiegel und in Tabelle 14 mit dem Glucosegehalt des Nabelschnurblutes in Beziehung gebracht. In beiden Fällen liegt offenbar eine Korrelation zum Zuckerspiegel im Liquor amnii vor. Er befindet sich immer erheblich unter den Glycämiewerten des Kindes. Welche Mechanismen diese „Fruchtwasserschwelle" beeinflussen, ist unbekannt. In Tierversuchen konnten wir jedoch bereits früher nachweisen [315], daß das Reduktionsvermögen des Fruchtwassers dem-

TABELLE 13

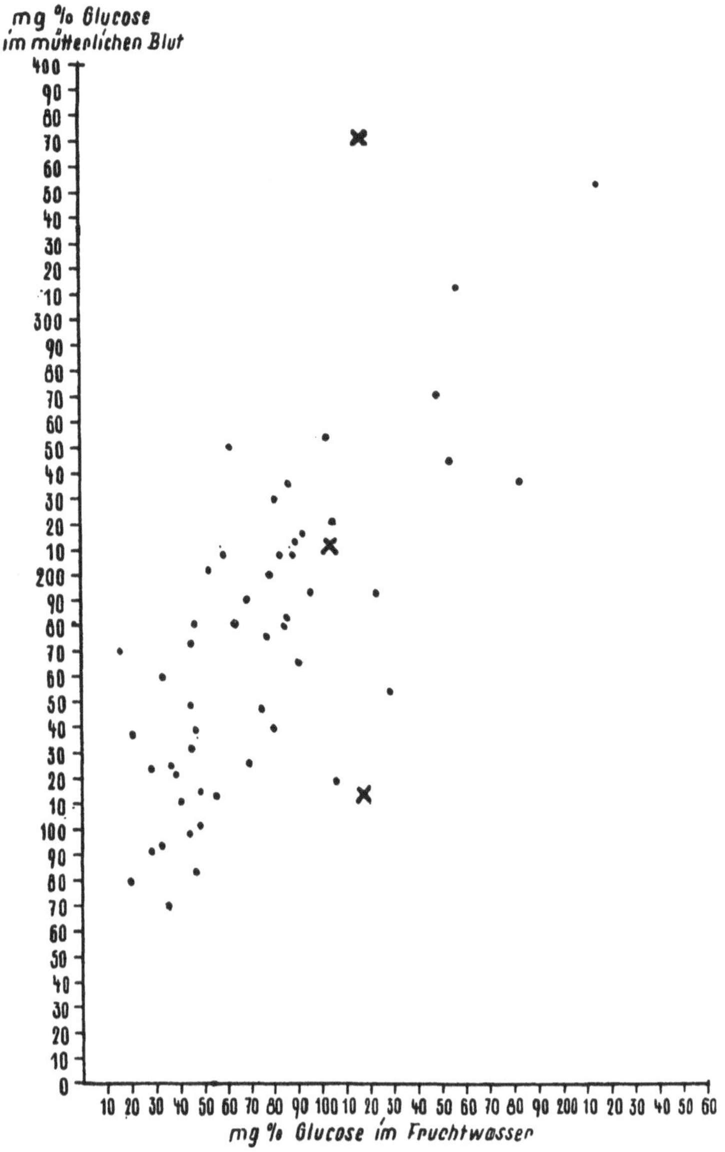

Reduktionsvermögen des Fruchtwassers bei diabetischen Schwangeren und aktuelle mütterliche Glycämie

jenigen des mütterlichen bzw. kindlichen Blutes, wenn auch mit einer beträchtlichen Latenz, folgt.

Bei Schwangeren, die ein erhebliches Hydramnion aufwiesen, fanden wir kein anderes Verhalten des Fruchtwasserzuckers als im Gesamtkollektiv.

Dreimal wurde der Zuckergehalt des Fruchtwassers bei abgestorbenem Kind bestimmt (lfd. Nr. 16, 54, 66, siehe Tab. 13). Es fällt auf, daß hier bei weit auseinanderliegender Glycämie der Mütter das Reduktionsvermögen des Liquor amnii in engen Grenzen beieinander gemessen wurde. Bei einer Patientin übersteigt der Glucosegehalt des Fruchtwassers den aktuellen Glucosepegel der Mutter. Die Mechanismen, welche für die Zusammensetzung des Fruchtwassers verantwortlich sind (der Liquor amnii wird nach SCENDI [261] innerhalb von 12 bis 24 Stunden erneuert, nach jüngeren Isotopenversuchen von VOSBURGH c. s. [298] und WOODROW [309] werden sogar 34,5% des Fruchtwassers in einer Stunde ausgetauscht), treten nach Absterben des Kindes offenbar außer Funktion.

Das Verhalten des Körpergewichts in der Neugeborenen- und Säuglingsperiode scheint uns bei Kindern diabetischer Mütter abweichend zu sein.

Nach LENZ [170] erfolgt der initiale Gewichtsverlust in den ersten 3 bis 5 Lebenstagen und beträgt durchschnittlich 6 bis 8% des Geburtsgewichtes. Die Abnahme des Gewichtes ist bei Frühgeborenen etwas größer infolge stärkeren Flüssigkeitsreichtums und meist geringerem Trinkvermögen.

Während ein größerer Teil unserer Neugeborenen in den ersten Lebenstagen nicht gewogen wurde, um ihnen durch größtmögliche Ruhe die Anpassung an das extrauterine Leben zu erleichtern, liegen bei 27 Kindern, die in den ersten 24 Stunden nicht gefüttert wurden, tägliche Wägungen vor. Das Maß des initialen Gewichtsverlustes schwankt bei diesen Neugeborenen zwischen 7,4 und 18% und liegt im Durchschnitt bei 13,6%. Der Tiefpunkt ist zwischen dem 3. und 11. Tag durchschnittlich am 5,7. Tag erreicht. Während nach LENZ [170] das Geburtsgewicht am 10. bis 14. Tag post partum wieder erlangt sein soll, erreichten es unsere Kinder durchschnittlich erst am 23,7. Tag.

Reichlichere Flüssigkeitszufuhr in den ersten Lebenstagen (Isotonalinfusionen) beeinflußten das Ausmaß des initialen Gewichtsverlustes kaum. Er war besonders auffällig bei Kindern, die bei der Geburt als sehr pastös angesprochen wurden (lfd. Nr. 21, 68, 83). Die Überlegung (siehe unten), daß hier ein funktioneller Hypercortizismus des Feten, der post partum einem Hypocortizismus Platz macht, ursächlich beteiligt sein könne, führte zur Behandlung der Kinder mit Nebennierenwirkstoffen. Wir gaben bei einer Reihe Neugeborener über die ersten 10 Lebenstage je 1 ccm Cortigarant (Hormon-Chemie, enthält Corticosteron, 17-Oxy-Corticosteron, 11-Dehydro-17-Oxy-Corticosteron, 11-Desoxycorticosteron, 7-Oxy-11-Desoxycorticosteron), ohne jedoch eine Einwirkung auf das Gewichtsverhalten zu sehen. Daß ein besonderer Flüssigkeitsreichtum des Neugeborenen als Ursache des ausgiebigen anfänglichen Gewichtsabfalls gelten muß, dafür spricht auch das späte Erreichen des Geburtsgewichts (im Gesamtkollektiv am 22,7. Tag, also unter Einbeziehung der bereits in den ersten Lebensstunden gefütterten Kinder).

TABELLE 14

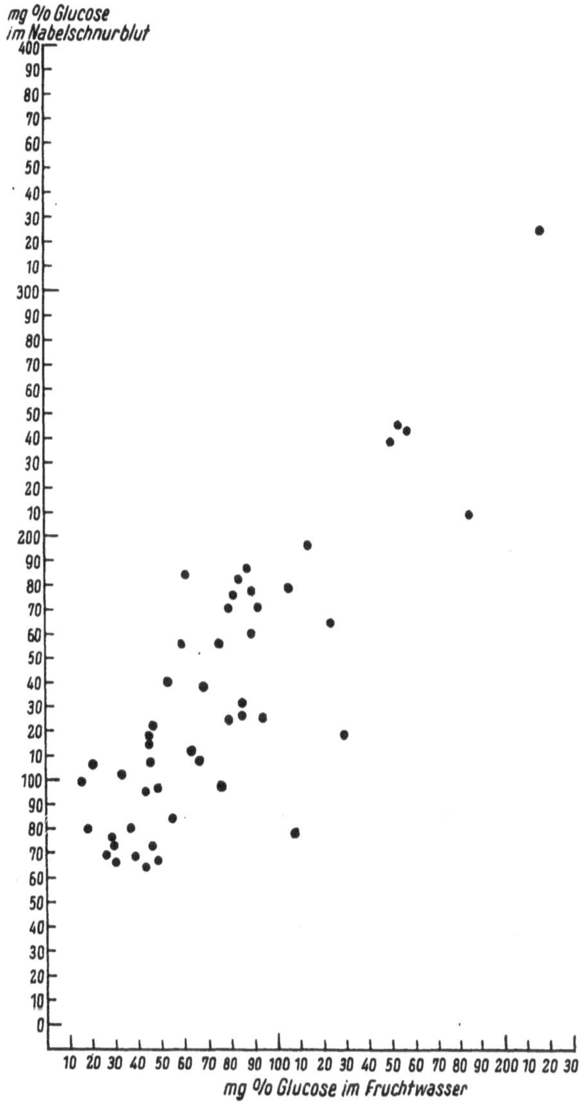

Reduktionsvermögen des Fruchtwassers bei diabetischen Schwangeren und aktuelle kindliche Glycämie

Die Annahme, daß der Hydrops der Neugeborenen diabetischer Mütter und ihr gewichtsmäßiges Verhalten in den ersten Lebenstagen in einer hormonalen fetalen Dysregulation seine Ursache hat, liegt nahe.

In diesem Sinne würde auch der von HOET [121] geäußerte Cushingartige Habitus der Kinder sprechen.

Die bereits erwähnten Untersuchungen des Elektrolythaushaltes lassen ebenfalls das anfängliche Vorliegen eines Hypercortizismus beim Neugeborenen vermuten.

Ob diese funktionellen Störungen eine spezifische Eigentümlichkeit der Embryopathia diabetica sind oder ob sie generell als Reaktionsweise des Feten auf schädigende peristatische

Einflüsse angesehen werden müssen, ist nicht zu entscheiden. Immerhin ist die bereits mehrfach erwähnte Ähnlichkeit der Embryopathia diabetica mit dem Bild des durch Erythroblastose geschädigten Kindes ein Hinweis, daß weniger die spezifische Erkrankung der Mutter und ihre Einflüsse auf die Frucht, als die allgemeine Reaktionsweise des Feten, sein Bild und Verhalten bei der Geburt bestimmen.

Hier sei noch hinzugefügt, daß bei 11 Schwangeren (lfd. Nr. 27, 39, 55, 59, 68, 78, 82, 83, 92, 95, 99) das Gewicht der Nachgeburt über 800 g betrug. Von den zugehörigen Neugeborenen wurden 10 als außerordentlich pastös angesprochen. In 7 Fällen fand sich gleichzeitig eine ausgesprochen dicke sulzreiche Nabelschnur und bei 7 Schwangeren bestand ein begleitendes Hydramnion.

Der Flüssigkeitsreichtum beschränkt sich bei der typischen Empryopathia diabetica also nicht auf den Feten allein, sondern kann alle Anteile der Frucht im weiteren Sinne umfassen.

Der infolge vorzeitiger Entbindung vorhandenen Frühgeburtlichkeit unserer Neugeborenen entsprach ein nicht selten erheblicher Icterus von langer Dauer (bis 18 Tage). Abweichungen des roten Blutbildes waren nicht nachweisbar (siehe Seite 96). Über eine Rh-bedingte Komplikation wurde bereits berichtet.

Elektrophoretische Untersuchungen der Serumeiweißkörper aus dem Nabelschnurblut wurden bei 30 Neugeborenen vorgenommen (Methode nach PLÜCKTHUN und GÖTTING). Es fanden sich Verhältnisse, wie sie auch bei Kindern gesunder Mütter gefunden werden [171, 285].

Auch wir konnten feststellen, daß die Zusammensetzung des Serumeiweißes beim Neugeborenen von dem der Mutter völlig unabhängig ist (z. B. lfd. Nr. 74: Alb. 24,8%, Glob. α^1 14,4%, α^2 15,9%, β 19,3%, γ 25,6%. Kind: Alb. 63,8%, Glob. α^1 3,8%, α^2 5,8%, β 9,5%, γ 17,1%).

Die Beziehungen der kindlichen zu den mütterlichen Bluteiweißverhältnissen zeigt bezüglich des Albuminanteils Tabelle 15.

TABELLE 15

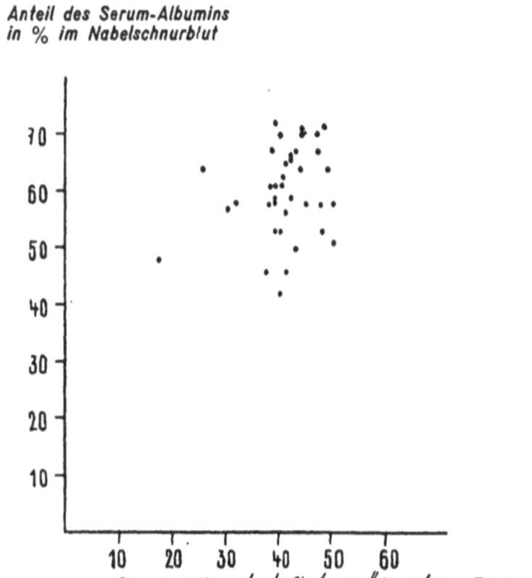

Anteil des Serum-Albumins im mütterlichen Blut in Beziehung zum Serum-Albumin im Nabelschnurblut

TABELLE 16

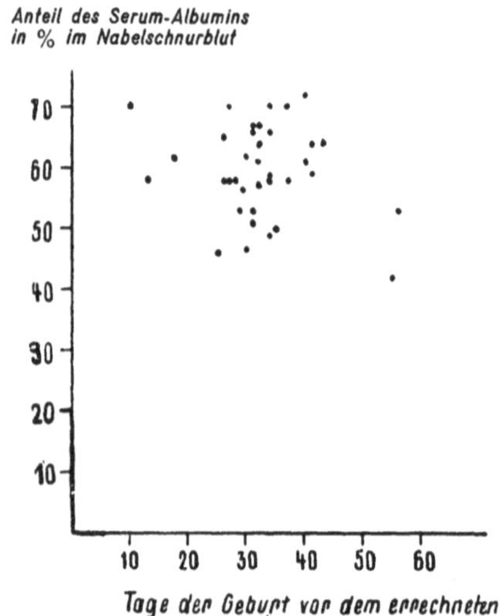

Serum-Albumin im Nabelschnurblut und Tragezeit

Während von Verschiedenen [77, 198] bei absoluter Zunahme ein relativer Abfall des Albuminanteils im Serumeiweiß im Laufe der Fetalentwicklung festgestellt werden konnte, finden sich bei unseren Neugeborenen, wie aus Tabelle 16 ersichtlich, keine eindeutigen Beziehungen zum Entwicklungsalter.

Betrachtet man (Tab. 17) den Anteil der γ-Globuline, so erkennt man andeutungsweise in dem von uns beobachteten begrenztem Entwicklungsalter eine gewisse Zunahme zum errechneten Termin, wie sie von STÜRMER [285] bei Feten offenbar gesunder Mütter gesehen wurde.

TABELLE 17

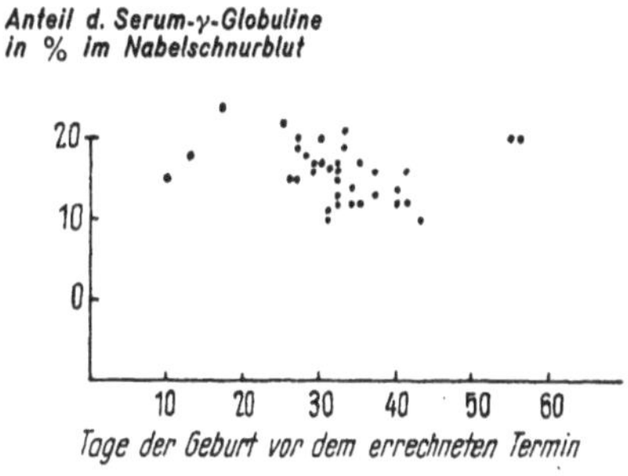

Anteil der γ-Globuline im Nabelschnurblut und Tragezeit

Die Behandlung der Neugeborenen diabetischer Mütter

Die meisten Autoren betonen, daß Größe und Gewicht bei den Neugeborenen diabetischer Frauen im allgemeinen nicht als Maße der Reife zu gelten haben. Man soll sich trotz Übergröße und Übergewicht nicht verleiten lassen, die Frühgeburtlichkeit der Kinder zu übersehen.

Es wird daher empfohlen, alle Maßnahmen, die bei unreifen Kindern in Betracht kommen, durchzuführen. Einige [27, 96, 174, 306] raten zu einer grundsätzlichen prophylaktischen antibiotischen Behandlung.

Offenbar aus der besonders häufigen Beobachtung von neonatalen Asphyxietodesfällen wird großer Wert darauf gelegt, daß die Luftwege (und auch der Magen) unmittelbar post partum abgesaugt werden [68, 75, 96, 174, 203, 230, 244, 306].

Sorgfältige Säuberung der Incisionstelle bei Schnittentbindung vor Entwicklung des Kindes wird gefordert [217]. Genügend langes Aushängen und anschließend Kopftieflagerung werden als wichtige Maßnahmen gegen Aspiration erachtet [217].

Entsprechend der Frühgeburtlichkeit soll die Aufzucht im Incubator erfolgen. Dort muß eine hohe Sauerstoffkonzentration und genügende Luftfeuchtigkeit bestehen. Auf die Bedeutung der Luftfeuchtigkeit weist Potter [238] hin und Nelson [203] glaubt, daß diese etwa in die Luftwege eingedrungenes Fruchtwasser und Mageninhalt verdünnt und damit das Entstehen hyaliner Membranen verhindert.

Withe [303] empfiehlt zur Stimulierung der Atmung Lobelin und Adrenalin, Tolstoi [291/292] verabfolgt Digitoxin, wenn eine röntgenologisch nachweisbare Vergrößerung des Herzens vorliegt.

Während die einen Wert darauf legen, daß das Kind vor der ersten Fütterung (Hungerperiode von 24 bis 48 Stunden) die meist bestehenden Ödeme weitgehend ausschwemmt [40, 68, 75, 175, 303, 306], raten andere, um einer Unterzuckerung entgegenzuwirken, zu Traubenzuckergaben [7, 27, 81, 96, 115, 116, 136, 174, 184, 234, 244]. Auch intravenöse Gabe von Glucose in die Nabelvene [115, 234] wird neben Applikation von $5^{0}/_{0}$iger Lösung i. m. [136] empfohlen.

Relative Nebenniereninsuffizienz hält Gauchat [90] für die mögliche Ursache des oft unerklärlichen Todes Neugeborener diabetischer Frauen und empfiehlt deshalb Gabe von ACTH; dieses Hormon habe dem Feten aus mütterlichen Quellen (Placenta-Hypophyse) im Übermaß zur Verfügung gestanden und fehle ihm nach der Trennung von der Mutter. Gleichzeitig soll wegen eines bestehenden Kaliummangels (siehe auch 35, 144) dies Mineral zugeführt werden.

Das wichtigste ist, so betont White [303], äußerst sorgfältige Pflege und Beobachtung. Von der Sorgfalt einer erfahrenen Säuglingsschwester ist das Leben der Neugeborenen am meisten abhängig.

Die perinatale Mortalität bei Neugeborenen diabetischer Mütter

Bei Kindern zuckerkranker Frauen wird die perinatale Mortalität je nach der Auslegung dieses Begriffes und Definition der Lebensfähigkeit (in erster Linie Größe und Gewicht) verschieden angegeben. Weiterhin führt die unterschiedliche Zusammensetzung des Krankengutes hinsichtlich Dauer und Schwere der Zuckerkrankheit sowie etwa vorhandener diabetischer Komplikationen offenbar zu einer beträchtlichen Beeinflussung der kindlichen Letalität, so daß ein Vergleich der von einzelnen Autoren erzielten Ergebnisse bei der Behandlung und Entbindung diabetischer Schwangerer nur begrenzt möglich ist. Schließlich ist ganz sicher die perinatale Mortalität auch abhängig von der speziellen Erfahrung der Behandler und der Art, Intensität und Dauer der Behandlung.

Aus allen vorliegenden Berichten ist aber zu ersehen, daß in den letzten Jahren eine ganz erhebliche Senkung der kindlichen Letalität bei klinischer Behandlung diabetischer Schwangerer erzielt werden konnte.

Ein gewisser Hinweis für den Einfluß, den die Erfahrung der Behandler auf die Neugeborenensterblichkeit bei durch Diabetes komplizierter Schwangerschaft hat, zeigt die Gegenüberstellung einiger Ergebnisse, die an kleinem Krankengut in großen Zeiträumen und umgekehrt erzielt werden konnten (siehe Tabelle 18).

TABELLE 18

Perinatale Mortalität bei Diabetes und Schwangerschaft

Autoren	Zeitraum	Zahl d. Geburten	perinatale Mortalität
Froewis c. s. [67] 1955	1936—55	28	64,2%
Hartl [114] 1955	?	19	40,0%
Mestwerdt [190] 1952	1933—52	38	47,5%
Pfau [233] 1955	1937—54	26	38,0%
Nelson c. s. [203] 1953	1950—52	128	10,0%
Pedersen [227] 1954	1946—52	149	27,0%
Pedowitz c. s. [231] 1955	1950—53	73	8,2%

Dabei ergibt sich, daß unter kleinem Krankengut die perinatale Sterblichkeit nur wenig von derjenigen abweicht, die bei diabetischen Schwangeren in der Hausgeburtshilfe erzielt wird. Letztere liegt bei 49% [311].

Alle Autoren sind sich darüber einig, daß die Güte der Stoffwechselführung während der Gravidität von ganz wesentlichem Einfluß auf die kindliche Prognose ist. In diesem Sinne spricht auch die Feststellung PEDERSENS [227, siehe auch 39], daß die kindliche Überlebensrate um so größer ist, je länger die Schwangere stationär behandelt werden kann.

Die Schwere des Diabetes (gemessen am Insulinbedarf) hat nach GIVEN [97] keinen Einfluß auf die kindliche Sterblichkeit, andere dagegen [131, 139, 140, 249] beobachteten mit zunehmendem Insulinbedarf eine Steigerung der Neugeborenenletalität.

Das Auftreten von Toxicosen und Acidosen erhöht die kindliche Absterberate [139, 212].

Die Dauer des Diabetes [131] und ihr Manifestationsalter [212] sollen ohne Bedeutung für das kindliche Schicksal sein.

Das Vorhandensein von diabetischen Gefäßkomplikationen wird nur vereinzelt [212] als unerheblich für die Prognose der Frucht erachtet, die meisten [140, 223, 303 u. a.] sahen einen unheilvollen Einfluß. Die WHITEsche Klassifikation (siehe Seite 20) stellt den Versuch dar, die kindliche Sterblichkeit unter Kombination der oben genannten wesentlichen Merkmale des Diabetes zu betrachten.

Die Abhängigkeit der perinatalen Mortalität von der Geburtsleitung wurde bereits im Abschnitt „Embryopathia diabetica" kurz gestreift.

Von wesentlicher Bedeutung ist nach dem Schrifttum offenbar die vorzeitige Entbindung, weniger die Art derselben. Sowohl durch Sectio [203, 231], wie durch vorzeitige Einleitung der Geburt (medikamentös und durch Blasensprengung [41, 227]) konnte die kindliche Sterblichkeit erheblich gesenkt werden.

Die Behandlung diabetischer Schwangerer

Zwar greift, wie dargestellt, die Symptomatik der Gestation mit derjenigen des Diabetes bei Zuckerkrankheit und Gravidität untrennbar ineinander, jedoch sei hier, um eine bessere Übersicht zu gewinnen, eine getrennte Darstellung der geburtshilflichen und internistischen Belange versucht.

Alle Autoren sind sich darüber einig, daß ein guter Stoffwechselausgleich die wesentliche Vorbedingung für einen günstigen Ausgang der Schwangerschaft für Mutter und Kind bei der diabetischen Frau ist.

Die Schwierigkeiten, die bei der Beurteilung der Veränderungen des diabetischen Stoffwechsels in der Gravidität (siehe Abschnitte „Der Einfluß der Gestation auf den diabetischen Stoffwechsel" und „Die Zuckerausscheidungsschwelle bei diabetischen Schwangeren") vorliegen, wurden bereits erwähnt.

Von den meisten Autoren wird auch während der Gestation eine mäßige Restglycosurie erlaubt, andererseits wird aber betont, daß wegen der herabgesetzten Zuckerausscheidungsschwelle oft die Urinzuckerausscheidung keinen Anhalt für die Güte des Stoffwechselausgleichs gibt. Deshalb empfiehlt z. B. DRURY [68], um einen Hinweis auf die Höhe der Zuckerausscheidungsschwelle zu erhalten, mehrfache, in kurzen Abständen (30 min) vorzunehmende, gleichzeitige Urin- und Blutzuckerkontrollen.

PEDERSEN [228] sowie BRANDSTRUP c. s. [40] fordern eine annähernde Normalisierung der Glycämie durch hohe Insulindosen. Einen ähnlichen Standpunkt vertritt LONG c. s. [174], der Nüchternblutzucker unter 130 mg% und Vermeidung größerer Glycämieschwankungen anstrebt. Großzügig verhält sich GIVEN [98]. Er fordert bei freier Kost und unter Zulassung einer geringen Restglycosurie das Freisein von diabetischen Symptomen wie Durst, Poluyrie, Heißhunger, Müdigkeit und Sehstörungen.

Die verschiedenen Auffassungen über die Häufigkeit der Stoffwechselkontrollen und die Schärfe der Kostvorschriften mögen hauptsächlich von der unterschiedlichen Diszipliniertheit und Einsicht der Kranken selbst abhängig sein!

Es ist aber auffällig, daß von einigen Autoren [174, 228], offenbar unter großzügiger Insulindosierung, zur Zeit der Gestation Glucosepegel, die der Normoglycämie fast gleichkommen, verlangt werden, während sonst die Notwendigkeit einer strafferen Stoffwechselführung in der Gravidität nicht hervorgehoben wird.

Depotinsuline werden im allgemeinen bevorzugt, vor der Entbindung jedoch Übergang auf Altinsulin vorgenommen, um bei ungeregelter Nahrungsaufnahme den Stoffwechselanforderungen besser folgen zu können.

Die Kost soll etwa 30 Kal/kg Körpergewicht enthalten [7, 68, 203, 256].

Der Kalorienbedarf wird mit etwa 200 bis 350 g Kohlenhydraten, 2 g/kg Körpergewicht Eiweiß und restlich mit Fett gedeckt [7, 27, 68, 75, 131, 174, 203, 228, 256].

Auf ausreichende Vitamin- und Mineralsalz(Ca)zufuhr ist zu achten [27, 203].

An zusätzlichen medikamentösen Behandlungsverfahren bei der diabetischen Schwangeren ist die von WHITE [303] empfohlene Sexualhormontherapie zu nennen.

WHITE sieht, wie bereits erwähnt, den gesamten Symptomenkomplex der Embryopathia diabetica als Folge einer gestörten Relation placentarer Östrogene und Gestagene einerseits und des Chorionhormons andererseits an. Sie fand bei diabetischen Schwangeren, ähnlich wie HENRY c. s. [117] bei Toxicosen, eine zugunsten des Chorionhormons herabgesetzte Östrogen- und Pregnandiolausscheidung. Diese Befunde sind allerdings nicht unwidersprochen geblieben [289]. Auch sahen im Gegensatz zu WHITE andere Untersucher [22, 127] unter Östrogengaben keine Beeinflussung des Chorionhormonspiegels.

Außerdem wurde von TAYLOR jr. c. s. [290] darauf hingewiesen, daß die Wasser- und Natriumretention durch Östrogene begünstigt wird und vor ihrer Anwendung bei Toxicosen gewarnt.

Verwirrend wird die Situation dadurch, daß nach den Beobachtungen von SMITH [265] und SOMMERS [268] durch Gaben des von WHITE [303] für diabetische Schwangere empfohlenen Diäthylstilböstrols bei gesunden Graviden ein Bild erzeugt wird, welches bei der zuckerkranken Schwangeren gerade verhindert werden soll: übergewichtige Neugeborene, überschwere Placenten und vorzeitige Alterung der Nachgeburt.

So sind die Ansichten über den Wert der von WHITE bei graviden Zuckerkranken angegebenen Sexualhormontherapie auch sehr geteilt.

In einer Zusammenstellung der Ergebnisse bei Diabetes und Schwangerschaft zeigt REIS c. s. [244], daß die perinatale Mortalität mit und ohne diese Zusatzbehandlung praktisch die gleiche ist. Ähnlich weist JONES [139] an Hand eigener Erfahrungen darauf hin, daß auch die Toxicosefrequenz bei zuckerkranken Graviden durch eine Sexualhormontherapie nicht beeinflußt wird.

Hauptsächlich aber sprechen die großen Vergleichsreihen, die in England [245] bei diabetischen Schwangeren mit und ohne Hormonbehandlung durchgeführt wurden, gegen den von WHITE hervorgehobenen günstigen Einfluß auf den Schwangerschaftsverlauf bei Zuckerkranken und die perinatale Sterblichkeit: die Ergebnisse waren in beiden Serien praktisch die gleichen.

Die besonderen geburtshilflichen Maßnahmen bei der diabetischen Schwangeren konzentrieren sich auf die vorzeitige Entbindung, ihren Zeitpunkt und die Art ihrer Durchführung. Daneben behalten die klassischen geburtshilflichen Indikationen ihre volle Gültigkeit.

Nur wenige nehmen eine grundsätzlich konservative Haltung ein [98, 131, 139] und streben, soweit keine Schwangerschafts-, Stoffwechsel- oder Gefäßkomplikationen vorliegen, eine spontane Entbindung zum normalen Geburtstermin an.

Praktisch führt aber auch bei diesen Autoren das erwähnte häufige Auftreten von Polyhydramnie, der Nachweis eines übergroßen Kindes, Neigung zu Ketonämie doch zu einer erhöhten Frequenz vorzeitiger Entbindung. Diese wird von den meisten gefordert [7, 27, 68, 75, 162, 174, 218, 228, 231, 244, 271], auch von den Vertretern der Sexualhormontherapie [203, 303]. Dadurch wird dem drohenden intrauterinen Fruchttod vorgebeugt, aber eine erhöhte Frühgeburtensterblichkeit in Kauf genommen [212].

Als Zeit der Schwangerschaftsbeendigung wird im allgemeinen die 36. bis 38. Woche empfohlen. Zur zusätzlichen Bestimmung des Entbindungstermins, besonders wenn derselbe aus den Angaben der Schwangeren nicht hinreichend festzulegen ist, soll eine röntgenologische Längenbestimmung des Feten durchgeführt werden [190, 231, 244]. Andererseits wird verschiedentlich auf die Fehlerbreite dieser Methode hingewiesen [98, 292, 312]. ADAMS c. s. [3/4] hält deshalb den röntgenologischen Nachweis bestimmter Ossifikationszonen (distale Femurepiphyse) für ein geeigneteres Verfahren zur Bestimmung des Reifegrades. Zu einer Kombination beider Methoden rät WORM [322].

Während einige [7, 27, 29, 271] im Rahmen der vorzeitigen Geburt der Schnittentbindung grundsätzlich den Vorzug geben, besonders aber bei Erstgebärenden mit vorausgegangenen Totgeburten, streben andere eine vaginale Geburt durch medikamentöse Einleitung und Blasensprengung an. Dabei wird aber z. B. von NELSON [203] die Einschränkung gemacht, daß eine Einleitung nur dann erfolgen soll, wenn die Cervix geburtsreif ist, bzw. die sec. Schnittentbindung durchzuführen ist, falls 6–8 Stunden nach Blasensprengung keine Wehen eingetreten sind. Hieraus resultiert dann doch eine recht hohe Kaiserschnittfrequenz (bei NELSON 70%). Daß aber eine vornehmlich vaginale vorzeitige Geburt möglich ist, beweist die niedrige Sectiohäufigkeit (10%), über die BRANDSTRUP c. s. [40/41] berichtet.

Vereinzelt [123] wird die Schnittentbindung auch bei der diabetischen Frau nur aus geburtshilflichen Indikationen durchgeführt.

Während zur Durchführung des Kaiserschnitts bei Zuckerkranken eine besondere Narkoseart im allgemeinen nicht angegeben wird, empfiehlt HARTL [114] die Periduralanästhesie, FORSTER [83] die Lokalanästhesie, gegebenenfalls Lumbalanästhesie.

Grundsätzlich ist bei Operationen von Zuckerkranken zu beachten, daß alle Narkotika und Anästhetika eine vorübergehende Erhöhung des Blutzuckers verursachen [83, 106].

Gewarnt wird vor der Praemedikation von Morphin und auch Barbitursäurepräparaten, weil sie infolge der durch verringerte Ansprechbarkeit des Atemzentrums einsetzenden Anoxie die Entstehung von Ketosen begünstigen [1, 138]. Eine Kontraindikation gegen Äther besteht nicht, soweit die Narkose nicht zu lange (über eine Stunde) dauert [32].

Über die Geburt, in gleicher Weise bei Spontanentbindungen wie beim Kaiserschnitt, soll der Stoffwechsel mit Altinsulin geführt werden. Zur Überbrückung von Perioden geringer Nahrungsaufnahme und zur Vermeidung von Austrocknung werden Infusionen isotonischer Kochsalz- und Glucoselösungen unter entsprechender Insulingabe empfohlen [7, 98, 244].

Für baldige Nahrungsaufnahme per os ist zu sorgen [83].

Zu beachten ist die Veränderung, fast immer Verringerung, des Insulinbedarfs im Wochenbett, die manchmal bereits unter der Geburt einsetzt [83].

Die mütterliche Sterblichkeit in Schwangerschaft und Geburt bei der zuckerkranken Frau

Während bei dem in der Vorinsulinära seltenen Zusammentreffen von Diabetes und Schwangerschaft die mütterliche Mortalität mit etwa 50% äußerst hoch war [214, 266], ist diese mit Einführung der Insulintherapie zunehmend gesunken, sodaß sie sich heute kaum noch von derjenigen stoffwechselgesunder Frauen unterscheidet. WHITE [303] gibt unter 271 Schwangerschaften zuckerkranker Frauen eine Sterblichkeit von 0,4% an. Allerdings ist zu beachten, daß dieses Ergebnis in einer Klinik mit größter Erfahrung erzielt wurde.

Nicht so günstig liegen die Verhältnisse [213], wenn zuckerkranke Schwangere in Allgemeinkrankenhäusern behandelt und entbunden werden. Mit 2,8% [213] besteht hier eine gegenüber gesunden Frauen beträchtlich erhöhte mütterliche Sterblichkeit, die im wesentlichen durch Stoffwechselzusammenbruch verursacht wird.

Wir selbst hatten unter den 100 behandelten und entbundenen zuckerkranken Schwangeren keinen Todesfall zu beklagen.

Eigene Behandlung diabetischer Schwangerer und ihre Ergebnisse bei Mutter und Kind

Das Grundprinzip unserer Behandlung zuckerkranker Schwangerer bestand in der Verhütung von Stoffwechseldekompensationen und Erzielung eines möglichst günstigen Stoffwechselausgleiches. Schwangerschaftskomplikationen sollten frühzeitig und im Zusammenhang mit etwa vorhandenen Stoffwechselstörungen erkannt und behandelt werden.

Bei einigen Frauen erfolgte zusätzliche Behandlung mit Sexualhormonen.

Die Geburtsleitung war fast immer aktiv und beabsichtigte, dem intrauterinen Fruchttod durch vorzeitige Entbindung zuvorzukommen. Die Schnittentbindung wurde auf Grund der Erfahrung anderer Untersucher [203, 303] und weil sie unter größtmöglicher Schonung der Frucht zu jeder Zeit die Geburt ermöglichte, als das geeignetste Entbindungsverfahren angesehen.

Um die Durchführung einer solchen Behandlung zu gewährleisten, strebten wir eine möglichst frühzeitige kurzfristige (14 Tage) Aufnahme der Schwangeren nach Bekanntwerden der Gravidität, eine in der Mitte der Gestation und schließlich im Zusammenhang mit der Entbindung einen stationären Aufenthalt etwa von der 32. Schwangerschaftswoche an (siehe hierzu auch John [136]).

Zwischenzeitliche ambulante Stoffwechsel- und Schwangerschaftskontrollen sollten in den zuständigen Beratungsstellen für Diabetiker bezw. Schwangere erfolgen.

Die Durchführung dieser Maßnahmen war im wesentlichen abhängig von der Einsicht und Diszipliniertheit der Frauen selbst, wobei oft Mißerfolge bei früheren Schwangerschaften ausschlaggebend waren. Ein größerer Teil der Zuckerkranken wurde erst in fortgeschrittener Schwangerschaft oder unmittelbar vor der Entbindung gesehen.

ZUR STOFFWECHSELFÜHRUNG

Die Menge der verabfolgten Kohlenhydrate lag im Durchschnitt zwischen 250 und 300 g/die. Auf ausreichende Eiweißzufuhr wurde Wert gelegt, so daß die Kost etwa 1,5 bis 2 g/kg Körpergewicht Eiweiß (etwa 2/3 tierisches, 1/3 pflanzliches Eiweiß) enthielt. Der Rest des Kalorienbedarfs wurde mit Fett gedeckt, im allgemeinen 85 g/die nicht überschritten.

Depotinsuline wurden bevorzugt, aber oft im letzten Drittel der Gravidität und immer ante partum durch Altinsulin ersetzt.

Die Insulindosis wurde so bemessen, daß die Blutzuckerschwankungen im Tagesprofil (9 Bestimmungen) 100 mg$^0/_0$ und 200 mg$^0/_0$ nicht wesentlich unter- bezw. überschritten. Die Stoffwechselführung wurde also wie auch außerhalb der Gravidität gehandhabt. Eine Überinsulinierung, die nach unserer Meinung die ohnehin in der Gravidität vorhandene Neigung zur Wassereinlagerung begünstigt, wurde vermieden.

Bei dieser Blutzuckerlage mußten oft wegen der erniedrigten Zuckerausscheidungsschwelle der Nieren erhebliche Harnzuckermengen in Kauf genommen werden (siehe z. B. Diagramme 82/83, 95).

Offenbar infolge der großen Kohlenhydratverluste durch den Urin bestand bei den Schwangeren mit erniedrigter Zuckerausscheidungsschwelle nicht selten eine ausgesprochene Neigung zu Acidosen. Wir suchten sie durch Steigerung der Kohlenhydratzufuhr unter gleichzeitiger Erhöhung der Insulindosis zu beseitigen (siehe z. B. Diagramm 95). Einzelbeobachtungen (z. B. lfd. Nr. 83) zeigten, daß Senkungen des Glycämiepegels unter 100 mg%, die bei der nichtschwangeren Zuckerkranken mit erheblichen Schockerscheinungen beantwortet werden, bei der Schwangeren subjektiv unbemerkt blieben. Auch war festzustellen, daß trotz gesteigerter Insulinzufuhr eine besonders auffällige Gewichtszunahme und Wassereinlagerung ausblieb (z. B. lfd. Nr. 82/83, 95).

Bei einzelnen Schwangeren haben sich zur Beseitigung von Acidosen vorübergehende Beschränkungen der Fettzufuhr, reine Kohlenhydratkost oder zusätzliche Fruchtzuckergaben auch über längere Zeiträume bewährt. Dagegen sahen wir von Safttagen, offenbar wegen der zu geringen Kohlenhydrataufnahme, bei Schwangeren kaum einen günstigen Einfluß auf bestehende Ketosen.

Über die Geburt wurde die Insulindosierung elastisch den Stoffwechselverhältnissen angepaßt. Nachdem das Verhalten der Glycämie in der Neugeborenenperiode erkannt war, versuchten wir, bei der Entbindung mütterliche Normoglycämie zu erzielen, um bei dem Kind reaktive Blutzuckerschwankungen erheblichen Ausmaßes zu verhindern. Die unter der Operation immer eintretende Steigerung der Glycämie war hier zu beachten.

Bei Schnittentbindungen erhielten die Frauen, soweit die Operation morgens erfolgte, am Tag der Operation keine Nahrung per os. Der Kohlenhydratbedarf wurde durch intravenöse Zufuhr von 40%iger Calorose (Invertzucker) gedeckt. Die Insulindosierung richtete sich nach den zu verschiedenen Zeiten (am Operationstag meist 4 mal post operationen) bestimmten Glycämiepegel.

Am ersten Tag post partum erhielten die Wöchnerinnen 6 Mahlzeiten zu je einer BE (12 g Kohlenhydrate) Reisschleim, am nächsten Tag 6 Mahlzeiten zu je 2 BE Reisschleim. Dann erfolgte unter Zulage von Fett und Eiweiß rascher Übergang zu Normalkost. Auch in diesen Tagen wurde die Insulindosis dem Glycämieverhalten bzw. der Urinzuckerausscheidung angepaßt. Hier war der im Wochenbett angestiegenen Zuckerausscheidungsschwelle der Nieren Rechnung zu tragen.

Bei Auftreten von Ketonämie (nachgewiesen durch Acetonbestimmung im Blut nach KRAINICK) und Acetonurie wurde die Kohlenhydratzufuhr durch intravenöse Gabe von Calorose oder Fruchtzucker per os unter Abdeckung mit Insulin erhöht.

In ganz ähnlicher Weise wurde bei vaginalen Geburten verfahren. Im allgemeinen war aber hier nie eine intravenöse Zufuhr von Kohlenhydraten erforderlich.

Drei Stoffwechseldiagramme, die im einzelnen die Überbrückung einer Schnittentbindung sowie einer vaginalen Geburt nach Blasensprengung zeigen, seien hier als Beispiele angeführt (Diagramm 103, 104, 105).

Während über das Frühwochenbett weiterhin die Stoffwechselführung mit Altinsulin erfolgte, wurde dieses nach Mobilisation der Frauen im allgemeinen durch Depot-Insulin ersetzt. Zu beachten ist, daß wegen der oft bis ins späte Wochenbett erhöhten Zuckerausscheidungsschwelle der Nieren die Urinzuckerausscheidung als Anhalt für die Stoffwechselgüte nicht verwertet werden kann.

Veränderungen, die sich in der Stoffwechselsituation im weiteren Verlauf des Wochenbettes – sowohl im Sinne einer Besserung wie auch gelegentlich Verschlechterung der Kohlenhydrattoleranz – ergaben, erfordern meist 5–6 Wochen post partum eine Nachkorrektur der Einstellung.

Auf die besonderen Verhältnisse bei stillenden diabetischen Frauen wurde bereits (Abschnitt „Die Lactation bei zuckerkranken Wöchnerinnen“) hingewiesen.

Bei vorliegenden Ödemen konnten wir durch Kochsalzbeschränkung in den meisten Fällen eine gute Ausschwemmung erzielen.

Fand sich bei Schwangeren mit bestehender diabetischer Nephropathie eine Reststickstoffsteigerung, versuchten wir ihr durch Einschränkung der Eiweißzufuhr zu begegnen. Wegen der bei diesen Frauen meist gleichzeitig vorhandenen erheblichen Hypoprotein- und Hypalbuminämie sind einer solchen aber Grenzen gesetzt. So haben wir meist nur vorübergehende Kürzungen (etwa 14 Tage) der täglich zugeführten Eiweißmenge auf ca. 50 g durchgeführt. Außerdem war zu beachten, daß trotz vorhandener Ödembildung von Schwangeren mit Nephropathie ein weitgehender Kochsalzentzug nicht zweckmäßig ist und mit einer Erhöhung des Reststickstoffs beantwortet wird (azotémie par manque de sel).

ZUSÄTZLICHE BEHANDLUNG MIT SEXUALHORMONEN

Eine Behandlung mit Sexualhormonen, in Anlehnung an den Vorschlag WHITES, wurde bei 7 Schwangeren (lfd. Nr. 5, 36, 59, 64, 74, 83, 95) durchgeführt. Es wurde dabei allerdings auf Progesterongaben verzichtet, weil die angegebenen hohen Dosen (125 mg/die am Ende der Gravidität) mit den erhältlichen öligen Lösungen (10 mg im ccm) ohne unerträgliche Belastung für die Patientin nicht erreichbar waren. Als Stilbenpräparat wurde das dem von WHITE empfohlenen Stilböstrol gleich wirksame, buccal applizierbare Oestrasid (3,4-Di-[p-Acetoxyphenyl]-hexadien-2,4-Dienoestroldiacetat) in Tabletten zu 10 mg angewendet. Es wurde entsprechend dem Dosierungsschema von WHITE (Tab. 19) verfahren, jedoch bei Schwangeren mit Gefäßkomplikationen die empfohlene Steigerung der Dosis auf 200 bis 250 mg/die unterlassen.

TABELLE 19

Dosierungsschema für Stilböstrol und Progesteron (jeweils gleiche Menge) bei Diabetes und Schwangerschaft ohne Gefäßkomplikationen (nach WHITE)

Schwangersch.-woche	Stilböstrol bzw. Progesteron in mg pro die
bis 16	25
17—19	25
20—23	50
24—29	100
30—33	100
34—Ende	125

Störungen der Verträglichkeit des Medikamentes traten nicht auf.

Unter dieser Behandlung sahen wir nie einen eindeutigen Einfluß auf den Stoffwechsel und den Schwangerschaftsverlauf. Das Bild der Embryopathia diabetica einschließlich Hydramnion und überschwerer Placenta trat gerade bei diesen Schwangeren, außer zwei Zuckerkranken mit schwerer Nephropathie, besonders auffällig in Erscheinung. Eine Patientin (lfd. Nr. 82/83), die zweimal entbunden wurde, erhielt nur in der 2. Gravidität Hormone. Sowohl der Verlauf beider Schwangerschaften wie das Bild der Neugeborenen war völlig gleich!

Ob der günstige Ausgang der Gravidität und das unauffällige Verhalten der Neugeborenen der an diabetischer Nephropathie leidenden zwei Zuckerkranken in Zusammenhang mit der Östrasidbehandlung zu bringen ist, läßt sich bei der kleinen Zahl der Beobachtungen nicht beurteilen. Immerhin ist beachtlich, daß eine (lfd. Nr. 36) dieser Frauen nach der Berichtszeit erneut mit gutem Erfolg für Mutter und Kind entbunden werden konnte. Das Gefäßleiden (Nephropathie und Retinopathie) verhielt sich jedoch wie bei den nicht hormonbehandelten Frauen in der Gravidität progredient.

Störungen der Rückentwicklung im Wochenbett und spätere Ausbildung einer glandulär-cystischen Hyperplasie mit Blutungsanomalien, auf die MEISSNER c. s. [189] als Folge der Sexualhormontherapie bei diabetischen Schwangeren hingewiesen hat, wurden nicht beobachtet.

ZUR GEBURTSLEITUNG

Die Gründe für unsere aktive Geburtsleitung wurden kurz dargelegt. Die Notwendigkeit einer vorzeitigen Entbindung wurde noch verstärkt durch die im Anfang unserer Bemühungen erfolgten antenatalen kindlichen Todesfälle (lfd. Nr. 14, 16, 17, 54, 66, 96). Um dem intrauterinen Absterben der Frucht möglichst sicher zuvorzukommen, verlegten wir den Zeitpunkt der Entbindung in die 34. bis 35. Schwangerschaftswoche und nahmen die Frühgeburtlichkeit der Neugeborenen in Kauf.

Dazu trat der Eindruck eines neonatalen Todesfalles, den wir nach der ersten im Berichtszeitraum beobachteten Geburt, die 17 Tage vor dem errechneten Termin nach vorzeitigem Blasensprung spontan erfolgte, zu beklagen hatten (Todesursache: Geburtstraumatische Gehirnblutung bei relativem Mißverhältnis). Er wäre wahrscheinlich durch Schnittentbindung vermeidbar gewesen!

Wenn bei einer vaginalen Geburt etwa 5 Wochen vor dem Termin auch kaum mehr mit geburtshilflichen Komplikationen, die durch Übergröße des Kindes bedingt sein konnten, zu rechnen war, so befürchteten wir doch die infolge der Frühgeburtlichkeit und größeren Gefäßzerreißlichkeit zu erwartenden Schädigungen (beobachtet bei lfd. Nr. 3). Die Notwendigkeit einer vorzeitigen Entbindung durch Schnitt wurde außerdem bestärkt durch die anfänglich (lfd. Nr. 8, 81) unternommenen, immer erfolglosen, Versuche einer medikamentösen Geburtseinleitung vor dem Termin. Von einer Geburtseinleitung durch Blasensprengung wurde aber zunächst Abstand genommen, weil besonders bei vorliegendem Hydramnion mit Vorfall kleiner Teile, Lage- und Einstellungsanomalien gerechnet wurde.

Zuletzt bestand aber auch die Überlegung, daß es nur dann möglich sei, Erfahrungen über die beste Geburtsleitung bei diabetischen Frauen zu sammeln, wenn eine größere Zahl einheitlich entbunden wird.

Grundsätzlich wurde, wie bereits erwähnt, die Geburt etwa 5 Wochen vor dem errechneten Termin angestrebt. Als zusätzliche Maßnahme zur Festlegung des kindlichen Entwicklungsalters, zumal in einigen Fällen die Schwangerschaftsdauer aus den anamnestischen Angaben (letzte Regelblutung, erste Kindsbewegungen) nur unsicher zu beurteilen war, wurde die verschiedentlich empfohlene [55, 190] röntgenologische Längenbestimmung des Feten in utero herangezogen. Dabei war aber zu beachten, daß dieser Methode eine erhebliche Fehlerbreite anhaftet, die besonders oft zu kleine Meßergebnisse herbeiführt [312]. Die Meßfehler, die für 64 ausgewertete Aufnahmen in Tabelle 20 zusammengestellt sind, werden durch Abweichungen der kindlichen Wirbelsäule von der bei der Berechnung angenommenen filmparallelen Lage verursacht und können bei sehr genauer Analyse des Röntgenbildes bisweilen abgeschätzt werden. Weitere Hinweise zur Festlegung des Geburtstermins sind aus dem röntgenologischen Nachweis des Knochenkerns an der distalen Femurephiphyse zu gewinnen [3/4]. Er erscheint nach CHRISTIE [54] in der 36.–38. Schwangerschaftswoche. Die Beurteilung der Femurepiphyse im Rahmen der Röntgenmeßaufnahme ist aber oft durch Überdeckung mit mütterlichen Skeletteilen erschwert und war hier nur bei knapp 2/3 unserer Aufnahmen möglich.

In Verbindung mit der Beurteilung der Knochenkerne leistet die Röntgenmeßaufnahme nach WEGRAD [301] und ANDREAS [10] wichtige Dienste zur Bestimmung des fetalen Entwicklungsalters, jedoch gestattet ihre Fehlerbreite nicht, ein bestimmtes röntgenologisches

Maß als Voraussetzung für die Schnittentbindung bei der diabetischen Frau, wie empfohlen [190], anzunehmen.

Neben der röntgenologischen Längenbestimmung ist der Wert einer Abschätzung der kindlichen Größe durch die äußere Untersuchung nicht zu vernachlässigen. Die tägliche Untersuchung bei gleichzeitiger Kontrolle der Herztöne ergibt oft Anhalt für eine schnelle Größenzunahme des Feten, wie sie gelegentlich in den letzten 6 Wochen der Gravidität zu beobachten war. Die durch die äußere Untersuchung möglichen Wahrnehmungen über die Entwicklung des Feten können bisweilen entscheidender zur Bestimmung des Entbindungstermins beitragen, als das röntgenologische Meßergebnis.

TABELLE 20

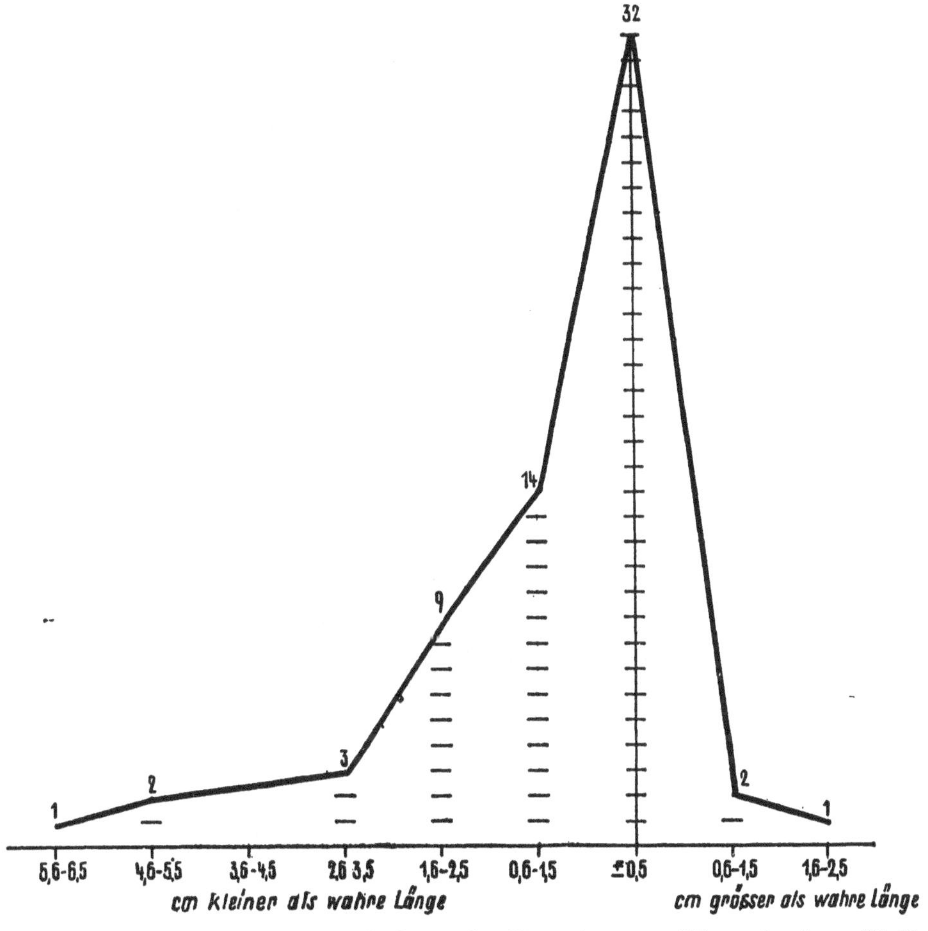

Fehlerbreite bei 64 Röntgenmeßaufnahmen des Feten in utero (die senkrechten Säulen geben die Häufigkeit der Abweichung an)

Bei der äußeren Untersuchung ist weiterhin auf das Bestehen und die Entwicklung eines Hydramnions zu achten. Bei vorliegender Polyhydramnie ist die Größe des Kindes äußerlich schwerer abzuschätzen, aber auch die röntgenologische Messung ist in solchen Fällen (Abweichung von Filmparallelität der kindlichen Wirbelsäule) weniger zuverlässig. Gelegentlich scheint die Rückbildung eines Hydramnions von schneller Größenzunahme des Feten begleitet zu sein. Schwangere, bei denen eine ausgeprägte diabetische Nephropathie vorlag, zeigten bei erheblicher allgemeiner Ödematose keine oder nur geringe Fruchtwasservermehrung mit Ausnahme einer Patientin, die von einem mißgebildeten Kind (Pat. Nr. 4368, Spontangeburt, Frühgeburt. Kind: Vitium cordis) entbunden wurde.

Daß bei der diabetischen Schwangeren das Vorhandensein eines Hydramnions prinzipiell keinen Rückschluß auf kindliche Bildungsfehler zuläßt, wurde bereits erwähnt.

Das häufige Zusammentreffen von Fruchtwasservermehrung und intrauterinem Kindstod ist uns aber auch eine Indikation zur Entbindung gewesen, soweit mit Lebensfähigkeit des Kindes zu rechnen war.

Eine therapeutische Beeinflussung der Polyhydramnie etwa durch kochsalzarme Ernährung oder Diuretica (Hg-Diuretica wurden nicht angewandt) war nicht zu beobachten.

Das Zusammenfallen von Fruchtwasservermehrung mit Perioden verschlechterter Kohlenhydrattoleranz ließ Zusammenhänge zwischen Polyhydramnie und Stoffwechsel vermuten. Diese Beobachtung hat uns später (bei 23 Frauen nach dem Berichtszeitraum) veranlaßt, durch hohe Insulindosen im letzten Schwangerschaftsdrittel normoglycämische, manchmal an Unterzuckerung grenzende, Verhältnisse zu schaffen. Die Polyhydramniefrequenz war bei diesen Frauen (siehe Seite 36) deutlich geringer. Wenn die inneren Zusammenhänge hier auch noch ganz ungeklärt sind, sehen wir doch heute aus unseren klinischen Erfahrungen das Hydramnion als Indikation zu strafferer Stoffwechselführung und schärferer Insulinierung an.

Neben Schwangerschaftsdauer, Größe des Kindes, Polyhydramnie haben aber auch Stoffwechselbeobachtungen den Entschluß zur Entbindung beeinflußt. Deutliche Kohlenhydrattoleranzverbesserung, wie wir sie vor sechs antenatalen Todesfällen sahen, bestärkten den Entschluß zur baldigen vorzeitigen Entbindung.

Sehr sorgfältige, täglich mehrfache Herztonkontrolle erscheint erforderlich, um den Eintritt eines intrauterinen Fruchttodes rechtzeitig zu erkennen. Jedoch konnten uns niemals Schwankungen der Herztonfrequenz einen Hinweis auf den bevorstehenden Kindstod geben. Die beobachteten Veränderungen der Schlagfolge lagen in physiologischen Grenzen (120 bis 170 Schläge/min).

Einmal hat die Beschaffenheit der Herztöne (konstantes schabendes Geräusch) im Zusammenhang mit einem bei bestehender Nephropathie der Mutter (Pat. Nr. 4368) sonst nicht zu beobachtenden erheblichen Hydramnion das Vorliegen einer Herzmißbildung nahegelegt. Wir haben deshalb trotz erheblichen Kinderwunsches der Patientin und mehrfacher vorausgegangener Totgeburten von einer Schnittentbindung abgesehen. Der Obduktionsbefund des bald nach der spontanen Geburt gestorbenen Kindes bestätigte den Verdacht.

Über die Art der Entbindung bei 94 zuckerkranken Schwangeren (ausgeschlossen sind hier 6 Frauen, deren Frucht antenatal starb) gibt Tabelle 21 Auskunft.

TABELLE 21

Art der Entbindung bei 94 zuckerkranken Frauen

<table>
<tr><th></th><th>Kindliche Indikat.</th><th>Mütterl. Indikat.</th><th>Mütterl. Todesfälle</th><th>Kindliche Todesfälle</th></tr>
<tr><td>Abdominale Schnittentbindungen</td><td>81</td><td>2×</td><td>∅</td><td>10</td></tr>
<tr><td>(davon sekundär)</td><td>(3)</td><td></td><td></td><td></td></tr>
<tr><td>Vaginale Schnittentbindungen</td><td>∅</td><td>1*</td><td>∅</td><td>∅</td></tr>
<tr><td>Spontangeburt (Frühgeb. u. termingerecht)</td><td colspan="2">9</td><td>∅</td><td>3</td></tr>
<tr><td>Geburt nach Blasensprengung</td><td>1</td><td>∅</td><td>∅</td><td>1</td></tr>
</table>

× Indikation: Placenta praevia, Eklampsie

* Indikation: Diabetische Nephropathie mit Progression in Gravidität

Es ist ersichtlich, in wie großem Umfang der Kaiserschnitt als Entbindungsverfahren bevorzugt wurde und daß die kindliche Indikation, wie vorangehend ausgeführt, fast völlig überwiegt.

Als Narkosemittel wurden ohne vorangehende Praemedikation Chloräthyl-Äther verwendet. Einen ungünstigen Einfluß auf den mütterlichen Stoffwechsel sahen wir, bis auf die erwähnte geringe Steigerung der Glycämie, nicht, was nach den Beobachtungen anderer [32] bei der kurzen Operationsdauer zu erwarten war.

Die Durchführung der Schnittentbindung erfolgte in typischer Weise.

Bei einer Patientin (lfd. Nr. 97), die im Rahmen ihrer 3. Schnittentbindung die Sterilisation wünschte, wurde der Uterus supravaginal amputiert, zumal das Narbengebiet im unteren Uterinsegment so ausgezogen und brüchig war, daß eine Erhaltung der Gebärmutter ein gewisses Risiko bedeutet hätte.

Eine weitere Patientin wies beiderseitige faustgroße Ovarialcysten, die als Luteincysten imponierten, auf. Sie wurden unter teilweiser Erhaltung des rechten Ovars exstirpiert. Histologisch handelte es sich um multiple Luteincysten und vereinzelte Follikelcysten. Nachbeobachtung der Patientin über 2 Jahre ergab einen regelmäßigen 28tägigen Cyclus (die Patientin wurde nach dem Berichtszeitraum ein zweites Mal entbunden). Möglicherweise ist das Auftreten von Luteincysten in Zusammenhang zu bringen mit der von White [303] angegebenen erhöhten Chorionhormonbildung bei diabetischen Schwangeren. In diesem Zusammenhang ist zu erwähnen, daß auch bei Neugeborenen zuckerkranker Mütter Follikelcysten mit Luteinisierung der Theca interna [50, 300] und große Ovarialcysten [110] angetroffen werden. Auch hier sieht man als Ursache einen erhöhten mütterlichen Chorionhormonspiegel an, wenn auch andere [21] angeben, daß im fetalen Blut Chorionhormon nicht nachweisbar sei. In unserem kindlichen Sektionsgut wurden derartige Befunde nicht erhoben.

Eine Prophylaxe mit Antibioticis erfolgte nur bei sekundären Schnittentbindungen.

An wesentlichen postoperativen Komplikationen wurde einmal ein Kreislaufkollaps bei einer 42jährigen Patientin (lfd. Nr. 30) beobachtet. Neben dem Lebensalter der Frau besteht hier möglicherweise ein Zusammenhang mit der Druckentlastung durch die plötzliche Entleerung eines erheblichen Hydramnions.

Eine Parotitis (ohne Beteiligung des exkretorischen Pancreas) komplizierte bei einer weiteren Frau (lfd. Nr. 65) das Wochenbett vom 4. Tage. Konservative Maßnahmen führten zur Abheilung.

Eine Thrombose der tiefen Unterschenkelvenen mit mehrfachen kleinen embolischen Lungeninfarkten verlängerte das Krankenlager bei einer dritten Patientin (lfd. Nr. 24).

Jedoch scheinen uns diese Komplikationen in keinerlei Zusammenhang mit der Zuckerkrankheit zu stehen.

Die Wundheilung war bis auf seltene, geringe Fadeneiterungen immer völlig ungestört.

Insgesamt haben wir nicht den Eindruck, daß für die zuckerkranke Frau, soweit der Stoffwechsel beherrscht wird, die Schnittentbindung eine größere Belastung und Gefahr darstellt als für die stoffwechselgesunde.

Eine vaginale Sectio wurde aus mütterlicher Indikation durchgeführt (lfd. Nr. 74). Hier zeigte eine bestehende diabetische Nephropathie auf Grund zunehmender Albuminurie, Reststickstoffsteigerung, Serumeiweißveränderung sowie Anstieg des Blutdrucks eine derartige, das mütterliche Leben bedrohende Progredienz, daß uns schnellste und schonendste Beendigung der Schwangerschaft ohne Rücksicht auf das kindliche Leben angezeigt schien. Bei ungestörtem Verlauf des Wochenbetts kam es zu einer raschen Rückbildung der bedrohlichen Nierensymptome, wenn auch eine geringe Albuminurie und eine Reststickstoffsteigerung bestehen blieb. Diese operative Entbindung ist die einzige, bei der die Zuckerkrankheit, wenn auch mittelbar, eine mütterliche Indikation zur Beendigung der Gravidität ergab. Eine reine geburtshilfliche mütterliche Indikation zur Schnittentbindung lag bei einer Schwangeren (lfd. Nr. 29) in einer Placenta praevia mit erheblicher Blutung vor, bei einer weiteren (lfd. Nr. 33) in drohender Eklampsie.

Von den vaginalen Entbindungen erfolgten 5 spontan als Frühgeburten (lfd. Nr. 3, 42, 76, 82, 88). Bei einer Patientin (lfd. Nr. 81) wurde nach vergeblicher medikamentöser Einleitung die Geburt durch Blasensprengung in Gang gebracht. Von einer Schnittentbindung wurde hier auf mütterlichen Wunsch und weil bereits 2 lebende vordiabetisch geborene Kinder vorhanden waren, abgesehen.

Schließlich kamen 4 Frauen (lfd. Nr. 11, 15, 52, 53) termingerecht spontan nieder. Hier handelte es sich in 3 Fällen (lfd. Nr. 15, 52, 53) um nicht insulinbedürftige zuckerkranke Frauen. Auch bei einer weiteren (lfd. Nr. 11) insulinierten Patientin erschien die Frucht nicht übermäßig groß, so daß wir die Spontangeburt abwarten zu können glaubten (Einzelheiten über den Geburtsablauf finden sich in Tabelle 5). Komplikationen im Wochenbett sahen wir hier nicht.

In der Geburtsleitung bei abgestorbener Frucht sind wir immer von dem Grundsatz des „Noli me tangere“ [284] abgewichen. Medikamentöse Einleitungsversuche führten nie zur Auslösung regelmäßiger Wehen. Neben der seelischen Belastung, die eine längere Retention der abgestorbenen Frucht mit sich bringt, hat uns vor allem die in jedem Fall beobachtete Neigung zu Stoffwechselentgleisungen (siehe Abschnitt „Einfluß der Gestation auf den diabetischen Stoffwechsel“) zu einem aktiven Vorgehen veranlaßt. Dabei wurde bei 4 Frauen (lfd. Nr. 14, 16, 17, 54) die Geburt durch Blasensprengung eingeleitet, der immer regelmäßige Wehen folgten. Der Zeitraum vom Absterben des Kindes bis zum Partus betrug hier zwischen 3 und 16 Tagen.

Eine Patientin (lfd. Nr. 96) haben wir 13 Tage nach dem Absterben des Kindes durch vaginale Sectio entbunden, nachdem drei medikamentöse Einleitungsversuche ohne Erfolg geblieben waren. Wir fürchteten bei diesem ersten im Berichtszeitraum beobachteten intrauterinen Kindstod nach Blasensprengung eine längere wehenlose Latenzzeit und hielten die dabei entstehende Gefahr einer aufsteigenden Infektion für größer als die Gefährdung durch eine schnelle operative Entbindung.

Schließlich blieb bei einer Patientin (lfd. Nr. 66) das Absterben des Kindes zunächst unbemerkt. Wegen eines vorliegenden Hydramnions war hier die Durchzählung der Herztöne immer etwas schwierig. Wegen in den letzten Tagen angedeuteter Stoffwechselbesserung und offenbar großem Kind wurde die Patientin durch Schnitt entbunden, nachdem die Hebamme auch unmittelbar vor der Operation noch Herztöne gehört haben wollte. Das Kind war bereits abgestorben und leicht mazeriert. Die nochmalige genaue Betrachtung der Stoffwechselkurve zeigte (siehe Diagramm Nr. 66), daß bereits einen Tag vor der Entbindung wieder eine wohl mit dem Kindstod zusammenhängende Verschlechterung der Kohlenhydrattoleranz eingetreten war.

Der Verlauf des Wochenbettes war bei allen diesen Patienten ungestört.

Zusammenfassend seien die wesentlichen Merkmale unserer Behandlung diabetischer Schwangerer im Berichtszeitraum nochmals angegeben:

1. Stoffwechselausgleich wie außerhalb der Gravidität unter besonderer Vermeidung von Überinsulinierung und Acidosen, reichliche Kohlenhydrat- und Eiweißzufuhr.
2. Vorzeitige Entbindung, etwa 5 Wochen vor dem errechneten Termin. Als Hinweise für baldige Entbindung gelten neben der röntgenologischen Kindsgröße, dem röntgenologischen Nachweis von Knochenkernen an der Femurepiphyse, zunehmendes Hydramnion und Verbesserung der Kohlenhydrattoleranz. Vorzugsweise Schnittentbindung.

Wandlungen der Therapie, wie sie nach dem Berichtszeitraum erfolgten, werden später aufgezeigt.

Die Behandlung der Neugeborenen wurde im Berichtszeitraum mit zunehmender Erfahrung erheblich verändert.

Nahezu gleichbleibend war aber die unmittelbare Versorgung der Neugeborenen post partum.

Sowohl nach Spontangeburten wie nach Schnittentbindungen haben wir durch genügend langes Aushängen des noch nicht abgenabelten Kindes versucht, der Aspiration von Fruchtwasser und Blut vorzubeugen. Schrieen die Kinder sehr kräftig, haben wir auf das Absaugen der Trachea verzichtet. Jedoch erfolgte immer die Sondierung und Entleerung des Magens.

Asphyktische Kinder erhielten Lobelin bzw. Neospiran i. m. und kamen ins Wechselbad. Gelegentlich wurden schwer asphyktische Kinder zunächst künstlich (manuell oder vermittels Beatmungsgerät „Baby-bio")[1]) unter gleichzeitiger Sauerstoffzufuhr beatmet. Anschließend wurden die Kinder ins Wärmebett gebracht und dort unter Sauerstoffzufuhr (4 Liter/min) die ersten 5 bis 10 Tage belassen. Um eine Aspiration erbrochenen Mageninhaltes zu verhüten, wurde das Fußende des Bettes gering erhöht und das Kind in eine der Bauchlage genäherte Seitenlagerung gebracht.

Besondere Beachtung verdient die Versorgung des Nabels. Nach der gewöhnlichen Abbindung wurden vor allem bei sehr sulzreicher Nabelschnur bis 3 Stunden post partum erhebliche Nachblutungen beobachtet. Seit wir statt abzubinden eine federnde Klemme (Schlauchklemme) anlegen, haben wir derartiges nicht mehr gesehen.

Sehr sorgfältige Beobachtung der Neugeborenen sowohl im Zeitraum der initialen Hungerperiode wie nach den ersten Fütterungen ist erforderlich, um Aspirationen und Asphyxien rechtzeitig zu erkennen und ihnen zu begegnen (wiederholtes Absaugen der Luftwege, künstliche Atmung, vermehrte Sauerstoffzufuhr, Lobelin, Neospiran).

Während wir zunächst der Hypoglycämie der Neugeborenen diabetischer Mütter größte Bedeutung beimaßen und sie durch Glucosegaben ($5^0/_0$ intramuskulär, per os, per Sonde in den Magen, rectal) zu bekämpfen suchten, sind wir auf Grund eigener Beobachtungen ganz von Zuckergaben abgekommen. Wir halten sie für unnötig.

Ebenso wurde die Verfolgung der Glycämieverhältnisse auf ein Mindestmaß von Blutzuckerbestimmungen beschränkt (Nabelschnur, Fersenblut 5 bis 15 min post partum, 3 Stunden und 24 Stunden post partum). Diese Abnahmen geschahen aus wissenschaftlichen Gründen; zur Zeit verzichten wir völlig darauf.

Ganz wesentlich hat uns immer wieder der Gedanke geleitet, daß es vorteilhaft sei, die Anpassung des Neugeborenen (Frühgeborenen) an das extrauterine Leben so wenig wie möglich zu stören. Die Beobachtung, daß Blausuchtsanfälle gelegentlich durch Fütterungsversuche, Glucoseinjektionen oder Blutabnahmen ausgelöst wurden, hat uns darin bestärkt.

Außerdem sahen wir bei Neugeborenen überhaupt nie eindeutige Schockerscheinungen, es sei denn, daß man die gelegentlichen lebhaften Saugbewegungen in den ersten Lebensstunden als Zeichen eines Glycämieabfalls wertet. Wir beobachteten wohl bisweilen Krampferscheinungen, möchten jedoch annehmen, daß sie im Rahmen von Temperatursteigerungen oder Wasserhaushaltsstörungen andere zentrale Ursachen hatten als die der Hypoglycämie. Sie beschränkten sich auf diejenigen Neugeborenen, denen wir im Beginn unserer Bemühungen größere Mengen $5^0/_0$iger Glucose i. m. oder s. c. zugeführt hatten (lfd. Nr. 8, 11) oder geburtstraumatisch geschädigte Kinder (lfd. Nr. 76). Hypoglycämien wurden aber auch bei Neugeborenen, die Zucker erhalten hatten, gesehen und ohne Schockerscheinungen über-

---

[1] Hersteller: Dr. Volk, München.

lebt (lfd. Nr. 11, 35, 61, 75). Hier besteht die Möglichkeit, daß im Einzelfall gerade der zugeführte Zucker reaktive Senkungen des Glucosepegels induzierte.

Die Beobachtung der Glycämieverhältnisse Neugeborener (siehe Abschnitt „Eigene Beobachtungen zur Embryopathia diabetica") ergab dazu, daß sie sich bei Kindern zuckerkranker wie gesunder Mütter nicht wesentlich unterscheiden und auch Glucosegaben nur von geringem Einfluß sind. Es war aber ersichtlich, daß das Ausmaß der Glycämiesenkung in den ersten Lebensstunden wesentlich von der Höhe des mütterlichen Glucosepegels unter der Geburt abhängig ist.

Wir haben uns deshalb und weil der fetale dem maternen Glucosepegel folgt, bemüht, sub partu normoglycämische Verhältnisse bei der Mutter zu erzielen. Dieses Verfahren halten wir zur Verhütung größerer Blutzuckerschwankungen beim Neugeborenen für zweckmäßiger als die Gabe von Glucose.

Berechnet man z. B. den Glucosepegel, der erzeugt wird, wenn man, wie verschiedentlich vorgeschlagen, unmittelbar post partum 2 g Dextrose in die Nabelvene injiziert, so ergibt sich ein Anstieg auf etwa 544 mg% für den Fall, daß die gesamte injizierte Glucose sich im strömenden Blut befindet (vorausgesetzt eine Blutmenge von 450 ccm mit einer eigenen Glycämie von 100 mg%). Selbstverständlich wird Zucker vom Gewebe abgefangen. Dies bedeutet aber auch einen beträchtlichen Anspruch an die Regulationen des Neugeborenen. Nur am Rande sei auf die große Belastung im Wasser- und Mineralhaushalt (Kalium!) hingewiesen.

Nachdem wir die Überzeugung gewonnen hatten, daß Zuckergaben unmittelbar nach der Geburt zumindest keinen Vorteil bringen, haben wir die Neugeborenen erstmalig 24 bis 48 Stunden, in Einzelfällen auch noch später, gefüttert. Der Zeitpunkt der ersten Nahrungsaufnahme wurde im wesentlichen bestimmt von der Viabilität der Kinder. Der bei längerer initialen Hungerperiode erfolgende Flüssigkeitsverlust wurde durch subcutane Infusionen von Isotonal (enthält 0,1% Glucose, 0,8% NaCl, 0,04% KCl, 0,025% $CaCl_2$, 0,0005% $MgCl_2$, 0,001% Natriumphosphat, 0,05% Natriumbicarbonat) auszugleichen versucht.

Die Art der ersten Fütterung richtete sich ebenfalls nach der Lebenskraft der Neugeborenen. Im allgemeinen wurde die erste Mahlzeit mit der Pipette gegeben. Schluckte das Kind gut, erfolgte die nächste Fütterung mit dem Sauger. Bei sehr lebensschwachen Kindern und solchen, die zu Asphyxien neigten, wurde die Ernährung über die ersten Tage mit der Sonde (Nasensonde) durchgeführt.

Bis zur Erreichung des Geburtsgewichtes erhielten die Kinder Frauenmilch, dann wurden sie auf Säurevollmilch (Ebereschenvollmilch nach BRIEGER) schrittweise umgestellt.

Bei gelegentlich eintretendem Frauenmilchmangel fanden wir in HUMANA-Milch einen Ersatz, der immer gut vertragen wurde.

Den oft erheblichen initialen Gewichtsverlust (siehe darüber Abschnitt „Eigene Beobachtungen zur Embryopathia diabetica"), den WHITE [303] sowie NELSON [203] als Zeichen der Ödemausschwemmung begrüßen, suchten wir bei einigen Kindern durch subcutane Isotonal-Infusionen zu verlangsamen. In der Annahme, daß dem starken Gewichtssturz auch ein relativer Hypocortizismus zugrunde liegen könne, verabfolgten wir bei verschiedenen Kindern Desoxycorticosteronacetat (Cortiron 5 mg/die) oder Cortigarant.

Wir haben nicht den Eindruck gewonnen, daß diese Maßnahmen das Gewichtsverhalten beeinflußt haben, vielleicht infolge zu kleiner Dosis (siehe hierzu auf Seite 59). ACTH wurde nicht angewendet.

Alle Kinder erhielten über die ersten 10 Lebenstage bzw. bis zum Abklingen des Icterus Vitamin K (1 ccm 1%ige Lösung/die). Hierzu hat uns die Beobachtung einer bisweilen erheblichen Blutungsneigung und die Frühgeburtlichkeit unserer Neugeborenen veranlaßt.

Eine grundsätzliche Prophylaxe mit Antibioticis haben wir nicht durchgeführt. Temperatursteigerungen in den ersten Lebenstagen standen oft in engem Zusammenhang mit dem erheblichen initialen Gewichtsverlust und wurden zunächst als zentral bedingt (Durstfieber) angesehen. Führten physikalische Maßnahmen (Wadenwickel) und Pyramidon ($3 \times 0{,}05$/die) sowie vermehrte Flüssigkeitszufuhr zu keiner Temperatursenkung oder bestand ein Verdacht, daß Aspiration Ursache des Fiebers sei, wurden Antibiotica verabfolgt.

Mütterliche und kindliche Sterblichkeit sind letztlich die Kriterien des Behandlungserfolges der diabetischen Schwangeren.

Es wurde bereits erwähnt, daß ein mütterlicher Todesfall in dem gesamten Beobachtungsgut nicht zu beklagen war. Später sahen wir einen Todesfall an einer auch autoptisch bestätigten Wochenbetteklampsie.

Die kindliche Sterblichkeit umfaßt als perinatale Mortalität alle antenatalen, intrapartalen und neonatalen Todesfälle bis einschließlich zum 10. Lebenstag [129, 207]. Unter Zugrundelegung dieser Begriffsbestimmung liegt bei den von uns behandelten 100 Schwangerschaften diabetischer Frauen eine perinatale Letalität von 20% vor. Sie ist hier auch identisch mit der 30-Tage-Sterblichkeit. Sie setzt sich aus 6 antenatalen Todesfällen, über die bereits berichtet wurde, und 14 neonatalen zusammen.

Hier sind die Ursachen der Sterbefälle in der Neugeborenenperiode und ihre Beziehungen zum mütterlichen Diabetes, zum Entbindungsverfahren und zu den Behandlungsmaßnahmen in den ersten Lebenstagen zu erörtern.

TABELLE 22

Todesursache bei 14 neonatal gestorbenen Kindern diabetischer Mütter

intracranielle Blutung (Geburtstrauma)	2 (lfd. Nr. 3, 76)
Fruchtwasseraspiration	8 (lfd. Nr. 7, 19, 27, 30, 48, 64, 67, 97)
Speisebreiaspiration	1 (lfd. Nr. 59)
Mißbildungen	3 (lfd. Nr. 58, 81, 88)

Tabelle 22 gibt einen Überblick der neonatalen Todesfälle und zeigt ihre Ursachen auf Grund des pathologisch-anatomischen Befundes auf.

Keiner besonderen Besprechung bedürfen hier die Sterbefälle, die durch Mißbildungen verursacht wurden (siehe hierzu Tab. 11). Sie müssen als unvermeidbar angesehen werden. Über die Zusammenhänge zwischen Mißbildungsfrequenz und mütterlichem Diabetes wurde bereits berichtet.

Die geburtstraumatisch bedingten (intracranielle Blutungen) Todesfälle stehen nur in einer bedingten Beziehung zu der mütterlichen Zuckerkrankheit. Beide Kinder wurden spontan geboren, das eine (lfd. Nr. 3) 53 Tage vor dem errechneten Termin, das andere (lfd. Nr. 76) 17 Tage zu früh. Das erste Kind imponierte als ausgesprochen unreife Frühgeburt (45 cm, 1920 g) und kam unter sich wiederholenden schweren Blausuchtsanfällen nach 20 Stunden ad exitum. Das andere Neugeborene war ein typisches Riesenkind einer diabetischen Mutter (56 cm, 5080 g). Es starb am 4. Tag unter dem Zeichen einer plötzlich auftretenden schweren Asphyxie. Diese Todesfälle liegen im Rahmen einer üblichen geburtshilflichen Beobachtung: Geburtstrauma bei erhöhter Gefäßzerreißlichkeit unreifer Neugeborener und relatives Mißverhältnis bei Riesenkindern. Ein Zusammenhang mit der mütterlichen Erkrankung liegt insofern vor, als sowohl Frühgeburten wie Riesenkinder bei diabetischen Schwangeren gehäuft beobachtet werden.

Wahrscheinlich vermeidbar bei entsprechender Geburtsleitung war aber der durch Mißverhältnis verursachte Todesfall ebenso wie ein weiterer (lfd. Nr. 59), der am 4. Lebenstag nach Speisebreiaspiration erfolgte. Diesen 6 neonatalen Todesfällen verschiedener Ursache stehen 8 weitere gegenüber, die sowohl klinisch wie autoptisch annähernd das gleiche Bild boten. Gemeinsam ist auch, daß alle diese Kinder durch Schnitt entbunden wurden.

Nur ein Neugeborenes schrie unmittelbar nach der Geburt kräftig (lfd. Nr. 64), während bei allen anderen mehr oder weniger lang dauernde Asphyxien vorlagen, die bei 5 Kindern erst nach Lobelingabe und mehrfachen Wechselbädern behoben wurden (lfd. Nr. 19, 27, 48, 67, 97). Bei 3 Neugeborenen blieb die Atmung weiterhin flach und wurde von einem ominösen kläglichen Wimmern begleitet (lfd. Nr. 7, 19, 48). Einmal trat dieses Zeichen unmittelbar nach der ersten Sondenfütterung (hier 30 min post partum) auf. Ein weiteres Kind reagierte bei dem Versuch, die Sonde einzuführen, mit einem schweren Blausuchtsanfall (lfd. Nr. 97). 4 Kinder wurden bereits 30 min post partum gefüttert (im Beginn der Beobachtungszeit, als wir noch an die Bedeutung der Neugeborenenhypoglycämie glaubten), während die übrigen keine oder erst nach 24 Stunden Nahrung erhielten.

Bei 5 Kindern wiederholten sich trotz dauernder Sauerstoffzufuhr die Blausuchtsanfälle und führten schließlich zuletzt unter Schnappatmung zum Tode (lfd. Nr. 7, 19, 27, 48, 97). Während diese Neugeborenen immerhin vorübergehend rosig und frisch aussahen, bestand bei weiteren 2 dauernd unter flacher Atmung eine blau-graue Verfärbung als Zeichen der Anoxie. Auch bei ihnen erfolgte unter Schnappatmung der Exitus (lfd. Nr. 30, 67). Ein Kind (lfd. Nr. 64), das nach kurzer postpartaler Asphyxie spontan kräftig schrie, hatte nach 10 min einen kurzen asphyktischen Anfall und verhielt sich dann im Sauerstoffbett unauffällig. Nach $11^1/_2$ Stunden erfolgte unter einem plötzlich auftretenden schweren Blausuchtsanfall nach einigen schnappenden Atemzügen der Tod.

Die Lebensdauer dieser Kinder liegt zwischen 5 und 29 Stunden.

Die pathologisch-anatomische Untersuchung ergab bei ihnen die Zeichen der Fruchtwasseraspiration. Histologische Untersuchungen zeigten außerdem eine membranartige Auskleidung der Alveolen mit Fruchtwasser (lfd. Nr. 27), eine Austapezierung der Alveolen mit hyalin-fibrinoiden Streifen (lfd. Nr. 30), geronnene Eiweißmassen in den Alveolen und Auskleidung derselben mit einer homogenen, eosinrotgefärbten Membran (lfd. Nr. 48).

Diese Befunde sprechen dafür, daß auch bei unseren Neugeborenen die sogenannte hyaline Membran der Lungen als Todesursache eine besondere Bedeutung hat, wie dies bereits von WARREN [300] sowie CARDELL [50] hervorgehoben wurde.

Unter hyalinen Membranen der Lunge (auch Vernix Membran) versteht man eine Auskleidung der Endbronchien und Alveolen mit einem eiweißhaltigen, gelegentlich auch fetthaltigen Niederschlag, der den Gasaustausch blockiert. Die Herkunft der hyalinen Membran ist noch ungeklärt. Manches spricht auf Grund tierexperimenteller Untersuchungen für exogene Ursachen, wie hohe Sauerstoffkonzentration [9, 55, 60], aspiriertes Fruchtwasser bzw. Vernix caseosa [62], oder in die Luftwege eingedrungener Mageninhalt [5]. Als ein eigenes Ausscheidungsprodukt der feinen Luftwege wird sie von LYNCH c. s. [177] angesehen und schließlich hält MILLER [194] sie für die Folge nervaler Dysfunktion.

POTTER [240] glaubt, daß die Entstehung von hyalinen Membranen durch ein geringeres Entwicklungsalter begünstigt wird und fand sie vorzugsweise bei Früchten mit einem Geburtsgewicht zwischen 1000 und 2500 g. Auch ihre Häufigkeit bei durch Sectio geborenen Kindern wird betont [217, 240]. Der Tod erfolgt unter zunehmender Dyspnoe und Cyanose innerhalb der ersten 48 Stunden [113, 240].

Ob ein Zusammenhang zwischen mütterlichem Diabetes und hyaliner Membranbildung besteht, konnte nicht nachgewiesen werden. Hier ist aber zu erwähnen, daß von den 8 Schwangerschaften der an Fruchtwasseraspiration gestorbenen Kinder sieben mit einem erheblichen Hydramnion belastet waren (ausgen. lfd. Nr. 64).

Die erhöhte Sterblichkeit an Anoxie der durch Sectio geborenen Kinder, unabhängig von dem Grundleiden der Mutter und der Narkoseart wurde kürzlich hervorgehoben ([235], siehe auch [38, 91, 172, 307]) und dabei als Ursache auf den unphysiologischen Durchtrittsmechanismus des Kindes aufmerksam gemacht: Während bei Geburt auf natürlichem Wege nach Durchtritt des Kopfes durch den mütterlichen Weichteildruck die kindlichen Luftwege geradezu ausgepreßt und von Schleim und Blut entleert werden, unterbleibt dieser Vorgang bei der Schnittentbindung, so daß die Gelegenheit zur Aspiration eine größere ist!

Wir möchten glauben, daß hierin im Verein mit einer (trotz gelegentlicher Übergröße) vorliegenden funktionellen Unreife die wesentliche Ursache unserer gehäuften Asphyxietodesfälle nach vorzeitiger Schnittentbindung zu suchen ist. Dagegen scheint kein Zusammenhang zu den kindlichen Glycämieverhältnissen vorzuliegen (siehe dazu auch Kurve 10 und 14). Gelegentlich begünstigen offenbar sogar orale Nahrungsgaben das Auftreten akuter Asphyxien.

TABELLE 23

Neonatale Todesfälle in Beziehung zu Länge und Geburtsgewicht bei Diabetes und Schwangerschaft

	Länge in cm			Geburtsgewicht in g				
	38—45	46—50	51—56	1700 —2500	—3000	—3500	—4000	über 4000
Geburtenzahl[1])	13	58	21	14	20	35	15	8
Neonatale Todesfälle insgesamt	5	6	3	4	5	2	1	2
davon: Mißbildungen	1	2	∅	∅	3	∅	∅	∅
davon: intracranielle Blutung (Geburtstrauma)	1	∅	1	1	∅	∅	∅	1
davon: Speisebreiaspiration	∅	∅	1	∅	∅	∅	∅	1
davon: Fruchtwasseraspiration	3	4	1	3	2	2	1	∅

1) Bei zwei anfänglich schwer asphyktischen Neugeborenen wurden Länge bzw. Gewicht nicht bestimmt.

In Tabelle 23 sind die neonatalen Todesfälle in Beziehung zu der Länge und dem Gewicht der Neugeborenen gebracht, in Tabelle 25 zu dem Entbindungsverfahren. Die Relation zwischen Tragezeit und perinataler Sterblichkeit gibt Tabelle 24 wieder.

TABELLE 24

Perinatale Sterblichkeit und Tragezeit bei Diabetes und Schwangerschaft

	Tragezeit in Tagen	210—230	231—240	241—250	251—260	261—270	271—280
	Geburtenzahl	5	13	45	25	7	5
	Perinatale Todesfälle insgesamt	1	2	11	5	1	∅
Davon als Todesursache	Intrauteriner Fruchttod	∅	∅	5	1	∅	∅
Davon als Todesursache	Mißbildung	∅	∅	2	1	∅	∅
Davon als Todesursache	Intercranielle Blutung (Geburtstrauma)	1	∅	∅	∅	1	∅
Davon als Todesursache	Speisebreiaspiration	∅	∅	1	∅	∅	∅
Davon als Todesursache	Fruchtwasseraspiration	∅	2	3	3	∅	∅

Soweit die kleine Zahl hier überhaupt Schlüsse zuläßt, geht aus Tabelle 23 hervor, daß die neonatale Letalität mit zunehmender Länge und Gewicht des Neugeborenen abnimmt, was ja auch den sonstigen geburtshilflichen Beobachtungen über die erhöhte Sterblichkeit unreifer Kinder entspricht. Dabei ist die Fruchtwasseraspiration als häufigste Todesursache hervorzuheben.

Ganz ähnlich liegen die Verhältnisse, wenn man die Beziehung zwischen Tragezeit und perinataler Mortalität betrachtet (Tab. 24). Sie wird jedoch durch antenatale Todesfälle, die sich vorzugsweise zwischen dem 251. und 260. Tag der Gravidität (post menstruationem) ereigneten, in ihrem Bild verändert. Wollte man ihnen durch eine noch frühere Entbindung zuvorkommen, wäre mit einem Ansteigen der auch in dieser Aufstellung vornehmlich bei verkürzter Tragezeit beobachteten Asphyxietodesfällen zu rechnen.

Betrachtet man noch das Entbindungsverfahren (Tab. 25), so ist zu erkennen, daß die Asphyxietodesfälle sich im Rahmen von Fruchtwasseraspirationen (z. T. hyalinen Membranen) auf die durch Sectio geborenen Kinder beschränken, wobei allerdings die geringe Zahl der Beobachtungen nach vaginalen Geburten in Rechnung zu stellen ist.

Prinzipiell ist offenbar die perinatale Sterblichkeit bei Kindern diabetischer Mütter, wenn man von grundsätzlich unvermeidbaren und grundsätzlich vermeidbaren Todesfällen (Mißbildungen, Geburtstrauma) absieht, ein Ausdruck erhöhter antenataler Letalität einerseits und als Mittel ihr zuvorzukommen, erhöhter Frühgeburtlichkeit durch vorzeitige Entbindung andererseits. Als Verfahren der vorzeitigen Entbindung führt die der Sectio eigene erhöhte kindliche Sterblichkeit zu einem weiteren teilweisen Verlust dessen, was durch die Vermeidung antenataler Todesfälle gewonnen wird.

TABELLE 25

Entbindungsverfahren und neonatale Sterblichkeit bei Diabetes und Schwangerschaft

		Abdominale Schnittentbindung	Vaginale Geburt
Geburtenzahl		82	12
Neonatale Todesfälle insgesamt		10	4
Davon als Todesursache	Mißbildungen	1	2
	Intracranielle Blutung (Geburtstrauma)	∅	2
	Speisebreiaspiration	1	∅
	Fruchtwasseraspiration	8	∅

Wenn das von uns erzielte Ergebnis sowohl hinsichtlich mütterlicher wie kindlicher Sterblichkeit im Vergleich zu dem von anderen Autoren berichteten auch als günstig anzusehen ist, so sind Mittel und Wege, mit denen es erreicht ist, nicht ganz befriedigend.

Besonders bedeutet die Schnittentbindung, wenn sie als grundsätzliches Verfahren bei der diabetischen Schwangeren angewendet wird, für die Zuckerkranke eine Belastung. Sie kann aber auch den Geburtshelfer als Methode der Wahl nicht befriedigen. Ist es doch das Ziel der Entbindungskunst, die Geburt so zu steuern, daß sie durch die natürlichen Kräfte vollbracht wird.

Es wird zum Schluß zu berichten sein, wie wir diesem Ziel durch Veränderung der Stoffwechselführung in der Gravidität und Abänderung des Entbindungsverfahrens wenigstens näher gekommen sind.

Hier interessieren noch die Beziehungen der perinatalen Sterblichkeit zu Dauer und Schwere der Zuckerkrankheit, zum Manifestationsalter des Diabetes sowie zu etwa vor handenen Gefäßkomplikationen. Sie sind in den folgenden Tabellen (Tab. 26–33) dargestellt. Auch hier führt die notwendige Zergliederung der Patienten zu kleinem Beobachtungsgut, das nur bedingte Schlüsse zuläßt.

Bei Betrachtung der Einwirkungen der Diabetesdauer auf die kindliche Prognose fällt auf, daß alle mißgebildeten Kinder von Schwangeren mit kurzer Diabetesdauer geboren wurden. Eine naheliegende Erklärung für diese Erscheinung dürfte die Annahme sein, daß bei den mit ihrer Krankheit noch wenig vertrauten Patienten häufiger als bei gut unterrichteten mehr oder weniger bemerkte Stoffwechselentgleisungen (Hypoglycämien!) zu Störungen der Embryonal- und Fetalentwicklung führen. Auch an eine zu Beginn des Diabetes vorhandene hormonale Unruhe (die sich z. B. in Cyclusstörungen manifestiert), ist zu denken.

TABELLE 26

Diabetesdauer, perinatale Sterblichkeit und Mißbildungsfrequenz

Diabetesdauer	Gesamtzahl	Kindliche Todesfälle: perinatal insgesamt	antenatal	neonatal	Mißbildungen
0— 5 Jahre	71	12	4	8	7[1])
6—10 Jahre	16	2	1	1	∅
11 und mehr Jahre	13	6	1	5	∅

[1]) Hiervon 3 mit dem Leben nicht zu vereinende Mißbildungen..

Erheblich zuzunehmen scheint die neonatale Mortalität bei Frauen mit einer Diabetesdauer von über 10 Jahren. Es ist hierbei zu bedenken, daß in diese Gruppe besonders die Frauen eingehen, bei denen auch Gefäßkomplikationen vorliegen. Wie Tabelle 27 ausweist, findet sich bei diesen Schwangeren eine gegenüber nicht kompliziertem Diabetes gesteigerte perinatale Sterblichkeit.

TABELLE 27

Diabetische Gefäßkomplikationen, perinatale Sterblichkeit und Mißbildungsfrequenz

	Gesamtzahl	Kindliche Todesfälle: perinatal insgesamt	antenatal	neonatal	Mißbildungen
Ohne Komplikationen	72	13	4	9	5[1])
Mit Retinopathie	23	5	1	4	2[2])
Mit Nephropathie	5	2	1	1	∅

[1]) Hiervon 2 mit dem Leben nicht zu vereinende Mißbildungen.
[2]) Hiervon 1 mit dem Leben nicht zu vereinende Mißbildung.

Was die Schwere der Zuckerkrankheit (gemessen am Insulinbedarf) angeht, so sehen wir in unserem Beobachtungsgut, im Gegensatz zu den Berichten anderer [98], mit ihrer Zunahme auch ein Ansteigen besonders der neonatalen Sterblichkeit (Tab. 28). Die Aufstellung zeigt in Tabelle 28 aber auch, worauf bereits hingewiesen wurde, daß mißgebildete

Kinder nur von insulinbedürftigen Schwangeren geboren wurden. Mit der Höhe des Insulinbedarfs steigt aber auch die Möglichkeit unerwünschter Senkungen des Zuckerpegels, deren Einfluß auf die Mißbildungsgenese erörtert wurde.

TABELLE 28

Insulinbedarf, perinatale Sterblichkeit und Mißbildungsfrequenz

Insulinbedarf	Gesamtzahl	Kindliche Todesfälle			Miß-bildungen
		perinatal insgesamt	antenatal	neonatal	
0 E	9	∅	∅	∅	∅
bis 30 E	18	3	2	1	∅
bis 60 E	60	13	3	10	6[1])
über 60 E	13	4	1	3	1[2])

[1]) Hiervon 2 mit dem Leben nicht zu vereinende Mißbildungen.
[2]) Nicht mit dem Leben zu vereinende Mißbildung.

Die Zusammenstellung über die Beziehungen zwischen Manifestationsalter des Diabetes und perinataler Sterblichkeit gibt einen gewissen Hinweis, daß die Diabetesform — Insulinmangeldiabetes oder Gegenregulationsdiabetes — sicher auf die kindliche Prognose ohne wesentlichen Einfluß ist. Eine reine Abtrennung dieser Diabetesformen voneinander dürfte ohnehin sehr schwierig sein. In der Gravidität liegt aber immer eine gegenregulatorische Komponente der Zuckerkrankheit vor (diabetogene Wirkung der Schwangerschaft!). Unter unseren Schwangeren ist in derjenigen Gruppe (Manifestationsalter bis 19 Jahre), die vorzugsweise Patienten mit Insulinmangeldiabetes repräsentieren dürfte, die kindliche Sterblichkeit am höchsten. Eine gegenteilige Anschauung wird vereinzelt vertreten [191]. Mißgebildete Kinder wurden hier nur von Frauen mit einem Manifestationsalter von 20 Jahren aufwärts geboren. In diese Gruppe gehen aber wieder vornehmlich die kurzfristig erkrankten zuckerkranken Frauen ein, gleichzeitig auch die an Lebensalter fortgeschritteneren (Tab. 29).

TABELLE 29

Manifestationsalter des Diabetes, perinatale Sterblichkeit und Mißbildungsfrequenz

Manifestationsalter	Gesamtzahl	Kindliche Todesfälle			Miß-bildungen
		perinatal insgesamt	antenatal	neonatal	
1—9 Jahre	1	1	0	1	0
10—19 Jahre	27	6	1	5	0
über 19 Jahre	72	13	5	8	7

Die Geburtennummer hat offenbar keinen wesentlichen Einfluß auf die kindliche Letalität (Tab. 30)!

TABELLE 30

Geburtennummer, perinatale Sterblichkeit und Mißbildungsfrequenz bei Diabetes und Schwangerschaft

	Gesamtzahl	Kindliche Todesfälle			Miß-bildungen
		perinatal insgesamt	antenatal	neonatal	
Erstgebärende	43	9	6	3	1
Mehrgebärende	57	11	∅	11	6[1])

[1]) Hiervon 3 mit dem Leben nicht zu vereinende Mißbildungen.

Hier wird aber dargestellt, wie die antenatalen Todesfälle sich auf die Erstgebärenden beschränken. Andererseits ist ersichtlich, daß Kinder mit Bildungsfehlern vornehmlich, wie auch in der unausgewählten klinischen Geburtshilfe beobachtet, von Mehrgebärenden (wegen des höheren Lebensalters) zur Welt gebracht werden. Die bei Kindern diabetischer Mütter beobachtete erhöhte Mißbildungsrate dürfte außerhalb der Zuckerkrankheit auch in der gegenüber dem allgemeinen Geburtengut anderen Alterszusammensetzung [314] der Schwangeren ihre Ursachen haben (siehe Tab. 31).

Schließlich sind in Tabelle 32 die Kranken nach dem Überwiegen einzelner Drüsenfunktionen auf Grund des äußeren Erscheinungsbildes unterteilt. Da die Eingruppierung der Frauen zum Teil erst in der Gravidität mit ihren vielfältigen zusätzlichen hormonalen Einflüssen erfolgen konnte, ist ihr Wert beschränkt.

TABELLE 31

Gebäralter, perinatale Sterblichkeit und Mißbildungsfrequenz bei Diabetes und Schwangerschaft

Gebäralter	Gesamtzahl	Kindliche Todesfälle			Miß-bildungen
		perinatal insgesamt	antenatal	neonatal	
15—24 Jahre	28	6	3	3	1
25—34 Jahre	54	9	∅	9	5¹)
über 34 Jahre	18	5	3	2	1

¹) Hiervon 3 mit dem Leben nicht zu vereinende Mißbildungen.

Es findet sich, wie wir [311] das früher aus anamnestisch bearbeiteten Schwangerschaftsverläufen herauslesen konnten, bei Frauen mit dem Bild der mehr oder weniger ausgeprägten polyglandulären Insuffizienz die geringste kindliche Letalität.

Die Stoffwechelgüte, von der man in der Gravidität einen Einfluß auf das Schicksal des Kindes zu erwarten hat, ist bei unseren Frauen kaum zu beurteilen. Können wir uns doch nur schwer ein Bild darüber machen, ob und inwieweit unter häuslichen Verhältnissen Störungen des Stoffwechselgleichgewichts bestanden haben.

TABELLE 32

Konstitutionelle Merkmale, perinatale Sterblichkeit und Mißbildungsfrequenz bei Diabetes und Schwangerschaft

Konstitutionelles Merkmal	Gesamtzahl	Kindliche Todesfälle			Miß-bildungen
		perinatal insgesamt	antenatal	neonatal	
Überfunktion der Nebennierenrinde	52	15	5	10	2¹)
Überfunktion der Schilddrüse	40	4	1	3	3¹)
Unterfunktion der Schilddrüse	1	1	∅	1	1¹)
Polyglanduläre Insuffizienz	7	∅	∅	∅	1

¹) Hiervon je 1 mit dem Leben nicht zu vereinende Mißbildung.

Setzt man für die Güte des Stoffwechsels und auch Intensität der Behandlung die Aufenthaltsdauer während der Schwangerschaft in unserer Anstalt ein, so ergeben sich hinsichtlich der perinatalen Sterblichkeit keine Unterschiede. Es zeigt sich sogar, daß die Mütter perinatal gestorbener Kinder durchschnittlich um ein geringes länger (während der Gravidität) behandelt wurden (31,8 Tage) als diejenigen, deren Kind am Leben blieb (30,8 Tage).

Man kann hieraus den Schluß ziehen, daß unsere Therapie in der Gravidität ohne wesentlichen Einfluß auf das Schicksal des Kindes gewesen ist und die günstigen Ergebnisse neben geburtshilflichen Maßnahmen, die voranstehend bereits kritisch bewertet wurden, der intensiven Sorge um das Neugeborene zu verdanken sind.

Es wird hierauf noch zurückzukommen sein.

Betrachtet man die perinatale Mortalität in den Gruppen der Klassifikation nach WHITE ([303], siehe Seite 20), so erkennt man auch hier (Tab. 33), daß die kindliche Sterblichkeit mit zunehmender Schwere und Dauer des Diabetes ansteigt. Soweit die kleine Zahl hier Rückschlüsse erlaubt, besteht allerdings kein wesentlicher Unterschied zwischen Gruppe B und C. Das würde bedeuten, daß das Manifestationsalter sowie die Dauer des Diabetes, soweit keine Gefäßkomplikationen vorliegen, ohne Einfluß auf die kindliche Sterblichkeit ist, daß aber mit dem Vorhandensein von Gefäßkomplikationen die Sterblichkeit erheblich ansteigt.

TABELLE 33

Schwere des Diabetes in der Klassifikation nach WHITE, *perinatale Sterblichkeit und Mißbildungsfrequenz*

Gruppe	Gesamtzahl	Kindliche Todesfälle			Miß-bildungen
		perinatal insgesamt	antenatal	neonatal	
A	2	∅	∅	∅	∅
B	54	10	4	6	5[1])
C	15	2	∅	2	∅
D	24	6	1	5	2[2])
F	5	2	1	1	∅

[1]) Hiervon 2 mit dem Leben nicht zu vereinende Mißbildungen,
[2]) Hiervon 1 mit dem Leben nicht zu vereinende Mißbildung,

Obduktionsbefunde perinatal gestorbener Kinder diabetischer Mütter

Die pathologisch-anatomischen Befunde (alle Obduktionen erfolgten im Pathol.-anat. Institut der Univ. Greifswald, Direktor: Prof. Dr. Holle) beschränken sich im wesentlichen auf die neonatal gestorbenen Kinder. Nur bei einer antenatal verstorbenen Frucht (lfd. Nr. 66) war die Mazeration noch so gering, daß eine autoptische Beurteilung möglich war.

Ein Auszug der wichtigsten Ergebnisse der Obduktion ist den jeweiligen Diagrammen beigefügt. Hier sei auf einige Besonderheiten hingewiesen.

Die Diskrepanz, die bei Kindern diabetischer Frauen zwischen Gewicht und Größe als bedeutsamsten Reifemerkmalen und dem Entwicklungszustand hervorgehoben wird, ergab sich auch auf Grund pathologisch-anatomischer Feststellungen. Dabei wurde als Ausdruck der Unreife das Fehlen des Beclardschen Knochenkerns (Knochenkern der distalen Femurepiphyse) angesehen. Er wurde bei keinem Kind nachgewiesen, obwohl bei einigen Längen- und Gewichtsmaße bestanden wie bei reifen Kindern (lfd. Nr. 7, 27, 59, 66, 67, 88).

Eine Splanchnomegalie, die als charakteristisch für Kinder diabetischer Mütter angegeben wird, liegt nur dann vor [238], wenn das Organgewicht das in Relation zum Körpergewicht zu erwartende wesentlich überschreitet.

In Tabelle 34 sind die bei verschiedenen Kindern festgestellten Organgewichte angegeben und in Beziehung gesetzt zu den von Potter und Adair [240] gefundenen Normalgewichten entsprechenden Körpergewichtes.

TABELLE 34

Organgewichte bei Neugeborenen diabetischer Mütter und normales Organgewicht (in Klammern) *nach* Potter und Adair

Neugeborenengewicht in g:	Lfd. Nr. 3 1960	Lfd. Nr. 7 2900	Lfd. Nr. 30 2300	Lfd. Nr. 48 2540	Lfd. Nr. 58 2700	Lfd. Nr. 59 4600	Lfd. Nr. 67 3280	Lfd. Nr. 88 2760
Organgewicht in g:								
beide Lungen	48	59	48	57,5	45	66	46	—
	(44,2)	(54,7)	(49,5)	(49,5)	(49,5)	(77,9)	(59,4)	—
Herz	26,7	20	14	20	17,5	32	23	40
	(14,5)	(20,1)	(17,9)	(17,9)	(17,9)	(29,3)	(21,7)	(20,1)
beide Nieren	18	25	24	18	18	39	27	70
	(18,3)	(23,6)	(21,1)	(21,1)	(21,1)	(32,2)	(26,6)	(23,6)
Leber	115	130	90	140	130	200	130	190
	(87,9)	(140,4)	(105,8)	(105,9)	(105,8)	(229)	(151,5)	(140,4)
Milz	0,5	7	7	9	7	20	7	—
	(5,8)	(9,7)	(7,6)	(7,6)	(7,6)	(13)	(9,7)	—
Schilddrüse	1,5	2	2	2	3,5	7	4	—
	(1,4)	(1,8)	(1,8)	(1,8)	(1,8)	(2,9)	(2,4)	—
beide Nebennieren	11,7	10	6	8	6	10	6	—
	(5,3)	(7,6)	(6,9)	(6,9)	(6,9)	(12,5)	(9,3)	—
Pancreas	3,0	3	2	1,8	3	4	3	—
	(2,1)	(3,4)	(2,8)	(2,8)	(2,8)	(4,6)	(3,6)	—
Thymus	—	9	8	11	4	8	17	—
	—	(9,9)	(9,3)	(9,3)	(9,3)	(12,8)	(10,8)	—

Die Schwankungen der gefundenen Werte sind bei allen Organen so groß, ebenso oft im Sinne eines Übergewichtes wie eines Untergewichtes, daß es nicht möglich ist, auf ein bestimmtes Gewichtsverhalten zu schließen. In dem gleichen Sinne äußerst sich auch WARREN [300].

Nur bei einem Kind (lfd. Nr. 88) fällt ein ganz erhebliches Überwiegen sowohl des Nieren- wie des Herzgewichtes auf. Hier handelte es sich um ein mißgebildetes Kind, das nach einigen schnappenden Atemzügen unmittelbar post partum starb. Der Nierenbefund – doppelseitige Cystennieren – erklärt ihre Schwere. Das Übergewicht des Herzens ist (histologische und histochemische Untersuchungen liegen nicht vor) möglicherweise mit einer vorhandenen Glycogeneinlagerung in Verbindung zu bringen, wie sie gelegentlich von anderen [50, 300] nachgewiesen werden konnte. Andererseits ist aber auch, wie ebenso für die relativ schwere Leber, an die vorhandene Blutüberfüllung zu denken.

Das Pancreas wurde bei 4 Neugeborenen histologisch untersucht. Bei 2 Kindern fanden sich keine Abweichungen (lfd. Nr. 27, 30). Einmal lagen zahlreiche, zum Teil außerordentlich große Inseln (Rieseninseln) vor (lfd. Nr. 97). Bei einem weiteren Kind (lfd. Nr. 48) fand sich ein unreifes Organ mit manchmal etwas großen Inseln und deutlichen Unterschieden in der Kerngröße der Zellen. Außerdem war hier ein Vorkommen von eosinophilen Leukozyten innerhalb der Kapillarlichtungen der Inseln auffallend.

Folgerungen

Der Weg, auf dem wir eine gewisse Senkung der perinatalen Sterblichkeit bei Kindern zuckerkranker Schwangerer erreichen konnten, wurde an verschiedenen Stellen bereits dargelegt. Hier seien die Hauptpunkte der Behandlung nochmals kurz zusammengefaßt:

1. Ausgeglichener Kohlenhydratstoffwechsel mit Glycämie wie bei Nichtschwangeren (zwischen 100 und 200 mg%). Vermeidung bzw. Beseitigung acidotischer Zustände. Verhütung hypoglycämischer Zustände.
2. Vorzeitige Entbindung, um dem antenatalen Absterben des Kindes zuvorzukommen, meist 4 bis 5 Wochen vor dem errechneten Termin, nach möglichster Feststellung einer gewissen Reife durch röntgenologische Längenmessung des Feten.
3. Schnittentbindung, weil sie für das Kind das schonendste Verfahren zu sein schien.

Damit gelang es bei einer Kaiserquerschnittfrequenz von 82% die perinatale kindliche Sterblichkeit auf 20% zu senken.

ZUR KRITIK

1. Die Stoffwechselführung unter einer Glycämie wie bei Nichtschwangeren wird durch die erniedrigte Zuckerausscheidungsschwelle der Nieren in der Schwangerschaft erschwert. Große Kohlenhydratverluste durch den Urin müssen in Kauf genommen werden; die Entstehung von Acidosen wird begünstigt. Die Untersuchungen anderer und eigene (siehe Abschnitt „Die Schwangerschaftsglycosurie") haben gezeigt, daß bei der Gesunden mit Fortschreiten der Gravidität eine gewisse Senkung des gesamten Blutzuckerniveaus erfolgt. Nach unseren Beobachtungen toleriert die Zuckerkranke besonders gegen Ende der Gestation niedrige Glucosepegel, die außerhalb der Schwangerschaft wenigstens erhebliche subjektive Störungen verursachen.

   Hieraus ergibt sich die Vermutung, daß der Zuckerkranken in der Gravidität ein niedrigeres Blutzuckerniveau adäquat ist, als das außerhalb derselben wünschenswert erscheint. Die therapeutische Konsequenz würde darin bestehen, durch entsprechend hohe Insulindosen eine Senkung der Glycämielage zu erzielen, wie sie von Einzelnen [174, 228] mit Glycämien, die 130 mg% nicht überschreiten, gefordert wurde.
2. Die Unreife der Kinder, die durch Entbindung 4 bis 5 Wochen vor dem Termin sich ergibt, ist so groß, daß die Senkung der antenatalen Sterblichkeit auf Kosten einer erhöhten neonatalen teilweise wieder zu Verlust geht. Es erscheint richtiger, einen etwas höheren Anteil antenataler Todesfälle in Kauf zu nehmen, soweit eine Senkung durch behandlerische Maßnahmen in der Gravidität nicht möglich ist, und dafür die Zahl der neonatalen Sterbefälle zu senken.
3. Die Schnittentbindung als Verfahren der Wahl bei der zuckerkranken Schwangeren erscheint wegen der ihr eigenen erhöhten kindlichen Mortalität durchaus fragwürdig. Eine Geburt auf natürlichem Weg dürfte außerdem der „bedingten Gesundheit" (Katsch) der diabetischen Frau näher kommen und auch einen gelegentlichen Verlust des Kindes leichter ertragen lassen, als nach der Belastung einer Schnittentbindung.

Bei den 100 in der Berichtszeit behandelten diabetischen Frauen wurde das geburtshilfliche Vorgehen gelenkt von kindlichen Indikationen mit dem Schwerpunkt einer Senkung der antenatalen Sterblichkeit. Im weitern galt es, die hohe mütterliche Operationsfrequenz und die neonatale Letalität herabzusetzen.

Über die Ergebnisse bei einer im zunehmenden Maße unter diesen Gesichtspunkten behandelten Zahl diabetischer Schwangerer soll im folgenden noch kurz berichtet werden.

Behandlung und Behandlungsergebnisse bei weiteren 50 zuckerkranken Schwangeren (1. 1. bis 31. 12. 1956)

Bei weiteren 50 insulinbedürftigen diabetischen Schwangeren, die vom 1. 1. 1956 bis zum 31. 12. 1956 behandelt und entbunden wurden, ist schrittweise die Stoffwechselführung und das Entbindungsverfahren in der voranstehend geschilderten Weise verändert worden.

Bei unveränderter Handhabung der Stoffwechselführung wurde zunächst versucht, durch Verlängerung der Tragezeit (Entbindung war frühestens 28 Tage vor dem Termin vorgesehen) und damit Erzielung reiferer Kinder die neonatale Sterblichkeit zu senken. Da bereits der erste derartige Versuch mit dem intrauterinen Absterben des Kindes am 32. Tag vor dem Termin endete (Pat. Nr. 3744, 18 J. alt, Diabetes seit 13. Lebensjahr, Erstschwangerschaft), kehrten wir unter diesem Eindruck zunächst wieder zur Entbindung etwa 5 Wochen vor dem Termin zurück.

Es wurde nunmehr die Stoffwechselführung vorsichtig so verändert, daß, soweit die Patientinnen im letzten Drittel der Gravidität erfaßt werden konnten, durch in zunehmendem Maße hohe Insulindosen normoglycämische Verhältnisse geschaffen wurden. Dabei bestätigte sich unser früherer Eindruck, daß in der Spätschwangerschaft von der Zuckerkranken niedrige Glucosepegel ohne wesentliche subjektive und objektive Erscheinungen vertragen werden.

23 zuckerkranke Schwangere (Gruppe I), die 4 bis 49 Tage (im Durchschnitt 25 Tage) vor der Entbindung stationär aufgenommen wurden, erhielten eine Stoffwechseleinstellung derart, daß die Glycämie 130–140 mg$^0/_0$ nicht überschritt. Gelegentlich waren zur Erreichung dieses Zieles Insulinmengen bis 120 E täglich (im allgemeinen Altinsulin verteilt auf 4 Einzeldosen) erforderlich. Die Durchschnittswerte der Glycämie, errechnet aus 9 Einzelbestimmungen im Tagesprofil, schwankten dabei von Patientin zu Patientin zwischen 90 und 140 mg$^0/_0$. Die Urinzuckerausscheidungen überschritten trotz erniedrigter Zuckerausscheidungsschwelle der Nieren im allgemeinen 30 g/die nicht. Die Harnzuckerausscheidung erwies sich also unter den gewünschten Stoffwechselverhältnissen wieder als geeigneter Anhaltspunkt für die Einstellung.

Trotz gelegentlicher Senkungen des Blutzuckerspiegels bis auf Werte von 50 mg$^0/_0$ wurden von den Schwangeren keine oder nur unerhebliche Schockerscheinungen angegeben. Die von uns befürchtete Ödemeinlagerung war nur vorübergehend im Rahmen der raschen Erhöhung der Insulindosis oder nicht zu beobachten. In Einzelfällen erfolgte eine Ausschwemmung. Bei 2 Patientinnen war eine deutliche Rückbildung eines zunächst vorhandenen Hydramnions wahrnehmbar (Pat. Nr. 4663 u. 4718, siehe Diagramm Nr. 107, 106, in dem der Anstieg der Insulindosierung zu erkennen ist).

Die bei den so behandelten Frauen nur selten zu beobachtende Fruchtwasservermehrung ist bereits in Tabelle 16 dargestellt.

Von diesen 23 Frauen kamen 18 auf natürlichem Wege nieder (3× spontane Frühgeburt nach vorzeitigem Blasensprung, 15× Einleitung der Frühgeburt durch Blasensprengung). 5 Frauen wurden durch Schnitt entbunden. (Indikation: 2× vorausgegangene Sectio, 1× ventrofixierter Uterus, 1× großes Kind, 1× Nabelschnurvorfall bei fünfmarkstückgroßem Muttermund).

Die Geburt erfolgte 10 bis 46 Tage, im Durchschnitt 22,4 Tage vor dem errechneten Termin. Antenatale Todesfälle wurden hier nicht beobachtet.

Ein Kind starb bei eingeleiteter Spontangeburt in der Austreibungsperiode. Als Ursache dieses Asphyxietodes möchten wir die kurze Nabelschnur (22 cm) ansehen (Obduktionsbefund des Pathol.-anat. Institutes der Univ. Greifswald: ausgedehnte subpleurale Blutungen über beiden Lungen, subpericardiale und subcapsuläre Thymusblutungen, mangelhafter Belüftungszustand beider Lungen, Fruchtwasseraspiration mit reichlich vernix caseosa Schollen).

Neonatal gingen 2 Kinder zugrunde. Bei beiden lag auf Grund des Obduktionsbefundes als Todesursache Fruchtwasseraspiration vor. Die Mütter dieser Kinder hatten ein erhebliches Hydramnion (bei Pat. Nr. 4818 konnten im Rahmen der Blasensprengung 2,4 Liter Fruchtwasser aufgefangen werden), welches hier nicht zurückgebildet wurde. Eine von ihnen haben wir durch Sectio entbunden, die andere kam nach Blasensprengung spontan nieder.

Dieser Gruppe (I) von Schwangeren, die unter hohen Insulindosen annähernd normoglycämisch eingestellt waren, stehen 27 Frauen (Gruppe II) gegenüber, die in alter Weise (Glycämie zwischen 100 und 200 mg%) behandelt wurden und vorzugsweise durch Sectio (23 bis 43 Tage, im Durchschnitt 32,4 Tage vor dem Termin) niederkamen. Der stationäre Aufenthalt vor der Entbindung betrug hier durchschnittlich 29,5 Tage (1 bis 89 Tage).

24 Frauen wurden durch Schnitt entbunden, 2mal erfolgte eine spontane Frühgeburt nach vorzeitigem Blasensprung. Schließlich wurde ein antenatal gestorbenes Kind 24 Tage nach dem Fruchttod (3 Tage vor dem errechneten Termin) spontan ausgestoßen.

Von den durch Sectio geborenen Kindern starben 4 neonatal. Als Todesursache fand sich hier auf Grund der Autopsie (Pathol.-anat. Institut der Univ. Greifswald) Fruchtwasseraspiration bezw. hyaline Membranbildung.

Nach Spontangeburt starb ein Kind. Es lagen schwere Mißbildungen vor (Mißbildung des Truncus arteriosus communis mit Hypoplasie der Aorta und zu großer Arteria pulmomalis. Deviation des Septum ventriculorum nach rechts mit Verkleinerung des rechten Ventrikels. Ausgedehnter Vorhofseptumdefekt. Deformierung des Aortensegels der Mitralis).

Die Ergebnisse der Entbindung dieser beiden unterschiedlich behandelten und entbundenen Gruppen zuckerkranker Schwangerer sind in Tabelle 35 gegenübergestellt.

TABELLE 35

Perinatale Mortalität bei Kindern diabetischer Mütter in Beziehung zum Entbindungsverfahren und mütterlichem Glycämieverhalten im letzten Schwangerschaftsdrittel

	Gruppe I		Gruppe II		
	Vaginale Entbind.	Abd. Schnitt-Entbind.	Vaginale Entbind.	Abd. Schnitt-Entbind.	Insgesamt
Zahl der Geburten	18	5	3	24	50
perinatale Todesfälle	2	1	2	4	9 [18%]
	13%		22%		
davon antenatal	Ø	Ø	1	Ø	1
davon intrapartal	1	Ø	Ø	Ø	1
davon neonatal	1	1	1[1])	4	7

Gruppe I: Hochinsuliniert mit Ziel der Normoglycämie
Gruppe II: Glycämie zwischen 100 und 200 mg%

[1]) Mit dem Leben nicht zu vereinende Mißbildung.

Bemerkenswert erscheint uns, daß in Gruppe I kein antenataler Fruchttod trotz gegenüber Gruppe II verlängerter Tragezeit beobachtet wurde.

Wegen des Einflusses, den hier die unterschiedliche Zusammensetzung der Kranken hinsichtlich des Schweregrades des Diabetes haben könnte, sind die beiden Gruppen in Tabelle 37 auf Grund der Klassifikation von White [303] aufgeschlüsselt. Hierbei ist allerdings festzustellen, daß der Anteil an fortgeschrittener Zuckerkrankheit (auf Grund des Vorhandenseins von Gefäßkomplikationen) in Gruppe II etwas größer ist und man könnte die besseren perinatalen Ergebnisse damit in Zusammenhang bringen. Hier werden erst weitere Erfahrungen an größerem Zahlenmaterial die Entscheidung bringen können. Diese Aufstellung zeigt aber auch, daß im Gesamtgeburtengut die besseren Ergebnisse gegenüber der vorangegangenen Serie (1952–1955) bei hinsichtlich des Diabetes schlechterer Zusammensetzung erzielt wurden.

Auch in ihrer durchschnittlichen Länge und Gewicht unterscheiden sich die Kinder beider Gruppen (siehe Tab. 37).

Einerseits ist auffällig (soweit die geringe Zahl Rückschlüsse erlaubt), daß, bei einer Differenz der Tragezeit von nur etwa 10 Tagen, in Gruppe I ein ganz erheblicher Längen-, aber auch Gewichtszuwachs erfolgt (theoretisch wäre nach Mall [181] innerhalb von 10 Tagen mit einer Längenzunahme von 1,5 cm zu rechnen). Dieses offenbar in den letzten Wochen der Schwangerschaft bei der diabetischen Frau beschleunigte Wachstum des Feten entspricht einer von Cardell [50] auf Grund pathologisch-anatomischer Befunde beobachteten Erfahrung.

TABELLE 36

Perinatale Mortalität bei Kindern diabetischer Schwangerer in Beziehung zu Schwere des Diabetes und mütterlichem Glycämieverhalten im letzten Schwangerschaftsdrittel (Gruppen wie Tabelle 35)

	Klasse des Diabetes nach White	A	B	C	D	F
	Zahl der Entbundenen vom 1. 1.—31. 12. 1956	Ø	20	11	15	4
Zahl der	Entbundenen in Gruppe I		11	5	7	Ø
	perinatal gestorbenen Kinder in Gruppe I		2	1	Ø	Ø
	Entbundenen in Gruppe II		9	6	8	4
	perinatal gestorbenen Kinder in Gruppe II		2	1	2	1
	perinatal gestorbenen Kinder insgesamt		4	2	2	1

Dazu ist aber noch festzustellen, daß dieses beschleunigte Wachstum unter mütterlichen Glycämieverhältnissen erfolgt, die denen gesunder Frauen nahekommen. Daraus würde sich erneut ein Anhalt ergeben, daß hyperglycämiebedingte Kohlenhydratmast sicher nicht die einzige Ursache des sogenannten Riesenwuchses der Früchte diabetischer Mütter ist.

TABELLE 37

Durchschnittliche Länge und Gewicht der Neugeborenen diabetischer Mütter in Beziehung zu Tragezeit und mütterlichem Glycämieverhalten

	Länge	Gewicht
Gruppe I, 23 Kinder	51,4	3588
Gruppe II, 26 Kinder	47,5	3090

Gruppe I: Tragezeit durchschnittlich 258 Tage. Hochinsuliert mit Ziel der Normoglycämie
Gruppe II: Tragezeit durchschnittlich 248 Tage. Glycämie zwischen 100 und 200 mg%

Im Verhalten der Kinder, die in Gruppe I auf natürlichem Wege geboren wurden, war bemerkenswert, daß, bis auf eine Ausnahme (die möglicherweise auch durch Versagen der Hebamme bedingt war), niemals Asphyxien auftraten. Wir möchten dies mit PHILLIP [235] auf den gegenüber der Schnittentbindung anderen, physiologischen Austrittsmechanismus zurückführen, wenn auch die zunehmende Reife eine Rolle gespielt haben mag.

Zweifellos können aber mit der durch Blasensprengung eingeleiteten Frühgeburt bei der diabetischen Schwangeren auch gewisse geburtshilfliche Komplikationen verbunden sein.

Der einen, dem besonders bei Fruchtwasservermehrung zu befürchtenden Nabelschnurvorfall, könnte durch hohe Blasensprengung weitgehend vorgebeugt werden (Instrument nach DREW-SMYTHE). Wir beobachteten ein derartiges Vorkommnis unter 18 durch Blasensprengung eingeleiteten Geburten einmal bei 5-markstückgroßem Muttermund (Pat. Nr. 1824), und beendeten die Entbindung hier durch sekundären Kaiserschnitt.

Eine andere Komplikation dürfte die Unterschätzung der kindlichen Größe sein und gelegentlich besonders bei der Schulterentwicklung zu Störungen führen.

Anmerkung bei der Korrektur:

Nach der Berichtszeit seit dem 1. 1. 1957 bis zum 2. 10. 1958 wurden nach den geschilderten Grundsätzen (Insulinierung bis an die Grenze der Toleranz, vorzugsweise Entbindung auf natürlichem Wege nicht früher als 21 Tage vor dem Termin) weitere 121 diabetische insulinbedürftige Schwangere behandelt und entbunden (Leiter der Entbindungsabteilung: Dr. med. LANGE). Bei einer Kaiserschnittfrequenz von 12 % wurden 122 Kinder geboren. Die perinatale Sterblichkeit beträgt in dieser Serie 12 %.

Schlußbetrachtung

Klinischen Einzelbeobachtungen und Erfahrungen verdanken wir vornehmlich die Besserung der Behandlungsergebnisse bei der zuckerkranken Schwangeren, die in der Senkung der perinatalen Mortalität, aber auch in einer nunmehr verringerten Operationsfrequenz ihren Ausdruck finden.

Während im Anfang unserer Bemühungen der Weg der Behandlung vorgezeichnet war durch Angaben und Erfahrungen anderer, konnten wir mit zunehmender Sammlung eigener Beobachtungen und Befunde die behandlerischen Maßnahmen vereinfachen und einschränken und damit in gleicher Weise dem mütterlichen und kindlichen Wohle dienen.

Es ist uns nicht gelungen, die Ursache der gestörten Fruchtentwicklung in der Schwangerschaft der diabetischen Frau im einzelnen aufzuklären. Bei der Schwierigkeit, die gegenseitigen Beziehungen im Stoffwechsel- und hormonalen Geschehen sowie ihre Lenkung zwischen Mutter und Frucht zu beurteilen und zu deuten, wird die Lösung dieses Problems noch vieler weiterer Untersuchungen und Beobachtungen bedürfen. Besonders erschwert wird die Erkenntnis der Beziehungen zwischen Mutter und Kind dadurch, daß das Tierexperiment wegen der im Vergleich zum Menschen anderen Placentation bis auf wenige, entweder wegen ihrer Kleinheit oder ihrer erschwerten Haltung kaum heranziehbarer Tiere, keine Rückschlüsse gestattet. Für die menschliche Frucht sind wir auf Augenblicksbeobachtungen, meist morphologischer Art oder unter der Geburt gewonnene angewiesen, vermögen aber funktionelle Störungen kaum zu erfassen.

Gewiß kann man sogenannte Dyshormonosen als Ursache der Embryopathia diabetica ansehen. Diese Conception der bei Diabetes der Mutter gestörten Fruchtentwicklung wird sicher durch Zusammenfügung vieler Einzelbefunde physiologischer und pathologischer Abläufe des Fetalwachstums zu weiteren Aufschlüssen beitragen. Vorerst aber ist unser Wissen über die hormonalen Zusammenhänge und Regulationen zwischen Mutter und Frucht in der normalen Schwangerschaft noch so lückenhaft, daß es schwerlich in der Lage ist, krankhafte Zustände zu klären. So ist es auch zu verstehen, daß die von SMITH c. s. [265] zur Behandlung von Gestosen inaugurierte und von WHITE [304] auf diabetische Schwangere übertragene Sexualhormontherapie trotz einleuchtender theoretischer Begründung bei sorgfältiger und kritischer klinischer Überprüfung sowohl bei Zuckerkranken wie Stoffwechselgesunden als wirkungslos befunden wurde [63, 245].

Auf die Ähnlichkeiten des Erscheinungsbildes und der klinischen wie pathologisch-anatomischen Befunde bei Embryopathia diabetica und fetaler Erythroblastose wurde bereits mehrfach hingewiesen. Sie sind in Tabelle 38 nochmals zusammengestellt.

Wir haben, weil wir zunächst annahmen, daß dieses Zusammentreffen gleicher Befunde vielleicht durch eine mit der Diabetesanlage verbundene Häufung Rh-negativer Blutfaktoreneigenschaft bei Zuckerkranken zu erklären sei, eine größere Anzahl diabetischer Frauen hinsichtlich ihres Rh-Systems überprüft. Es fand sich jedoch die gleiche Verteilung [313, siehe auch 57], wie sie DAHR für die Gesamtbevölkerung Deutschlands angibt.

Sauerstoffmangel infolge Anämie durch den Rh-bedingten Blutkörperchenzerfall ist letztlich die Ursache des Verhaltens und des Erscheinungsbildes erythroblastotischer Kinder. Als Versuch einer Kompensation der Anoxie ist hier besonders die überstürzte extramedulläre

TABELLE 38

	Befunde bei	
	fetaler Erythroblastose	Embryopathia diabetica
Placenta	groß, schwer, ödemreich Hist.: Persist. embryon. Zotten	groß, schwer, ödemreich Hist.: Persist. embryon. Zotten
Fruchtwasser	oft vermehrt	oft vermehrt
Fetalentwicklung	oft intrauteriner Fruchttod	oft intrauteriner Fruchttod
Äußeres Erscheinungsbild d. Feten	Hydrops	pastös, übergewichtig (Cushing-like)
Herz	gelegentlich vergrößert, (Glykogeneinlagerung)	gelegentlich vergrößert (Glykogeneinlagerung)
Leber	gelegentlich vergrößert, Blutbildungsherde, Glykogeneinlagerung	gelegentlich vergrößert, Blutbildungsherde, Glykogeneinlagerung
Pancreas	gelegentlich Inselhyperplasie	oft Inselhyperplasie
Hämopoëse	reichlich extramedullar	oft extramedullär
Blutbild	Anämie, Erythroblastose	keine Anämie, gelegentlich Erythroblastose

Blutbildung, aber auch die Herzvergrößerung und die hämangiomartige Kapillarisierung des Zottenstromas der Placenta aufzufassen [124]. Der Hydrops wird auf anoxische Kapillarwandschädigung zurückgeführt [220].

Wenn bei Kindern diabetischer Mütter ganz ähnliche Verhältnisse angetroffen werden wie bei Rh-geschädigten, liegt es nahe, auch hier Sauerstoffmangel als auslösende Ursache anzusehen. Dafür spricht besonders die bereits erwähnte (S. 49) erniedrigte O_2- und erhöhte CO_2-Spannung im Nabelschnurblut.

Das normale Verhalten der Hämoglobin- und Erythrozytenwerte im Neugeborenenblut – wir fanden bei 100 Neugeborenen 3 Stunden post partum Durchschnittszahlen von 5,4 Mill. Erythrozyten und 112% Hämoglobin – läßt eine Anämie als Ursache der Anoxie ausschließen. Dagegen können auch hier die Placentabefunde und das reichliche Vorhandensein extramedullärer Blutbildungsherde als Folge und Kompensationserscheinungen eines Sauerstoffmangels angesehen werden (diabetogene Erythroblastose nach FÜLLING und LODENKÄMPER, [88]).

Zwar ist die Zahl derjenigen zuckerkranken Schwangeren, bei denen mit hohen Insulindosen wenigstens in den letzten Schwangerschaftswochen eine annähernd normoglycämische Stoffwechsellage erzwungen wurde, noch gering. Jedoch läßt der komplikationslosere Schwangerschaftsverlauf, insbesondere das bisherige Ausbleiben intrauteriner Todesfälle und die Seltenheit von Polyhydramnie vermuten, daß, im einzelnen allerdings ungeklärte, Zusammenhänge zwischen dem mütterlichen Zuckerangebot und fetalen Sauerstoffbedarf vorliegen. Weitere Untersuchungen und Beobachtungen werden erforderlich sein, um diese Beziehungen zu erhellen.

Wenn unsere klinischen Beobachtungen auch die Bedeutung einer äußerst straffen Stoffwechselführung mit großen Insulindosen hervorheben, so können allerdings allein die Glycämieverhältnisse nicht alle Erscheinungen der Embryopathia diabetica erklären.

Dieses komplexe Bild dürfte durch eine Mehrzahl von Faktoren bedingt sein.

Auf die mannigfaltige Genese von Mißbildungen bei Früchten diabetischer Mütter wurde bereits hingewiesen.

Die Ursache des Riesenwuchses der Kinder zuckerkranker Eltern als Folge genetischer Anomalien wurde erwähnt.

Es ist auch daran zu denken, daß die fetale Reaktionsweise auf eine schädigende Peristase unabhängig von ihrer Art möglicherweise begrenzt und uniform ist und derart gewisse Ähnlichkeiten zwischen fetaler Erythroblastose und Embryopathia diabetica (Hyperplasie der Langerhans'schen Inseln, Hydrops) zu deuten sind.

Der von Hoet [121] hervorgehobene Cushing-artige Habitus der Neugeborenen diabetischer Mütter sowie die vereinzelt gefundenen Veränderungen in seinem Elektrolythaushalt [144] weisen auf verstärkte Einflüsse corticoider Wirkstoffe hin. Ob es sich hier um eine spezifische Erscheinung bei mütterlichem Diabetes handelt oder um eine allgemeine fetale Reaktionsweise auf eine schädigende Peristase während der Fruchtentwicklung, muß wiederum ungeklärt bleiben. Auch kann über die Herkunft dieser Wirkstoffe – mütterliche oder kindliche Nebennierenrinde, Placenta – nichts ausgesagt werden.

Weil von Frauen in der praediabetischen Phase oft ganz ähnlich wie bei manifester Zuckerkrankheit geschädigte Kinder geboren werden, fordert Hoet [121] bereits in diesem durch Glucosebelastung (Hoet) erkennbaren Stadium eine Insulinbehandlung der Mutter. Der günstige Einfluß einer solchen Therapie könnte ähnlich wie bei unseren Beobachtungen manifest diabetischer Frauen auf eine Senkung der gesamten maternen Glycämielage, die in der praediabetischen Phase während der Gestation vielleicht nicht mehr möglich ist, zurückzuführen sein. Hoet [121] vermutet eine direkte Wirkung des Insulins auf den Glycogengehalt des Endometriums und der Placenta und damit auf die Fruchtentwicklung.

Auf welchem Wege eine solche Behandlung auch die Embryonal- und Fetalentwicklung beeinflußt, sei es durch direkte Insulinwirkung, sei es durch die Höhe der mütterlichen Glycämie oder Wirkung über das Nebennierenrindensystem, so scheint nach klinischen Erfahrungen in der Schwangerschaft bei zuckerkranken Frauen eine hohe Insulindosierung mütterliche und kindliche Komplikationen weitgehend zu verhüten. Dabei sind die Insulingaben so zu bemessen, daß eine materne Glycämie erzielt wird, wie sie bei stoffwechselgesunden Schwangeren vorliegt.

Unter dieser Stoffwechselführung wird der Termin der vorzeitigen Entbindung offenbar nicht von der Gefahr des antenatalen Fruchttodes, sondern von der Größe des Kindes im Hinblick auf einen spontanen Geburtsablauf bestimmt. Infolge der damit erreichten Annäherung an die volle funktionelle Reife des Kindes, sind auch bei Geburt auf natürlichem Wege weniger geburtstraumatische Schäden zu fürchten. Die der Schnittentbindung erhöhte eigentümliche neonatale Mortalität wird ausgeschaltet. Zugleich nähert sich infolge der herabgesetzten Operationsfrequenz auch die Geburt bei der zuckerkranken Frau mehr den Verhältnissen der gesunden und damit dem Anspruch der Zuckerkranken auf die „bedingte Gesundheit".

Zusammenfassung

Die Probleme der Kombination von Diabetes und Gravidität werden auf Grund des Schrifttums dargestellt. Eigene Beobachtungen werden mitgeteilt und über die Ergebnisse der Behandlung von insgesamt 159 zuckerkranken Schwangeren berichtet. Neue Gesichtspunkte, die geeignet erscheinen, die funktionellen Störungen der durch Zuckerkrankheit komplizierten Gestation zu erhellen, werden dargelegt.

Es ergeben sich folgende Grundsätze:

1. Die physiologische Erniedrigung der Zuckerausscheidungsschwelle der Nieren in der Schwangerschaft, sowie ihr Anstieg im Wochenbett kann zu differentialdiagnostischen Schwierigkeiten bei der Abtrennung einer sogenannten Schwangerschaftsglycosurie von einem Diabetes führen. Eine sichere Klärung ist im Rahmen der Traubenzuckerbelastung möglich.

   Die Veränderung der Zuckerausscheidungsschwelle der Nieren ist bei der Beurteilung des diabetischen Stoffwechsels der Schwangeren und Wöchnerinnen auf Grund der Urinzuckerausscheidung zu beachten.

2. Einflüsse der Schwangerschaftsglycosurie im Sinne einer praediabetischen Phase auf die Entwicklung der Frucht sind nicht nachweisbar.

3. Der diabetische Stoffwechsel erleidet in der Schwangerschaft überwiegend eine Verschlechterung im Sinne einer Abnahme der Kohlenhydrattoleranz und Zunahme des Insulinbedarfs. Nach der Entbindung erfolgt in der Regel eine Rückkehr zu den Stoffwechselverhältnissen vor der Gravidität.

4. Ähnlich wie bei der Gesunden mit fortschreitender Gravidität eine Erniedrigung der gesamten Glycämielage erfolgt, toleriert auch die Zuckerkranke in der Spätschwangerschaft niedrige Blutzuckerwerte, die außerhalb der Gestation zu subjektiven Störungen führen.

5. Vor dem antenatalen Fruchttod wird eine gewisse Besserung der Kohlenhydrattoleranz beobachtet, die mit Absterben der Frucht einer akuten Verschlechterung Platz macht. Klinisch kann diese Erscheinung als Zeichen des bevorstehenden bezw. eingetretenen Fruchttodes angesehen werden. Theoretisch erklären wir sie einerseits durch steigenden kindlichen Kohlenhydratabhub oder abnehmende (diabetogene) Wirkstoffbildung der alternden Placenta, andererseits durch Insulinresistenz im Rahmen der Resorption fetaler Autolyseprodukte und gesteigerten Produktion proteolytischer Fermente.

6. Diabetische Gefäßkomplikationen (Retinopathie, Nephropathie) zeigen in der Schwangerschaft, besonders wenn ein fortgeschrittenes Stadium vorliegt, eine Tendenz zur schnelleren Progression, jedoch sind Rückbildungen post partum möglich.

7. Während die Abortfrequenz bei diabetischen Schwangeren nicht erhöht ist, liegt eine deutliche Steigerung der Frühgeburtenhäufigkeit vor. Sie wird besonders durch Stoffwechseldekompensationen, Harnwegsinfektionen und Fruchtwasservermehrung verursacht.

8. Eine Häufung von Frühtoxicosen und echten Spättoxicosen wird nicht beobachtet. Die Symptome diabetischer Gefäßleiden (Nephropathie) können eine Spättoxicose vortäuschen.
9. Die Schwangerschaftspyelitis ist eine Komplikation, die bei zuckerkranken Frauen gegenüber gesunden in höherer Frequenz auftritt und Mutter und Frucht gefährdet.
10. Eine besondere Häufung von Lageanomalien und Wehenschwäche ist nicht zu beobachten, jedoch kann, infolge der bevorzugt angewandten Schnittentbindung, darüber keine sichere Aussage gemacht werden.
11. Als eigentümliche geburtshilfliche Komplikation tritt das Hydramnion mit einer Frequenz von 54% bei der diabetischen Schwangeren in Erscheinung. Die Fruchtwasservermehrung steht in Zusammenhang mit der Stoffwechselgüte und hat keine Beziehung zur allgemeinen Ödembildung. Rückbildung vorhandener Hydramnien nach Stoffwechselkompensation wird beobachtet. Es besteht eine Beziehung zwischen Polyhydramnie und der Höhe des Blutzuckerniveaus in den letzten Schwangerschaftswochen: je höher die gesamte Glycämielage, um so häufiger das Hydramnion.
12. Das Reduktionsvermögen des Fruchtwassers ist abhängig von dem der Mutter bzw. des Feten. Es folgt der mütterlichen und fetalen Glycämie.

    Bei abgestorbener Frucht ist diese Abhängigkeit nicht mehr nachweisbar.
13. Die Veränderungen im Serumeiweiß entsprechen denjenigen, wie sie auch bei Gesunden im Laufe der Gestation beobachtet werden.
14. Die Wundheilung ist bei der stoffwechselkompensierten diabetischen Frau völlig ungestört.

    Der Diabetes ist keine Gegenindikation zur operativen Entbindung.
15. Die Lactation ist bei diabetischen Wöchnerinnen meist unzureichend und versiegt bald. Es besteht aber die Möglichkeit, daß diese Erscheinung in unserem Beobachtungsgut durch das späte Anlegen der Neugeborenen bedingt ist. In Einzelfällen wird bei voller Stilltätigkeit keine ungünstige Beeinflussung des Stoffwechsels beobachtet.
16. Die Frucht der diabetischen Mutter ähnelt in ihrem äußeren Erscheinungsbild, ihren morphologischen Einzelbefunden und teilweise in ihrem funktionellen Verhalten weitgehend der schwer Rh-geschädigten. Sauerstoffmangel wird als eine gemeinsame Ursache dieser Fetosen angenommen. Bei mütterlichem Diabetes scheint ein Zusammenhang zwischen mütterlicher Glycämie und Sauerstoffmangel vorzuliegen.
17. Die antenatale kindliche Sterblichkeit steht nach bisherigen klinischen Beobachtungen in Beziehung zur Höhe der mütterlichen Glycämielage in den letzten Schwangerschaftswochen: bei annähernd normoglycämischen zuckerkranken Schwangeren wurde kein intrauteriner Fruchttod beobachtet.
18. Die neonatale Sterblichkeit ist weitgehend abhängig von der Frühgeburtlichkeit, aber auch dem Entbindungsverfahren. Sie wird in unserem Beobachtungsgut (neben Mißbildung als Ursache) ganz vorwiegend durch Fruchtwasseraspiration bzw. hyaline Membranbildung bedingt.
19. Die der Schnittentbindung eigene erhöhte neonatale Letalität verringert ihren Wert als grundsätzliches Entbindungsverfahren bei diabetischen Schwangeren.
20. Polyhydramnie begünstigt das Auftreten von Fruchtwasseraspirationen bzw. hyaliner Membranbildung.
21. Die Mißbildungsrate bei Kindern diabetischer Schwangerer ist erhöht. Die Ursachen werden erörtert.

22. Das Glycämieverhalten der Neugeborenen diabetischer Mütter unterscheidet sich praktisch nicht von demjenigen der Kinder gesunder Frauen. Glucosegaben sind nicht erforderlich. Jedoch sind bei der Mutter unter der Geburt erhebliche Hyperglycämien zu vermeiden, um reaktiven Blutzuckerschwankungen des Neugeborenen vorzubeugen.

23. Die antenatale kindliche Sterblichkeit kann vernachlässigt werden, wenn annähernd normoglycämische Verhältnisse im letzten Schwangerschaftsdrittel bestehen. Unter diesen Umständen ist der Diabetes per se keine Indikation zur vorzeitigen Geburt. Vielmehr wird der Zeitpunkt der Entbindung und ihr Verfahren von geburtshilflichen Gesichtspunkten bestimmt: Vermeidung eines Mißverhältnisses bei übergroßem Kind.

24. Zur Größenbestimmung des Feten in utero kann neben sorgfältiger äußerer Untersuchung die röntgenologische Längenmessung herangezogen werden. Ihre Fehlerbreite wird diskutiert und der Nachweis von Knochenkernen als wertvolle Ergänzung zur Feststellung der kindlichen Reife hervorgehoben.

25. Als wesentlichste Voraussetzung für die ungestörte Entwicklung der Frucht ist bei der zuckerkranken Frau ein optimaler Stoffwechselausgleich anzusehen. Während vor der Conception und im Zeitraum der Embryogenese Glycopenien vermieden werden müssen, soll in der zweiten Schwangerschaftshälfte die Kompensation des Stoffwechsels mit der größten noch tolerierten Insulinmenge angestrebt werden. Das bedeutet praktisch, daß bei der nicht komplizierten zuckerkranken Schwangeren die Urinzuckerausscheidung trotz erniedrigter Zuckerausscheidungsschwelle der Nieren ein Maß für den der Gestation adäquaten Stoffwechselausgleich darstellt.

26. Die Behandlung der Neugeborenen hat entsprechend seiner funktionellen Reife zu erfolgen, für die bei Früchten diabetischer Mütter Länge und Gewicht nicht maßgeblich sind. Zuckergaben sind nicht erforderlich.

Literaturverzeichnis

Anmerk:

Erste Zahl = Jahrgang bzw. Nr., zweite Zahl = Seitenangabe.

1. AARSETH, S.: Tiddskr. norske laegefor. 74–449 (1954).
2. ABELOVE, W. A., J. J. RUPP und K. E. PASCHKIS: J. of Clin. Endocrin. a. Metabol. 14–32 (1954).
3. ADAMS, Th. W.: Amer. J. Obstetr. a. Gynec. 5–160 (1955).
4. ADAMS, Th. W., J. M. WHITELY und M. H. PARROTT: The Western J. of Surg., Obstetr. a. Gynec. 61–448 (1953).
5. AHVENAINEN, E. K.: Ann. Med. Exp. et Biol. Fenniae 31–320 (1953).
6. ALBERS, H.: In Seitz-Amreich, Biologie u. Pathologie des Weibes, Bd. VIII/2 (Urban. und Schwarzenberg, München-Berlin 1951).
7. ALLWEIS, D.: Progress of Clin. Endocrin. 262 (1950).
8. ANDERSON, G. S.: J. Path. Bact. 67–241 (1954).
9. ANDERSON, G. W.: Bull. of the New York Akad. of Med. II–31–159 (1955).
10. ANDREAS, H.: Arch. Gyn. 173–600 (1942).
11. ASHTON, U.: Acta XVI concil.. optalmol. (Britan.) 411 (1950).
12. ASSALI, U. S., und J. HAMARMESZ: Endocrinology 55–561 (1954).
13. AUSED-CALLAU, J.: Rev. Brasil. Gastroenterolog. 4–945 (1952).
14. BACHMANN, C.: Amer. J. Med. Sci. 223–681 (1952).
15. BADINAND, A., R. MALLEIN und J. COTTE: Comptes rendus des Séances de la Soc. de Biol. 323 (1953).
16. BAYLISS, R. J. S., J. C. MACBROWNE, B. P. ROUND und A. W. STEINBECK: Lancet 6854–268 (1955).
17. BARNS, H. H. F. und M. E. MORGANS: Brit. Med. J. 1–1058 (1952).
18. BARTELHEIMER, H., und K. KLOOS: Z. ges. exp. Med. 119–246 (1952).
19. BARTELHEIMER, H.: Z. klin. Med. 135–222 (1938).
20. BECKMANN, W.: Ärztl. Wschr. 8 028 (1953).
21. BEDOYA, J. M. und M. RODRIGUEZ: Arch. med. exp. (Madrid) 15–177 (1952) Ref. Ber. über d. ges. Gyn. 49–179 (1953).
22. BEDOYA, J. M. und V. JIMENEZ: Arch. Gynecol. 192–739 (1953).
23. VAN BEEK, C.: Vortr. 3. Sympos. Dtsch. Ges. Endokrin. 1. 3. 1955 (Bonn).
24. BEETHAM, W. P.: Tr. Amer. ophtalm. Soc. 48–205 (1950).
25. BELL, E. T.: Renal Diseases (2nd Fd. London 1950).
26. BENDA, L., E. DEUTSCH, Th. MARKOFF und E. RISSEL: Klin. Med. (Wien) 8–1 (1953).
27. BENDFELDT, E. und F. BERTRAM: Therapie der Gegenwart 94–1 (1955).
28. BENNEWITZ, H. G.: De diabete mellito, graviditatis symptomate. Diss. inaug. med. Berolini 1824.
29. BERGLUND, B. und R. ZETTERSTRÖM: Acta paediatr. scand. 43–368 (1954).
30. BERGMANN, P.: Särtryck ur Nordisk Medicin 49–165 (1953).
31. BERGQUIST, N.: Acta endocrin. scand. 15–166 (1954).
32. BERINGER, A.: Wien. Kl. Wschr. 66–724 (1954).
33. BIANCHI, C.: Ann. Obstetr. 61–1007 (1939).
34. BJERKELUND, Ch. J.: Acta med. scand. 159–133 (1951).
35. BJÖRKLUND, S.-I.: Acta paediatr. scand. 42–526 (1953).
36. BJÖRKLUND, S.-I.: Acta endocrin. scand. 18–133 (1955).
37. BLEEK, H. und H. VEIT: Klin. Wschr. 30–895 (1952).
38. BLYSTAD, W.: Arch. Dis. Childh. 31–33 (1956).
39. BOUCHARDAT, C.: De la Glycosurie ou Diabète sucré (Bailliere, Paris 1875).
40. BRANDSTRUP, E., G. JÖRGENSEN und J. PEDERSEN: Danish. Md. Bull. 1–125 (1954).
41. BRANDSTRUP, E. und H. OKKELS: Acta obst. a. Gynec. scand. 181–136 (1938).

42. BROD, J. und M. CHYTIL: Casopis Lekaru Ceskych 1–9 (1953).
43. BROD, J. M. CHYTIL und F. CHYTIL: Casopis Lekaru Ceskych 18–481 (1953).
44. BROMBERG, Y. M., A. SADOWSKY und F. G. SALMAN: J. of the Med. Assoc. of Israel 45–2 (1953).
45. BROSSET, A. und L. WERKÖ: Nord. Med. 43–1710 (1950).
46. BRUNS, P. D. und L. V. SHIELDS: Amer. J. Obstetr. a. Gynec. 61–953 (1951).
47. BÜCHNER, F.: Münch. Méd. Wschr. 97–1673 (1955).
48. BUSH, J. E.: Ciba Found. Colloqu. on endocr. Vol. V (Churchill, London 1953).
49. CADDEN und FARIS: Amer. J. Obstetr. 33–421 (1936); Ref. Zbl. Gyn. 61–840 (1937).
50. CARDELL, B. S.: J. of Obstetr. a. Gynec. of the Brit. Emp. LX–834 (1953).
51. CASSANO, F. und C. TARANTINO: Rass. Fisiopat. 27–229 (1955); Ref.: Ber. Gyn. 58–69 (1956).
52. CASSANO, F. und C. TARANTINO: Ann. d'Endocrin. 16–460 (1955); Ref.: Ärztl. Wschr. 11–570 (1956).
53. CHOMETTE, G.: Beitr. path. Anat. 115–439 (1955).
54. CHRISTIE, A.: J. Dis. Childh. 77–355 (1949).
55. CORNELL: Disc. zu Randall: Amer. J. Obstetr. a. Gynec. 54–624 (1947).
56. DE COURCY, C., C. H. GRAY und J. B. LENNON: Natúre 170–497 (1952).
57. CRAIG, J. und I. WANG: Glasgow Med. J. 36–261 (1955).
58. CRAMPTON, J. H., L. J. PALMER, W. J. STEENROD, jr. und C. D. DAVIS: Proc. of the Amer. Diab. Assoc. 10–93 (1950).
59. CREERY, R. D. G. und T. J. PARKINSON: Arch. Dis. Childh. 138–134 (1953).
60. DE, T. D. und G. W. ANDERSON: Amer. J. Obstetr. a. Gynec. 68–1557 (1954).
61. DIBBELT, L.: 121. Tg. d. Niederrhein.-westf. Ges. f. Gyn. u. Gebh. (am 19. 1. 1952).
62. DICK, jr., F. und E. R. PUND: Arch. Path. 47–307 (1949).
63. DIECKMANN, W. J., M. E. DAVIS, L. M. RYNKIEWICZ und R. E. POTTINGER: Amer. J. Obstetr. a. Gynec. 66–1062 (1953).
64. DIETEL, H.: Zbl. Gyn. 61–700 (1937).
65. DIETEL, H.: Zbl. Gyn. 78–85 (1956).
66. DOLFF, C.: Gebh. u. Frhk. 14–272 (1954).
67. DONATO, L. und G. TURCHETTI: Medicina (Parma) 4–633 (1954).
68. DRURY, M. I.: Medicine Illustrated 302 (1954).
69. DUNCAN, G. G., M. E. DAVIS, E. S. TAYLOR, L. J. PALMER und P. WHITE: Diabetes 6–453 (1954).
70. DURAISWAMI, P. K.: Brit. Med. J. 2–384 (1950).
71. EARLE, D. P., J. D. ALEXANDER, S. J. FARBER und E. D. PELLEGRINO: Proc. of the second clinical ACTH Conf., New York the Blakiston Co. 16–139 (1951).
72. EHRICH, W.: Klin. Wschr. 13–584 (1934).
73. ELERT, R.: Wien. Klin. Wschr. 64–289 (1952).
74. ELIAS, H., J. GUDEMANN und R. ROUBITSCHECK: Wien. Arch. innere Med. 11–567 (1925).
75. ELLIS, A.: The J. of the med. Soc. of New Jersey 49–392 (1952).
76. ENGFELDT, B. und G. HULTQUIST: Acta endocrin (scand.) 14–181 (1953).
77. EWERBECK, H. und H.-E. LEVENS: Mschr. Kinderheilk. 98–436 (1950).
78. FAHR, T.: Virch. Arch. 309, 16 (1942).
79. FERNER, H.: Das Inselsystem des Pancreas. Georg Thieme, Stuttgart 1952.
80. FISCHER, F.: Wien. Med. Wschr. 106–45 (1956).
81. FOCKEN, A.-K.: Z. Klin. Med. 151–199 (1954).
82. FÖLLMER, W.: Das Verhalten der Ketonkörper während Cyclus und Schwangerschaft. Georg Thieme, Leipzig 1950.
83. FORSTER, P. A. und B. G. FRANCIS: Brit. J. of Anaest. 27–291 (1955).
84. FRANK, E. und M. NOTHMANN: Münch. Med. Wschr. 67–1433 (1920).
85. FRANK, E.: Pathologie des Kohlenhydratstoffwechsels. Benno Schwabe & Co., Basel 1949.
86. FRIEDENWALD, J. S.: J. Amer. Med. Assoc. 150–969 (1952).
87. FROEWIS, J. und W. PLATTNER: Wien. kl. Wschr. 67–508 (1955).
88. FÜLLING, G. und H. LODENKÄMPER: Z. f. Kinderhk. 73–174 (1953).
89. FUTCHER, P. H. und N. W. LONG: Bull. Johns Hopkins Hosp. 94–128 (1954).
90. GAUCHAT, R. D.: J. of the Iowa State Med. Soc. 416 (1953).
91. GANDAR, R.: Congr. intern. de Gynec. et Obstetr. Genêve 1954.
92. GEMZELL, C. A.: J. clin. Endocrin. a. Metabol. 13–898 (1953).
93. GERSTMANN, H. und E. KLAFTEN: Zbl. Gyn. 61–1 (1937).
94. GIBSON, Th. E.: Amer. J. Obstetr. a. Gynec. 63–1326 (1952).
95. GILBERT, I. A. L. und D. M. DUNLOP: Brit. Med. J. 48 (1949).

96. GIVEN, W. P.: New York State j. of Med. 52—2794 (1952).
97. GIVEN, W. P., R. G. DOUGLAS und E. TOLSTOI: Med. Clin. of North Am. 35—659 (1951).
98. GIVEN, W. P., R. G. DOUGLAS und E. TOLSTOI: Amer. J. Obstetr. a. Gynec. 59—792 (1950).
99. GOVAERTS, P.: Physiopathology of glucose excretion by the human kidney. Syllabus London 31. 1. 1952.
100. GOVAERTS, P. und H. MULLER: Bull. Acad. Roy. Med. Belg., Serie T. 3—491 (1938).
101. GRAEFE, M.: Die Einwirkungen des Diabetes mellitus auf die weiblichen Sexualorgane und ihre Funktionen. (G. Marhold, Halle 1898.)
102. GRAY, C. H.: The Lancet 2—665 (1938).
103. GREBE, H.: Fol. hered. et pathol., Vol. III, Fasc. II 143 (1954).
104. GREIF, St. und E. MORO: Wien. kl. Wschr. 64—901 (1952).
105. GREIF, St. und E. MORO: Z. f. innere Med. 33—519 (1952).
106. GRIFFITHS, J. A.: Quart. J. Med. 22—405 (1953).
107. GUINIOT, M.: Rev. Practicien 431 (1953).
108. HALL, G. F. M.: J. Path. Bact. 64—103 (1952).
109. HALL, R. E. und A. J. B. TILLMANN: Amer. J. Obstetr. a. Gynec. 61—1107 (1951).
110. HAMILTON, G. H.: J. of Obstetr. a. Gynec. of the Brit. Emp. LX—533 (1953).
111. HANHART, E.: Verh. Dtsch. Ges. f. Verd. u. Stoffwkrkh. XVI. Tg. 1952, S. 22.
112. HANON, F., M. COQUOIN-CARNOT und P. PIGNARD: Semaine Hôpitaux (Paris) 31—142 (1955).
113. HARNAES, K. und K. H. TORP: Arch. Dis. Childh. 145—199 (1954).
114. HARTL, H.: Gebh. u. Frhk. 15—83 (1955).
115. HECK, W.: Dtsch. med. Wschr. 77—1069 (1952).
116. HELLER, L.: Vortr. 31. Tg. Dtsch. Ges. f. Gynäk. 21. 9. 1956.
117. HENRY, J. S., E. H. VENNING und J. S. L. BROWN: Internat. Clinics 4—67 (1938).
118. HERZSTEIN, J. und H. DOLGER: Amer. J. Obstetr. a. Gynec. 51—420 (1946).
119. HEYNEMANN, Th.: Z. Gebh. u. Gynäk. 111—149 (1935).
120. HIMWICH, FAZEKAS und HOMBURGER: (zit. nach P. WHITE in The Treatment of Diabetes mellitus) Endocrinol. 33—96 (1943).
121. HOET, J. P.: Diabetes 3—1 (1954).
122. HOET, J. P. und L. BRASSEUR: Ann. Endocrin. 15—26 (1954).
123. HÖRMANN, G.: Dtsch. med. Wschr. 52—1741 (1950).
124. HÖRMANN, G.: Vortrag 31. Tg. Dtsch. Ges. f. Gyn. Heidelberg 20. 9. 1956.
125. HOLZBACH, E.: Zbl. Gyn. 48—2610 (1926).
126. HOLZBACH, E.: Zbl. Gyn. 51—641 (1929).
127. HORSKY, J.: Cescoslov. Gynaekol. 18—333 (1953).
128. HOSEMANN, H.: Dtsch. med. Wschr. 72—410 (1947).
129. HOSEMANN, H. und E. HALFGAP: Dtsch. med. Wschr. 81—1536 (1956).
130. HOSEMANN, H.: in Brock, J.: Biologische Daten für den Kinderarzt, Bd. I Springer, Berlin-Göttingen-Heidelberg 1954.
131. HURWITZ, D. und K. HIGANO: New England J. of Med. 247—305 (1952).
132. JACKSON, W. P. U.: Lancet 6891—625 (1955).
133. JANERT, H., G. MOHNIKE und L. GÜNTHER: Klin. Wschr. 34—807 (1956).
134. JOHN, H. J.: Zbl. Gyn. 72—1766 (1950).
135. JOHN, H. J.: Dtsch. Gesundheitswesen 1518 (1951).
136. JOHN, H. J.: Diabetes und Gravidität (Diss. Greifswald 1943).
137. JOHNSON, H. R. und W. J. HAINES: Science, 116—456 (1952).
138. JONES, B. F.: Maryland State Med. J. 2—368 (1953); Ref. Diabetes 3—484 (1954).
139. JONES, S. W.: Amer. J. Obstetr. a. Gynec. 66—322 (1953).
140. JONES, S. W.: Amer. J. Obstetr. a. Gynec. 71—318 (1956).
141. JOSLIN, E. P.: The Treatment of Diabetes mellitus. Lea und Febiger, Philadelphia 1952.
142. KADE, H. und H. DIETEL: Dtsch. med. Wschr. 77—773 (1952).
143. KASS, A., A. VOLL und S. AARSETH: Diabetes 4—147 (1955).
144. KASS, H. E., S. H. INGBAR und M. FINLAND: Proc. Soc. Exper. Biol. a. Med. 73—669 (1950).
145. KATSCH, G.: Dtsch. med. Wschr. 1331 (1950).
146. KATSCH, G.: Wissenschaftl. Zschr. d. Univ. Greifswald, I, 1951/1952, mathem.-naturw. Reihe Nr. 2.
147. KATSCH, G.: Med. Welt 15—1161 (1941).
148. KATSCH, G.: Z. Klin. Med. 114—1 (1930).
149. KATSCH, G.: Diskussionsbemerkung 98. Verh. d. Ges. Dtsch. Naturforscher u. Ärzte (15. 9. 1954).

150. KATSCH, G.: Zbl. Gyn. 72—1756 (1950).
151. KATSCH, G.: Münch. Med. Wschr. 99—31—1108 (1957).
152. KATSCH, G.: Dtsch. Med. Wschr. 1948, S. 271.
153. MCKAY, D. G., K. BENIRSCHKE und G. W. CURTIS: Am. J. Obstetr. a. Gynec. 2—133 (1953).
154. KEHRER, E.: Seitz-Amreich, Biologie und Pathologie d. Weibes, VII, 1 (Urban u. Schwarzenberg, München-Berlin 1952).
155. KEISER, G.: Helv. paed. Acta 10—470 (1955).
156. KIMMELSTIEL, P. und C. WILSON: Am. J. Path. 12—83 (1936).
157. KLEBANOW, D. und H. HEGNAUER: Med. Klin. 45—1198 (1950).
158. KLEINSCHMIDT, A.: Verh. d. Dtsch. Ges. f. Innere Med. 57 (1951).
159. KLOOS, K.: Verh. Dtsch. Ges. Innere Med. 59 (1953).
160. KLOOS, K.: Virchows Arch. 321—177 (1952).
161. KLOOSTERMANN, J. G. und B. L. HUIDEKOPER: Gynaecologia 138—529 (1954).
162. KOLLER, D.: Acta obst. et gyn. scand. 32—80 (1953).
163. KOMROWER, G. M.: Arch. Dis. Childh. 29—28 (1954).
164. KÜSTNER, H.: Arch. Gyn. 122—282 (1924).
165. LAMBLE, A. T. und A. MACFARLANE: The Quarterly J. of Med. 24—94 (1955).
166. LANDAUER, W.: J. exp. Zool. 105—145 (1947).
167. LANDAUER, W.: J. exp. Zool. 98—65 (1945).
168. DELANGE, C.: Ann. paediatr. (Basel) 173—345 (1949).
169. LECORCHE: Du diabète sucré chez la femme (Paris 1886), zit. nach Graefe.
170. LENZ, W.: in Brock, Biologische Daten für den Kinderarzt. Springer, Berlin-Göttingen-Heidelberg 1954.
171. LEVENS, E.-H.: Die Serumproteine in der normalen und toxischen Schwangerschaft. Karger, Basel 1952.
172. LITTLE, M. D., L. J. HAMPTON und M. L. WHITE: Anaestesiology 13—518 (1952).
173. LLOYD, C. W., E. C. HUGHES, J. LABOTZKY, J. RIENZO und G. M. AVERY: J. of clin. Invest. 31—1056 (1952).
174. LONG, N. W., W. L. HARTMANN, P. H. FUTCHER und N. J. EASTMANN: Amer. J. of Obstetr. a. Gynec. 3—160 (1954).
175. LONG, J. S., H. BOYSEN und F. O. PRIEST: Amer. J. Obstetr. a. Gynec. 70—282 (1955).
176. LOWREY, G. H., B. B. GRAHAM und M. U. TSAO: Pediatrics 13—527 (1954).
177. LYNCH, M. J. und L. D. MELLOR: Lancet 1002 (1955).
178. MAGNIN, P., E. ZAHEDI und G. PROST: Gynecol. et Obstetrique 51—375 (1951).
179. MAGNUS, L. A.: Oppenheimer, Handbuch der Biochemie, 1. Aufl., 3—477; Gustav Fischer, Jena 1909.
180. MAJEWSKI, A.: Gebh. u. Frhk. 13—25 (1953).
181. MALL: zit. nach Bickenbach in Seitz-Amreich, Biologie u. Pathologie des Weibes VII—157 (1952).
182. MANSELQ, R. V.: Am. J. Obstetr. a. Gyn. 69—1136 (1955).
183. MARTIUS, H.: Lehrbuch der Geburtshilfe. Thieme, Stuttgart 1949.
184. MASSENBACH, Frh. v.: Disk. 31. Tg. Deutsch. Ges. f. Gynäk. 21. 9. 1956.
185. MAYER, J. B.: Ergeb. d. inn. Med. u. Kinderhk. IV—367 (1953).
186. MAYER, J. B.: Z. f. Kinderhk. 71—183 (1952).
187. MAYER, J. B.: Arch. Kdhk. 153—123 (1956).
188. MEESMANN, A.: Med. Klinik 49—27 (1954).
189. MEISSNER, W. A., und S. C. SOMMERS: J. clin. Endocrin. 10—603 (1950).
190. MESTWERDT, G.: Gebh. u. Frhk. 12—637 (1952).
191. MESTWERDT, G.: Vortrag 31. Tg. d. Dtsch. Ges. f. Gyn. 18. 9. 1956.
192. MEYERHEIM, G. und H. J. HÜBENER: Naturwissensch. 39—482 (1952).
193. MILLER, H. C., F. C. VEHRLE, und D. M. GIBSON: Pediatrics 7—611 (1951).
194. MILLER, H. C.: J. pediatr. 29—455 (1946).
195. MOHNIKE, G. und H. RICHTER: Z. Klin. Med. 151—467 (1954).
196. MOHNIKE, G. und M. WORM: Klin. Wschr. 32—64 (1954).
197. MOHNIKE, G. und M. WORM: Klin. Wschr. 34—762 (1956).
198. MOORE, L., DU PAU und C. L. BUXTON: zit. nach Stürmer.
199. MORITZ, E.: Wien. Klin. Wschr. 67—198 (1955).
200. MOSELEY, H. R.: J. exp. Zool. 105—279 (1947).
201. NAPP, J. H.: Die Medizinische 8—275 (1956).
202. NAUNYN, B.: Der Diabetes mellitus. A. Holder, Wien 1906.

203. Nelson, H. B., L. Gillespie, und P. White: Am. J. Obstetr. a. Gynec. 1—219 (1953).
204. Nevinny, H. und G. Schretter: Arch. Gyn. 140—197 (1930).
205. Newcomb, A. L.: Amer. J. Obstetr. a. Gynec. 71—74 (1956).
206. Nixon, W. C. W.: Ann. d'Endocrin. 15—20 (1954).
207. Noack, H. D.: Dtsch. Ges.wesen 9—165 (1954).
208. Nölle, H.: Münch. Med. Wschr. 79—380 (1932).
209. Norval, M.: J. Pediatrics 36—177 (1955).
210. Nothmann, M. und A. Hermstein: Arch. Gyn. 150—287 (1932).
211. Nürnberger, L.: Monatsschr. f. Gebh. u. Gynäk. 105—1 (1937).
212. Oakley, W.: Brit. Mes. J. 4825—1413 (1953).
213. Oakley, W. und J. Peel: Trans. XII. Brit. Congr. Obstetr. a. Gyn. London 1949. Zit. nach Pedersen: Acta endocr. scand. 15—342 (1954).
214. Offergeld, H.: Arch. Gyn. 86—160 (1908).
215. Pahlsson, N. E.: Nord. Med. 43—697 (1950).
216. Pannhorst, R.: Verh. Dtsch. Ges. Innere Med. 1936.
217. Pash, J.: Med. J. Austr. II—386 (1954).
218. Patterson, McLeod, und N. Burnstein: Arch. of intern. med. 83—390 (1949).
219. Paton, D. M.: Amer. J. Obstetr. a. Gynec. 563—558 (1948).
220. Patzer, H.: Die Pathogenese des Icterus gravis neonatorum. Thieme, Leipzig1953.
221. Paul, J. T.: Am. J. Obstetr. a. Gynec. 71—70 (1956).
222. Pedersen, J.: Acta endocrin. scand. 18—533 (1954).
223. Pedersen, J.: Diabetes 3—199 (1954).
224. Pedersen, J.: Diabetes and pregnancy, blood sugar of newborn infants. (Danish Science Press LTD Copenhagen 1952).
225. Pedersen, J.: Acta endocrin. scand. 15—33 (1954).
226. Pedersen, J.: Acta endocrin. scand. 15—342 (1954).
227. Pedersen, J.: Acta endocrin. scand. 15—282 (1954).
228. Pedersen, J. und G. Jörgensen: Acta endocrin. scand. 15—333 (1954).
229. Pedersen, J.: Acta endocrin. scand. 9—342 (1952).
230. Pedowitz, P. und E. L. Shlevin: Bull. of the New York acad. of Med. 28—440 (1952).
231. Pedowitz, P. und E. L. Shlevin: Amer. J. Obstetr. and Gynec. 69—395 (1955).
232. Pfau, P.: Z. Gebh. u. Gyn. 135—194 (1951).
233. Pfau, P.: Die Medizinische 53—1172 (1955).
234. Pfeiffer, E. F.: Diskussionsb. 31. Tg. Dtsch. Ges. f. Gynäk. 21. 9. 1956.
235. Philipp, E.: Dtsch. Med. Wschr. 81—1530 (1956).
236. Pirart, J.: Acta endocrin. scand. 20—192 (1955).
237. Plückthun, H. und H. Götting: Klin. Wschr. 29—415 (1951).
238. Potter, E. L.: Pathology of the Fetus and the Newborn. The Year Book Publ. Chicago 1953.
239. Potter, E. L. und F. L. Adair: Amer. J. Obstetr. a. Gynec. 35—256 (1938).
240. Potter, E. L. und F. L. Adair: in Potter: The Pathology of The Newborn. The Year Book Publ. Chicago 1953.
241. Poulsen, J. E.: Diabetes 2—7 (1953).
242. Probst, V., G. Schumacher und H. Graf: Plasma 2—569 (1954).
243. Rageth, S. und H. Aeppli: Gynecologia 141—214 (1956).
244. Reis, A. R., E. J. de Costa und M. D. Allweis: Diabetes and Pregnancy. Public. Nr. 185 Amer. Lecture Series (1952).
245. Report to the medical research council by their conference on Diabetes and pregnancy: Lancet 6895—833 (1955).
246. Reubi, F.: Helv. med. Acta, Ser. A. 17—493 (1950).
247. Rich, A. R.: John Hopkins Hosp. Clinical-Pathol. Confer., Febr. 1952. Zit. nach Friedenwald.
248. Rich, A. R., M. Burthrong und I. L. Bennet: Bull. John Hopkins Hosp. 87—549 (1950).
249. Richardson, G. O., L. Snaith und J. C. Sibley: J. of Obstetr. a. Gynec. 62—262 (1955).
250. Rike, P. M. und R. M. Fawcett: Amer. J. Obstetr. a. Gynec. 56—484 (1948).
251. Ritmiller, F. und R. E. Nicodemus: Pennsylvania M. J.: 55—409 (1952).
252. Robbers, H.: Der renale Diabetes (Wissenschaftliche Verlagsgesellschaft, Stuttgart 1946).
253. Robertson, J. A., C. H. Gray und A. H. Baynes: Arch. int. Med. (Amer.) 87—570 (1951).
254. Robertson, J. A. und C. H. Gray: Lancet II—12 (1953).
255. Robertson, J. A. und C. H. Gray: Lancet II—15 (1953).
256. Rodriguez-Miranda, J. V.: Prensa med. argent. 1619 (1951).

257. ROGERS, H. und S. L. ROBBINS: Amer. J. Med. 12—700 (1952).
258. RÜHL, A. und S. THADDEA: Arch. Klin. Med. 182—1 (1938).
259. SALTER, J. und C. H. BEST: Brit. Med. J. 4832—353 (1953).
260. SAWASAKI, C. und M. KAJAYAMA: J. Jap. Obstetr. a. Gynec. Soc. 1—159 (1954); Ref. Zbl. Gyn. 78—363 (1956).
261. SCENDI, B.: Arch. Gyn. 170—205 (1940).
262. SEITZ, L.: In Biologie u. Pathologie des Weibes, Bd. VIII/2 (Urban und Schwarzenberg, Berlin 1951).
263. SHEDLOWSKY-SCUDER, J.: J. of exp. Med. 75—119 (1942); Zit. nach Probst.
264. SIEDENTOPF, H. und W. HERTEL: Arch. Gyn. 167—130 (1938).
265. Smith, O. W. und G. VAN SMITH: Amer. J. Obstetr. a. Gynec. 58—994 (1949).
266. SNOECK, J.: Bull. Soc. belge Gynec. 12 (1936).
267. SNYDER, S.: Amer. J. of ophtalm. 35—831 (1952).
268. SOMMERS, S. C., T. B. LAWLEY und A. T. HERTIG: Amer. J. Obstetr. a. Gynec. 58—1010 (1949).
269. SÖRENSEN, M. und G. HAUGAARD: Biochem. Z. 260—247 (1933).
270. SULMANN, F. G. und F. BERGMANN: J. of Obstetr. a. Gynec. of the Brit. Emp. 60—123 (1953).
271. SVANTESON, G.: Särtryck ur Nordisk Med. 49—533 (1953).
272. SWEYER, G. I. M.: Brit. J. 619 (1952).
273. SCHLIACK, V.: Statistisch-klinische Diabetesfragen. Akad. Verlagsgesellschaft Geest & Portig, Leipzig 1953.
274. SCHLIACK, V.: Der Nervenarzt 26—242 (1955).
275. SCHRÖDER, R.: Die Schwangerschaft, ein besonderer Leistungsanspruch. Thieme, Leipzig 1949.
276. SCHULTZE, G. K. F.: Stoeckel, Lehrbuch d. Geburtsh. Fischer, Jena 1945.
277. STAEHELIN, R.: Schw. Med. Wschr. II 1324 (1941).
278. STAPLETON, Th.: Arch. Dis. Childh. 31—155 (1956).
279. STARY, Z., F. BURSA, O. TEZOK und R. CINDI: H. S. Z. f. physiol. Chemie 288—56 (1951).
280. STARY, Z., N. EREZ, H. BODUR, S. G. ANHEGGER-LISIE und R. CEPELOGLU: Arch. Gyn. 184—330 (1954).
281. STEINBERG, A. G.: Diabetes 4—126 (1955).
282. STEINER, M.: Diskussion zu Newcomb, A. L.: Am. J. Obstetr. a. Gyn. 71—74 (1956).
283. STEINITZ, K.: The J. of clin. Invest. 19—2 (1940).
284. STOECKEL, W.: Lehrbuch der Geburtsh. 8. Aufl., Fischer, Jena 1945.
285. STÜRMER, K.: In Antweiler: Die qualitative Elektrophorese in der Medizin. Springer, Berlin-Göttingen-Heidelberg 1952.
286. STYRON, Ch.: In Joslin: The Treatment of Diabetes mellitus. Lea u. Febiger, Philadelphia 1952.
287. SZENES, T. und M. FÖLDI: Schweiz. Med. Wschr. 78—876 (1948).
288. TARANTINO, C.: Fol. endocrinol. 4—197 (1951).
289. TAYLOR, jr., H. C., und E. N. SCADRON: Amer. J. Obstetr. a. Gynec. 37—963 (1939).
290. TAYLOR, jr., H. C., W. WARNER und S. WELSH: Amer. J. Obstetr. a. Gynec. 45—547 (1943).
291. TOLSTOI, E.: The practical management of Diabetes. Charles C. Thomas Publisher, Springfield 1953.
292. TOLSTOI, E., W. P. GIVEN und R. G. DOUGLAS: J. of the Amer. med. Assoc. 153—998 (1953).
293. TOMBLESON, S. B.: New Zealand. Med. J. 53—230 (1954).
294. TURCHETTI, G. und L. DONATI: Riv. ital. Ginec. 37—462 (1955).
295. VENNING, E. H.: Obstetr. a. Gynec. Survey 661 (1948).
296. VENNING, E. H. und J. S. L. BROWNE: Ann. New York Acad. Sc. 50—627 (1949).
297. VILLEE, C. A.: J. of appl. Physiology 5—437 (1953).
298. VOSBURGH, A. J., L. B. FLEXNER, D. B. COWIL, L. M. HELLMANN, N. K. PROCTOR und W. S. WILDE: Amer. J. Obstetr. a. Gynec. 56—1156 (1950).
299. WARD, C. O.: Arch. Dis. Childh. 28—194 (1953).
300. WARREN, S. und P. M. LÉCOMPTE: The Pathology of Diabetes mellitus. Lea und Febiger, Philadelphia 1952.
301. WEGRAD, H.: Zbl. Gyn. 61—373 (1937).
302. WEINSTEIN, A.: Amer. Pract. a. Digest. of treatment 4—384 (1953).
303. WHITE, P.: In Joslin: The Treatment of Diabetes mellitus. Lea und Febiger, Philadelphia 1946.
304. WHITE, P., L. GILLESPIE und L. SEXTON: Amer. J. Obstetr. a. Gynec. 71—57 (1956).
305. WHITE, P.: Ann. Endocrinol. 15—73 (1954).
306. WHITE, P.: Transact. of the New England Obstetr. a. Gynec. Soc. 7—145 (1953).
307. WILE, S. A.: Amer. J. Obstetr. a. Gynec. 66—131 (1953).

308. WIMHÖFER, H. und P. PFAU: Dtsch. Med. Wschr. 81—768 (1956).
309. WOODROW, L.: Amer. J. Obstetr. a. Gynec. 60—233 (1953).
310. WORM, M.: Zbl. Gyn. 77—886 (1955).
311. WORM, M.: Z. f. Gebh. u. Gyn. 145—316 (1956).
312. WORM, M.: Fortschritte auf d. Geb. d. Röntgenstr. u. nukl. med. 85—320 (1956).
313. WORM, M.: Klin. Wschr. 32—892 (1954).
314. WORM, M.: Gebh. u. Frhk. 12—443 (1952).
315. WORM, M., G. MOHNIKE und H. GRIMM: Z. exp. Med. 127—293 (1956).
316. WUHRMANN, F. und Ch. WUNDERLY: Die Bluteiweißkörper des Menschen. Benno Schwabe & Co., Basel 1947.
317. YORDAN, E. und D. A. D'ESOPO: Amer. J. Obstetr. a. Gynec. 70—266 (1955).
318. ZAPP, E.: Arch. f. Kinderhk. 149—263 (1954).
319. ZBINDEN, G.: Moderne Probleme der Pädiatrie S. 361. S. Karger, Basel 1954.
320. ZETTERSTRÖM, R. und B. ÅBERG: Acta paediatr. scand. 44—1 (1955).
321. ZILLIAKUS, H.: Acta endocrin. (Kopenhagen) 4—63 (1950).
322. ZINS, E. G.: Amer. J. Med. Science 218—408 (1949).
323. ZONDEK, H.: Die Krankheiten der endocrinen Drüsen. Benno Schwabe & Co., Basel 1953.
324. ZUNTZ: Zitiert nach Bickenbach in Seitz-Amreich: Biologie und Pathologie des Weibes, Bd.VIII/2. Urban und Schwarzenberg, Berlin 1951.

Diagrammanhang

(Anmerkung zu den Diagrammen)

Zu jedem Diagramm erfolgen kurze anamnestische Daten zu den jeweiligen Patientinnen. Vermerkt ist der Zeitpunkt der Feststellung des Diabetes sowie das Vorhandensein diabetischer Blutgefäßkomplikationen in der beobachteten Schwangerschaft (Retinopathie entsprechend der auf Seite 27 angeführten Gruppeneinteilung).

Außerdem erfolgen kurze Angaben über den Verlauf vorangegangener Schwangerschaften.

Vermerkt ist weiterhin die Art der Entbindung sowie das Vorhandensein eines Hydramnions.

Um im einzelnen einen Einblick in die Beziehungen zwischen mütterlicher und kindlicher Glycämie zu geben, sind die Blutzuckerwerte, die sub partu von Mutter und Kind (Nabelschnurblut) bestimmt wurden, verzeichnet. Auch das Reduktionsvermögen des Fruchtwassers ist angegeben.

Die nach der Nabelversorgung (5 bis 15 min post partum), 3 Stunden und 24 Stunden nach der Geburt beim Neugeborenen ermittelten Glucosepegel sind vermerkt.

Geschlecht, Größe und Gewicht des Neugeborenen und Gewicht der Placenta sind angegeben.

Der Zeitpunkt der ersten Fütterung ist verzeichnet.

Bei neonatal gestorbenen Kindern ist der Obduktionsbefund angeführt.

Auf dem Diagramm ist in der Ordinate die Menge der aufgenommenen Kohlenhydrate in Gramm vermerkt (gesamte Säulenhöhe). Die dunklen Säulen geben die Menge des ausgeschiedenen Zuckers an. Schraffierte Säulen liegen dann vor, wenn die Menge der ausgeschiedenen Kohlenhydrate diejenige der aufgenommenen überschreitet (z. B. an Operationstagen).

Das auf der Ordinate angegebene Körpergewicht (kg) ist im Diagramm mit × verzeichnet.

Aceton im Urin wurde nach Lange bestimmt und ist, je nach Ausfall der Probe (∅, Sp, +, ++, +++) vermerkt.

Acetonbestimmung im Blut erfolgte nach Krainick. Die gefundenen Werte sind in mg% angegeben (der Pfeil bedeutet den Tag der betreffenden Bestimmung). Wurden mehrfach am Tag Acetonbestimmungen vorgenommen (an Operationstagen), ist der höchste gefundene Wert vermerkt.

Die auf der Ordinate (in E) verzeichnete Insulinmenge ist für jeden Tag als gesamte tägliche Insulindosis eingetragen.

Ebenfalls erfolgt die tägliche Angabe der aufgenommenen Kalorien. Auffällige Unterschiede, die gelegentlich zwischen der aufgenommenen Kohlenhydratmenge und der Kalorienzahl bestehen, sind dadurch zu erklären, daß an diesen Tagen reine Kohlenhydratkost verabfolgt wurde oder eine Kürzung der (nicht angegebenen) Fett- oder Eiweißration erfolgte.

Der mit TP bezeichnete Pfeil bedeutet, daß an diesem Tag die Glycämie im Tagesprofil bestimmt wurde (die durch Punkte gezeichneten Bestimmungszeiten sind 7^{00}, 10^{30}, 12^{00}, 16^{00}, 18^{00}, 22^{00}, 24^{00}, 3^{30}, 7^{00}). Die Höhe der Glycämie ist in der Ordinate abzulesen.

Die an einzelnen Tagen aufgetragenen Säulen geben die prozentuale Zusammensetzung des Serumeiweißes an (von links nach rechts: Albumine, α_1-, α_2-, β-, γ-Globuline). Daneben ist jeweils die Menge des gesamten Serumeiweißes in g%, die Menge des Eiweißzuckers bezogen auf die Menge des Gesamteiweißes in g‰ und die Menge des Reststickstoffs in mg% verzeichnet.

Auf der Abszisse sind die Beobachtungszeiten, die Zeiträume der Schwangerschaft und der Tag der Entbindung aufgetragen. Außerdem ist (mit Pfeil gekennzeichnet als ZAS) hier die Höhe der Zuckerausscheidungsschwelle der Nieren in mg% Glucose angegeben.

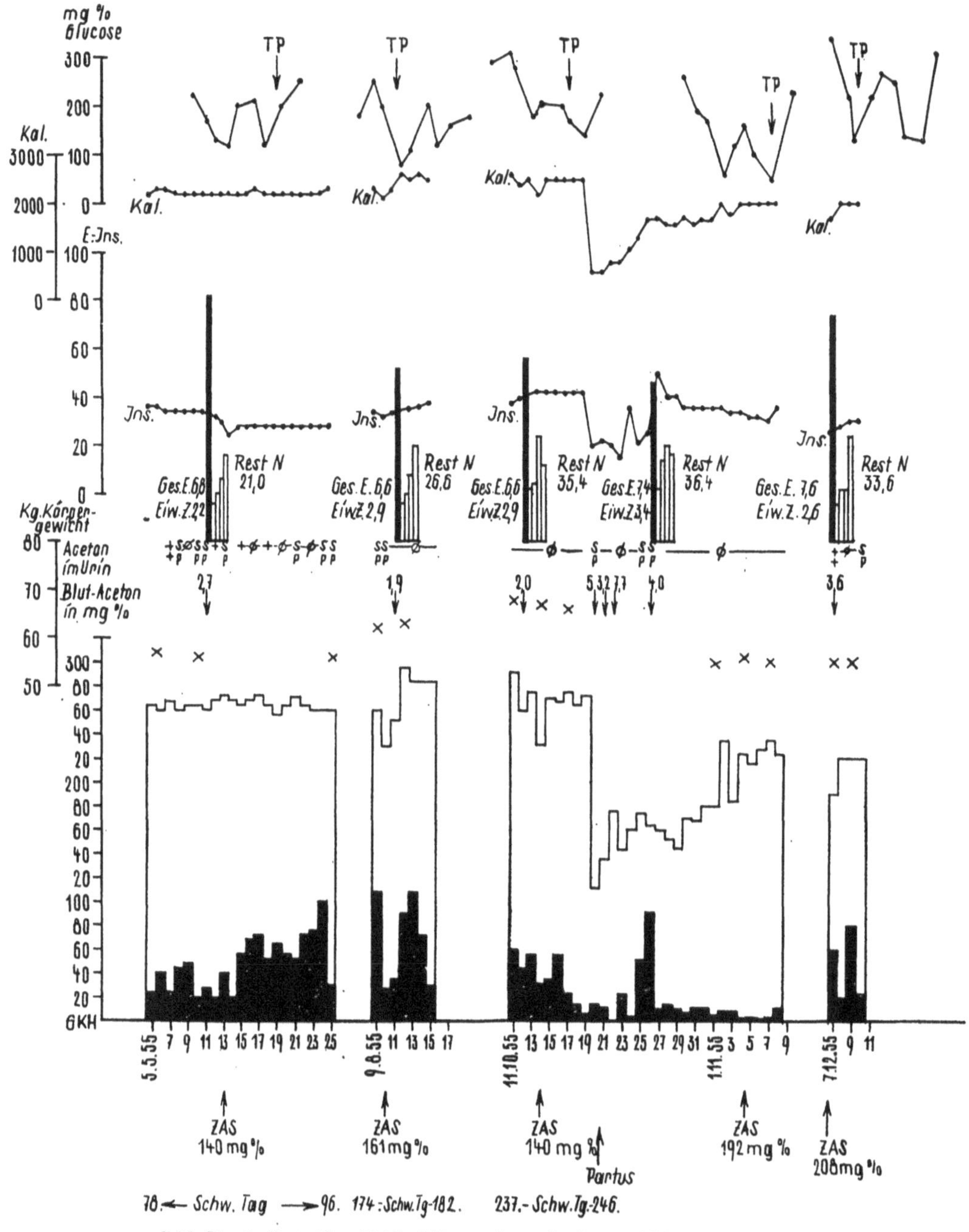

Lfd. Nr. 1, Pat. Nr. 3257, Elinor A., geb. 1. 5. 1926.
Diabetes im Oktober 1948 festgestellt.
Keine Gefäßkomplikationen.
I-Gravida.

Entbindung: durch Sectio. Keine Fruchtwasservermehrung.

Neugeborenes: weiblich, 51 cm, 3380 g. Placenta 680 g.

Mütterliche Glycämie sub partu	150 mg%
Redukt.vermög. d. Fruchtwassers	61 mg%
Glycämie des Neugeborenen	
Nabelschnurblut sub partu	185 mg%
Nach Nabelversorgung	100,5 mg%
3 Stunden post partum	33,5 mg%
24 Stunden post partum	36,5 mg%

Erste Fütterung nach 48 Stunden.

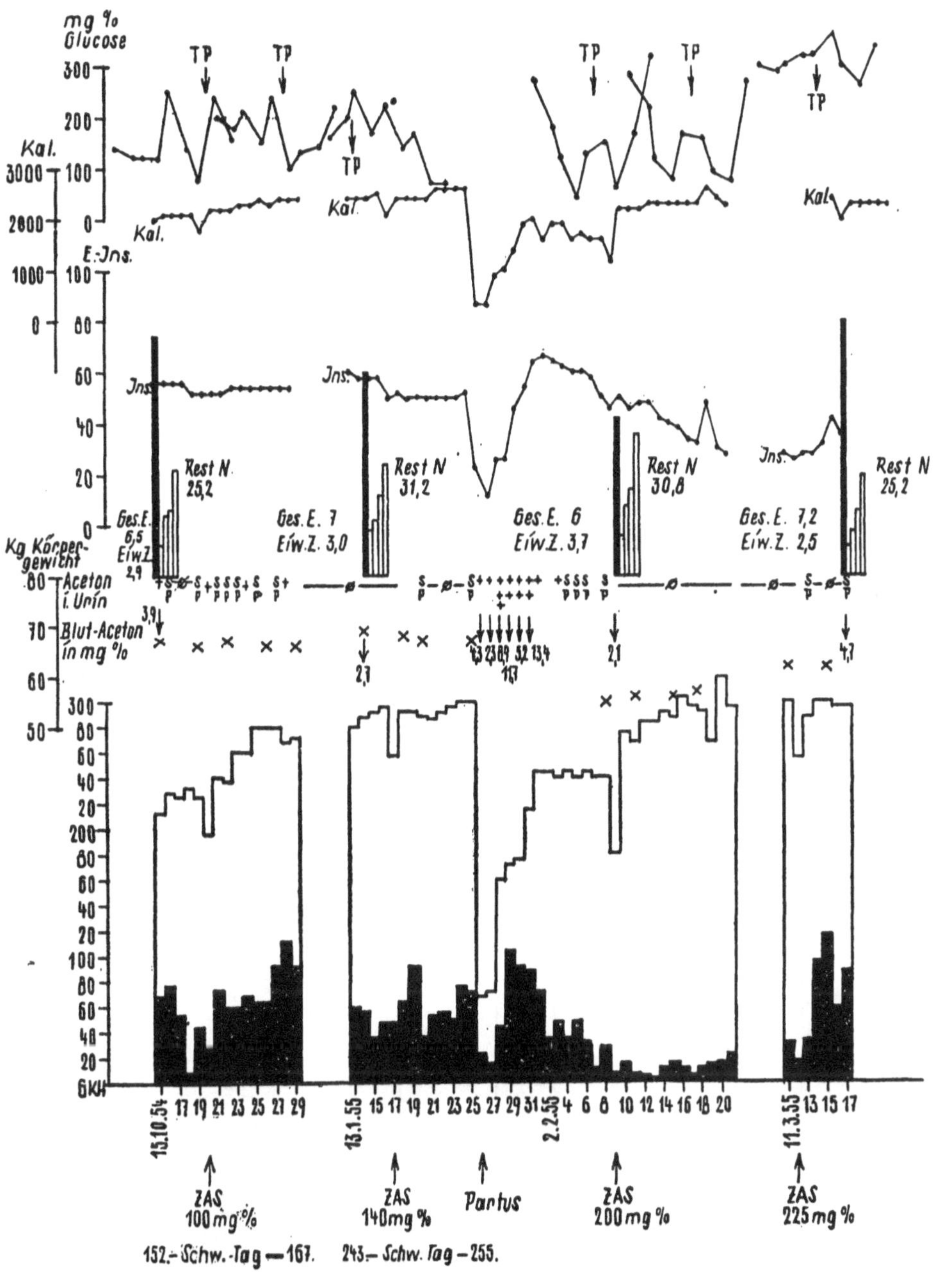

Lfd. Nr. 2, Pat. Nr. 2543, Käthe B., geb. 27. 2. 1928.
Diabetes im April 1952 festgestellt.
Keine Gefäßkomplikationen.
I-Gravida.

Entbindung: durch Sectio. Geringes Hydramnion.

Neugeborenes: weiblich, 49 cm, 3250 g. Placenta 720 g.

Mütterliche Glycämie sub partu	353 mg%
Redukt.vermög. d. Fruchtwassers	214 mg%
Glycämie des Neugeborenen	
Nabelschnurblut sub partu	324 mg%
Nach Nabelversorgung	266,5 mg%
3 Stunden post partum	28 mg%
24 Stunden post partum	59,5 mg%

Erste Fütterung nach 24 Stunden.

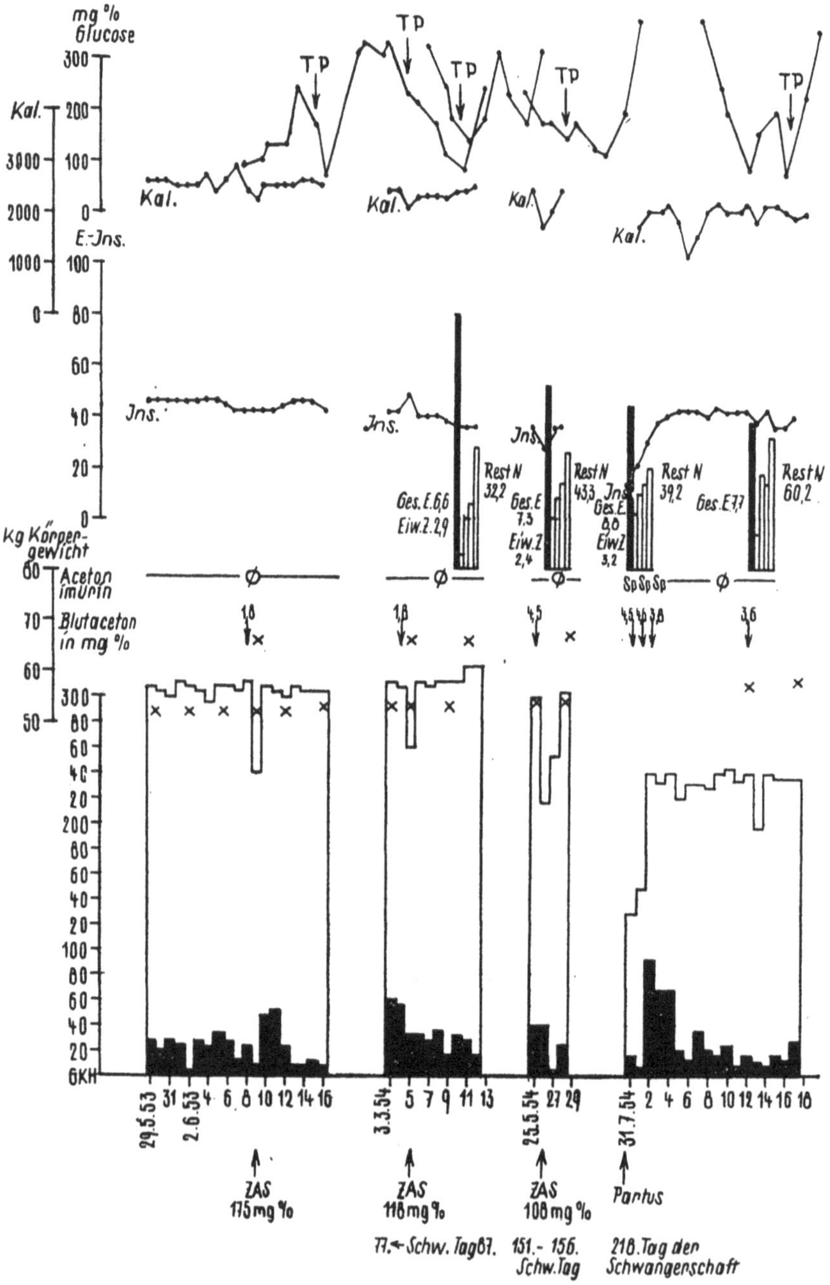
mg % Glucose
Kal.
E.-Jns.
TP
Jns.
Rest N 32,2
Ges. E. 6,6
Eiw. Z. 2,9
Rest N 43,3
Rest N 39,2
Rest N 60,2
Kg Körpergewicht
Aceton im Urin
Blutaceton in mg %
KH
ZAS 175 mg %
ZAS 118 mg %
ZAS 108 mg %
Partus
77.← Schw. Tag 87.
151.- 156. Schw. Tag
218. Tag der Schwangerschaft

Lfd. Nr. 3, Pat. Nr. 603, Elsbeth B., geb. 9. 7. 1930.
Diabetes festgestellt 1944.
Nephropathie, Netzhaut wegen Cataract nicht einzusehen.
1 Abortus (mens V) 1952.

Entbindung: Spontane Frühgeburt mit rechtzeitigem Blasensprung. Hydramnion.

Neugeborenes: männlich, 45 cm, 1960 g. Placenta 350 g.

Mütterliche Glycämie sub partu	180	mg%
Glycämie im Nabelschnurblut	144	mg%

Tod des Neugeborenen nach 20 Stunden unter den Zeichen der Asphyxie.

Pathol.-anat. Befund (Pathol.-anat. Institut der Univ. Greifswald):

Vena-terminalis-Blutung mit stärkerem rechtsseitigen Hämatocephalus internus. Einzelne subependymäre anoxämische Blutungen. Subpleurale und subepicardiale Petechien. Kephalhämatom des re. Scheitelbeins, kleines subkapsuläres Leberhämatom. Diapedesisblutungen der Meningen. Ungleichmäßige Beatmung beider Lungen (Schwimmprobe positiv). Dilatation des re. Herzventrikels. Blutüberfüllung der Leber, der Milz und der Lungen. Mäßiger allgemeiner Icterus. Große, fast lipoidfreie Nebennieren. Offenes Foramen ovale, durchgängiger Ductus Botalli, offene Vena umbilicalis. Fehlender Beclard'scher Knochenkern, unzureichender Descensus Testorum (sehr ausgeprägte Lanugobehaarung des Stammes). Pathol.-anat. keine lebenswichtigen Mißbildungen an den Organsystemen. Histol. Befund: Leber: In dem Organ finden sich außergewöhnlich zahlreiche Blutbildungsherde. Die Kapillaren sind stärker mit Blut gefüllt und erweitert. Einzelne Leberzellen zeigen kleine Fettvakuolen. Niere: Das Organ ist ziemlich unreif, im Bereich des subkapsulären Nierengewebes finden sich noch reichlich Bildungen von Tubuli und Glomeruli. Nebenniere: Sehr breite Rinde mit fehlender Rindendifferenzierung und mäßiger Hyperämie der Kapillaren. Mittlerer Lipoidgehalt. Milz: Das Organ zeigt eine erhebliche Blutfülle. Das lymphatische Gewebe ist spärlich entwickelt. Reaktionszentren fehlen. Verstreut finden sich Blutbildungsherde. Hirn: Geringes Ödem der Hirnsubstanz mit erheblicher Blutüberfüllung der Kapillaren sowie an einzelnen Stellen ausgedehnte Ringblutung um die Gefäße herum. Auch die Blutgefäße der Meningen sind stärker hyperämisch. Der subarachnoidale Raum ist weitgehend mit Erythrozyten gefüllt.

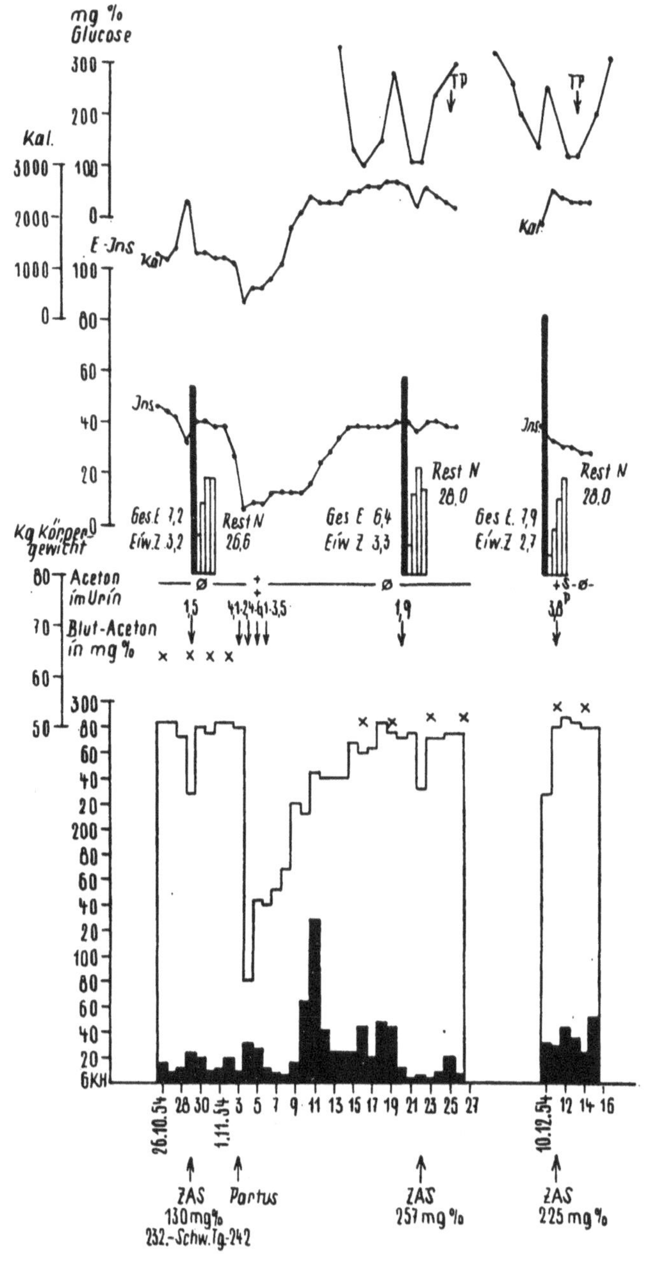

Lfd. Nr. 4, Pat. Nr. 2570, Ursula B., geb. 7. 3. 1938.
Diabetes im August 1952 festgestellt.
Keine Gefäßkomplikationen.
I-Gravida.

Entbindung: durch Sectio. Hydramnion.

Neugeborenes: männlich, 51 cm, 3100 g. Placenta 600 g.

Mütterliche Glycämie sub partu	208	mg%
Redukt.vermög. d. Fruchtwassers	81	mg%
Glycämie des Neugeborenen		
Nabelschnurblut sub partu	182	mg%
Nach Nabelversorgung	114	mg%
3 Stunden post partum	41	mg%
24 Stunden post partum	59	mg%

Erste Fütterung 3 Stunden post partum (Frauenmilch + Glucose per Pipette).

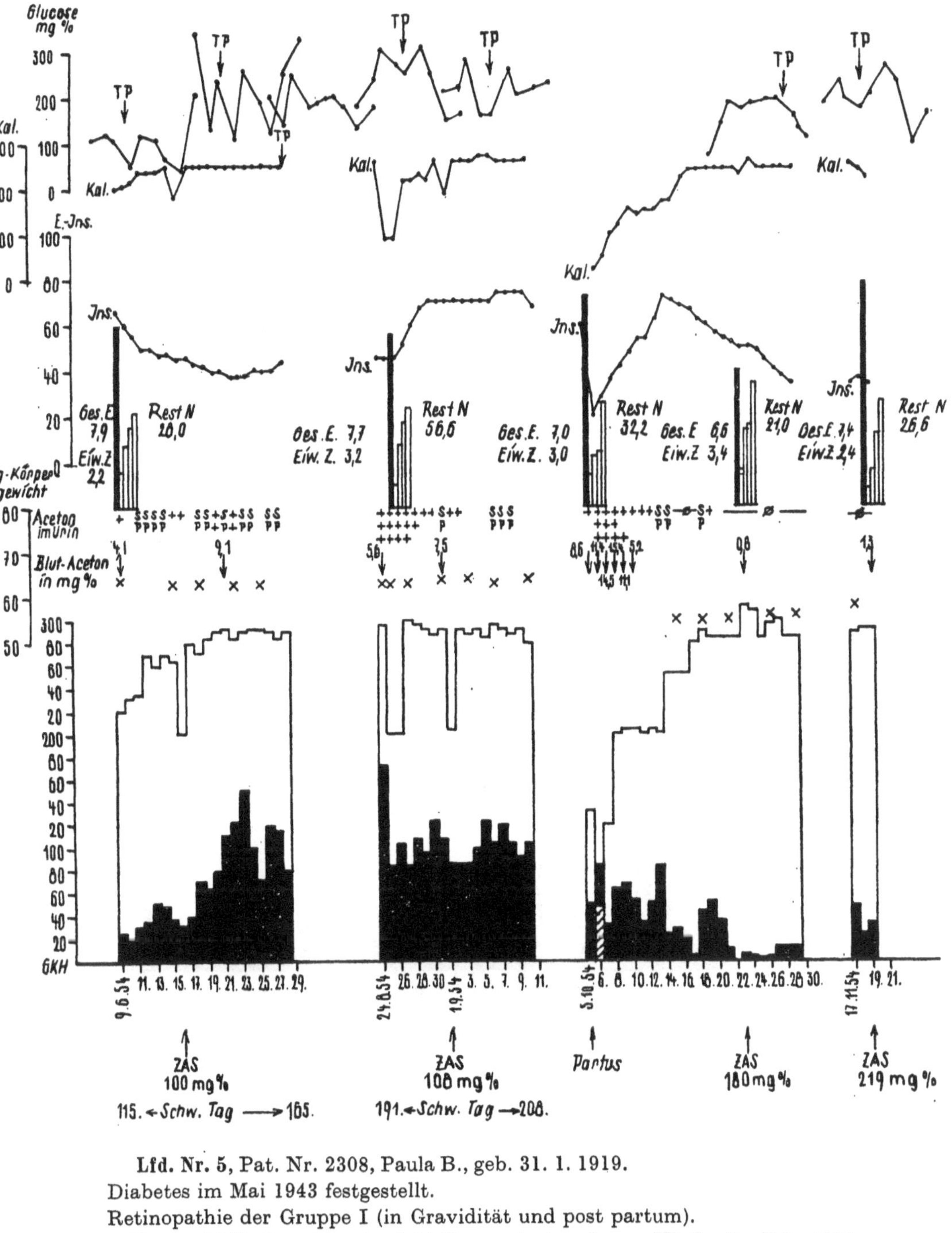

Lfd. Nr. 5, Pat. Nr. 2308, Paula B., geb. 31. 1. 1919.
Diabetes im Mai 1943 festgestellt.
Retinopathie der Gruppe I (in Gravidität und post partum).
1. Partus 1942, Spontangeburt 14 Tage ante terminum. Kind männlich, 4250 g.

Entbindung: durch Sectio. Fruchtwasser nicht vermehrt.

Neugeborenes: männlich, 46 cm, 2660 g. Placenta 670 g.

Mütterliche Glycämie sub partu	222	mg%
Reduct.vermög. d. Fruchtwassers	nicht bestimmt.	
Glycämie des Neugeborenen		
Nabelschnurblut sub partu	192	mg%
Nach Nabelversorgung	150	mg%
3 Stunden post partum	36	mg%
24 Stunden post partum	33	mg%

Erste Fütterung 18 Stunden post partum (Frauenmilch per Pipette).

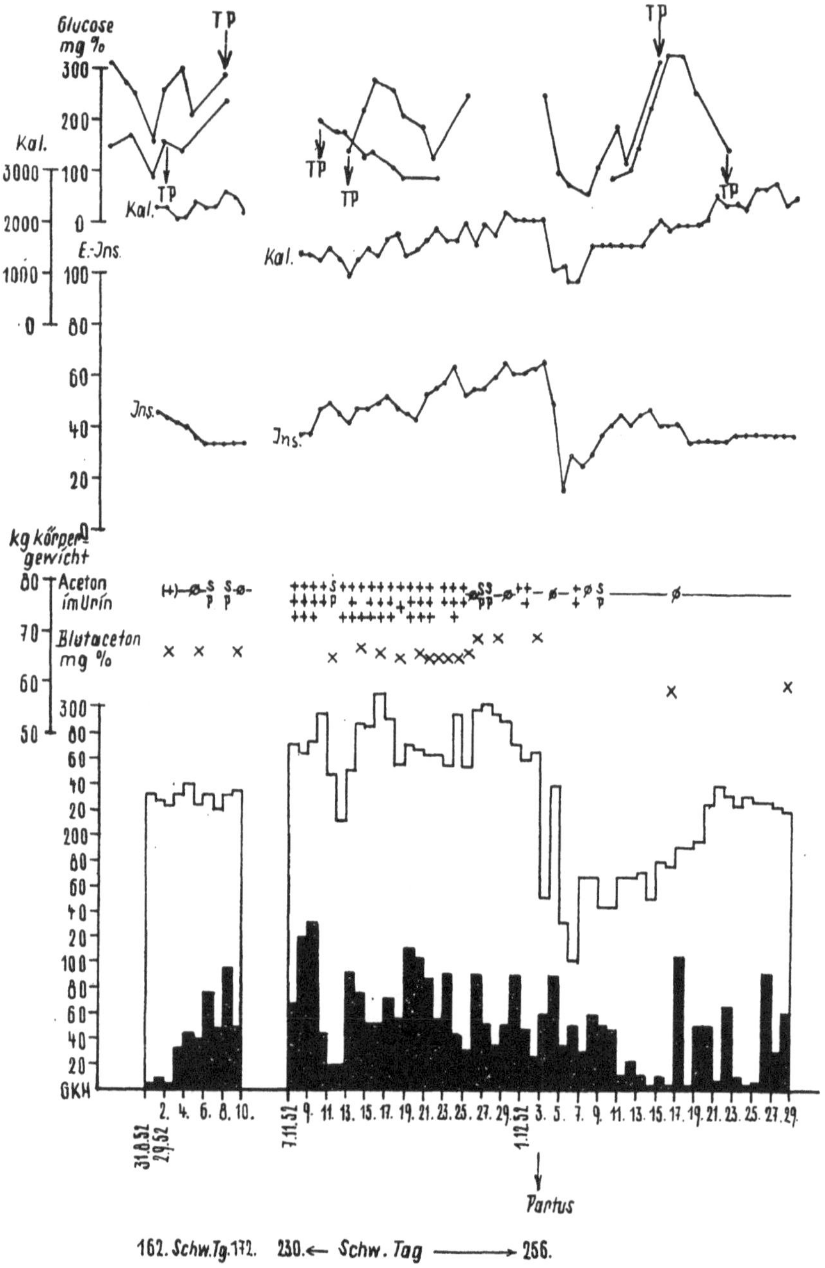

Lfd. Nr. 6, Pat. Nr. 823, Marlies B., geb. 10. 6. 1928.
Diabetes festgestellt im Sommer 1938.
Retinopathie der Gruppe II (in Grav. und post partum). Erstgravida.

Entbindung: durch Sectio. Hydramnion.

Neugeborenes: weiblich, 52 cm, 4060 g. Placenta 700 g.

Mütterliche Glycämie sub partu	158 mg%
Redukt.vermög. des Fruchtwassers	119 mg%
Glycämie des Neugeborenen	
Nabelschnurblut sub partu	103 mg%
Nach Nabelversorgung	nicht bestimmt.
3 Stunden post partum	55 mg%
24 Stunden post partum	73 mg%

Erste Fütterung 1 Stunde post partum (Frauenmilch + Invertzucker per Sonde).

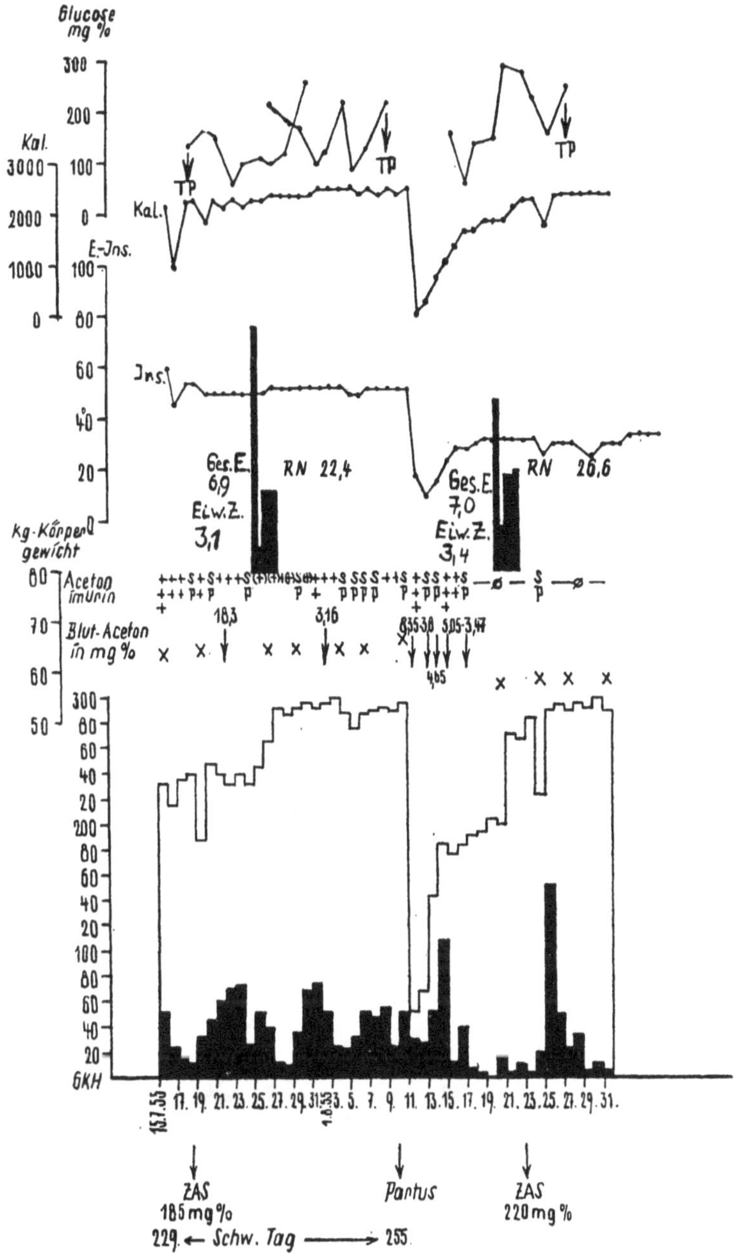

Lfd. Nr. 7, Pat. Nr. 823, Marlies B., geb. 10. 6. 1928.
Diabetes festgestellt im Sommer 1938.
Retinopathie der Gruppe I (in Gravidität und post partum)!
1. Partus 1952 (siehe lfd. Nr. 6).

Entbindung: durch Sectio. Hydramnion.

Neugeborenes: männlich, 48 cm, 2900 g. Placenta 670 g.

Glycämie des Neugeborenen		Nabelschnurblut sub partu	244 mg%
Redukt.vermög. d. Fruchtwassers	156 mg%	Nach Nabelversorgung	177,5 mg%
Mütterliche Glycämie sub partu	312 mg%	3 Stunden post partum	30 mg%

Tod des Neugeborenen nach 10 Stunden unter den Zeichen der Asphyxie.

Pathol.-anat. Befund (Pathol.-anat. Institut der Univ. Greifswald):

Beiderseitige Fruchtwasseraspiration. Anoxämische Ekchymosen der Pleura sowie des Epicards. Mäßige anoxämische Verfettung des Leberparenchyms.

Dilatation des re. Herzventrikels, Blutüberfüllung der Lungen, der Leber und der Milz.

Glycogenhyperplasie der Leber, relativ große Nebennieren mit Hyperämie im Bereich der Rinden-Markgrenze.

Einzelne Harnsäureinfarkte der Nieren. Offenes Foramen ovale, offener Ductus Botalli. Fehlender Beclard'scher Knochenkern. Path.-anat. keine Mißbildungen lebenswichtiger Organsysteme.

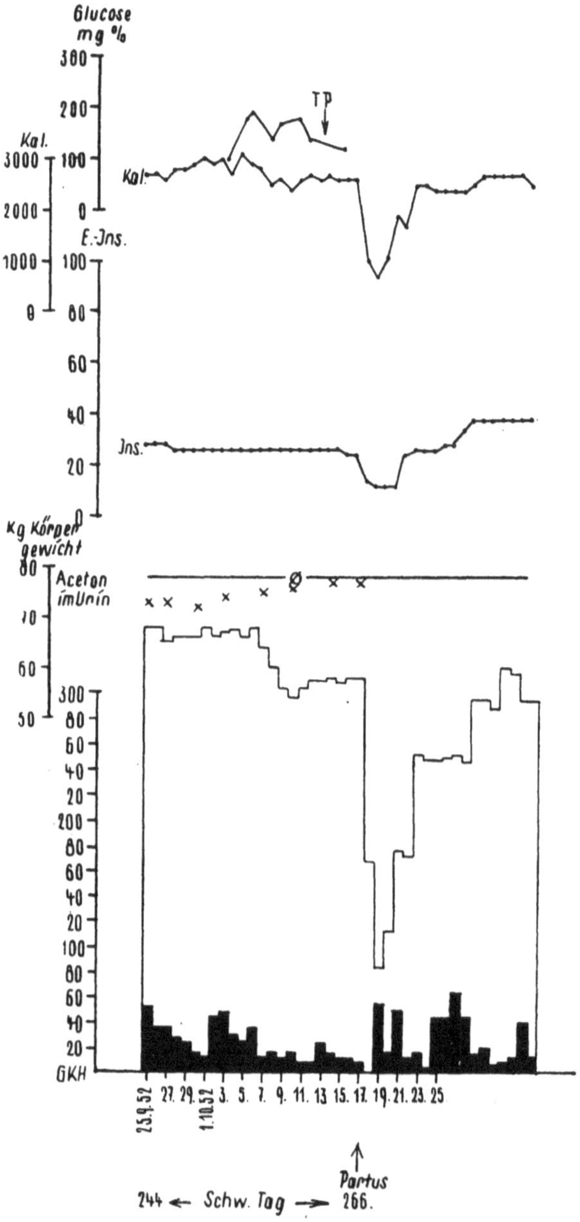

Lfd. Nr. 8, Pat. Nr. 1520, Annemarie B., geb. 10. 8. 1926.
Diabetes festgestellt im Nov. 1949 (im Anschluß an 2. Gravidität).
Keine Gefäßkomplikationen.
1. Partus 1946, Spontangeburt, Kind weiblich, Geburtsgewicht unbekannt.
2. Partus 1949, Spontangeburt, Kind weiblich, Geburtsgewicht unbekannt.

Entbindung: nach erfolglosem Wehenschema durch Sectio. Hydramnion.

Neugeborenes: männlich, 49 cm, Geburtsgewicht nicht festgestellt. Placenta 510 g. Keine Blutzuckerbestimmungen sub partu und beim Neugeborenen.

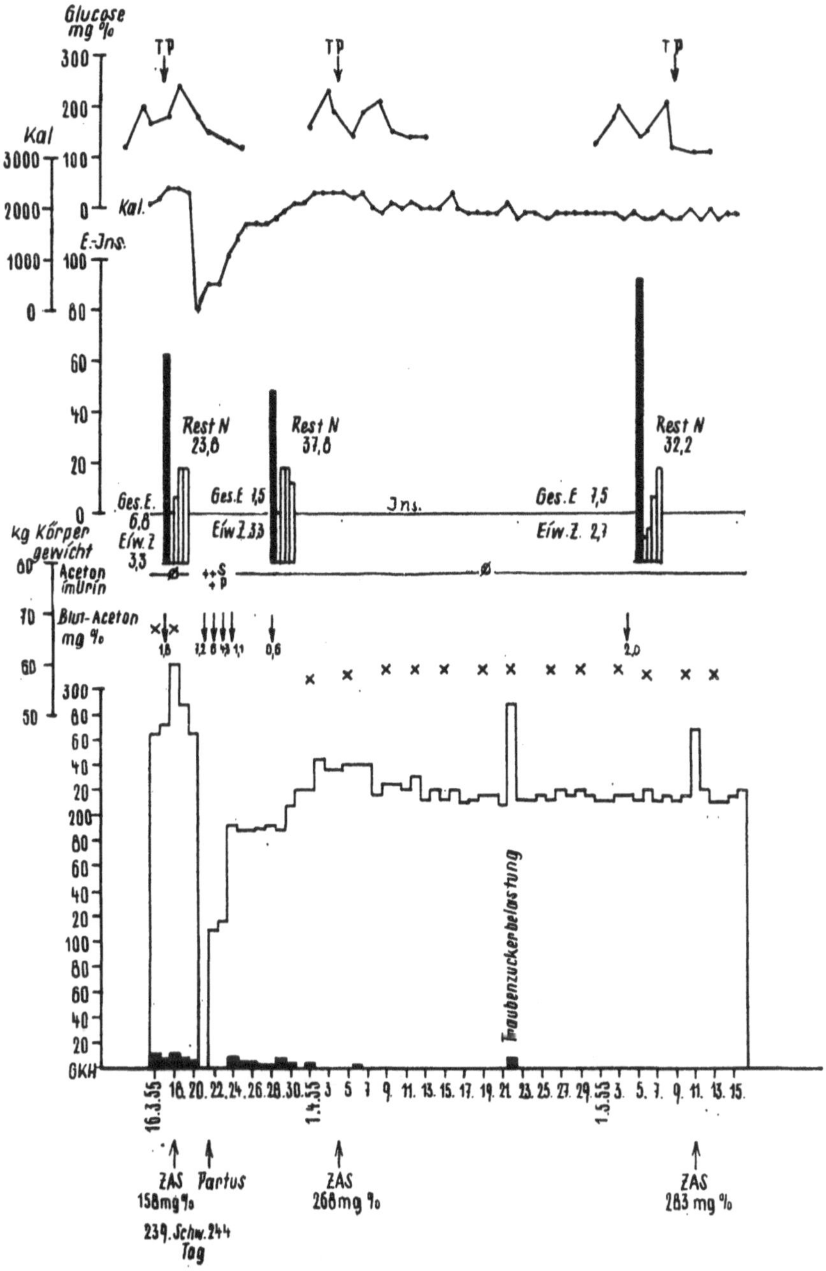

Lfd. Nr. 9, Pat. Nr. 5077, Christine B., geb. 16. 7. 1926.
Diabetes festgestellt im Februar 1955 (8. Schwangerschaftsmonat).
Keine Gefäßkomplikationen.
1 Abortus 1949.

Entbindung: durch Sectio. Geringes Hydramnion.

Neugeborenes: weiblich, 46 cm, 2870 g. Placenta 540 g.

Mütterliche Glycämie sub partu	179,5 mg%
Redukt.vermög. d. Fruchtwassers	83,5 mg%
Glycämie des Neugeborenen	
Nabelschnurblut sub partu	126 mg%
Nach Nabelversorgung	93,5 mg%
3 Stunden post partum	57 mg%
24 Stunden post partum	47 mg%

Erste Fütterung nach 24 Stunden.

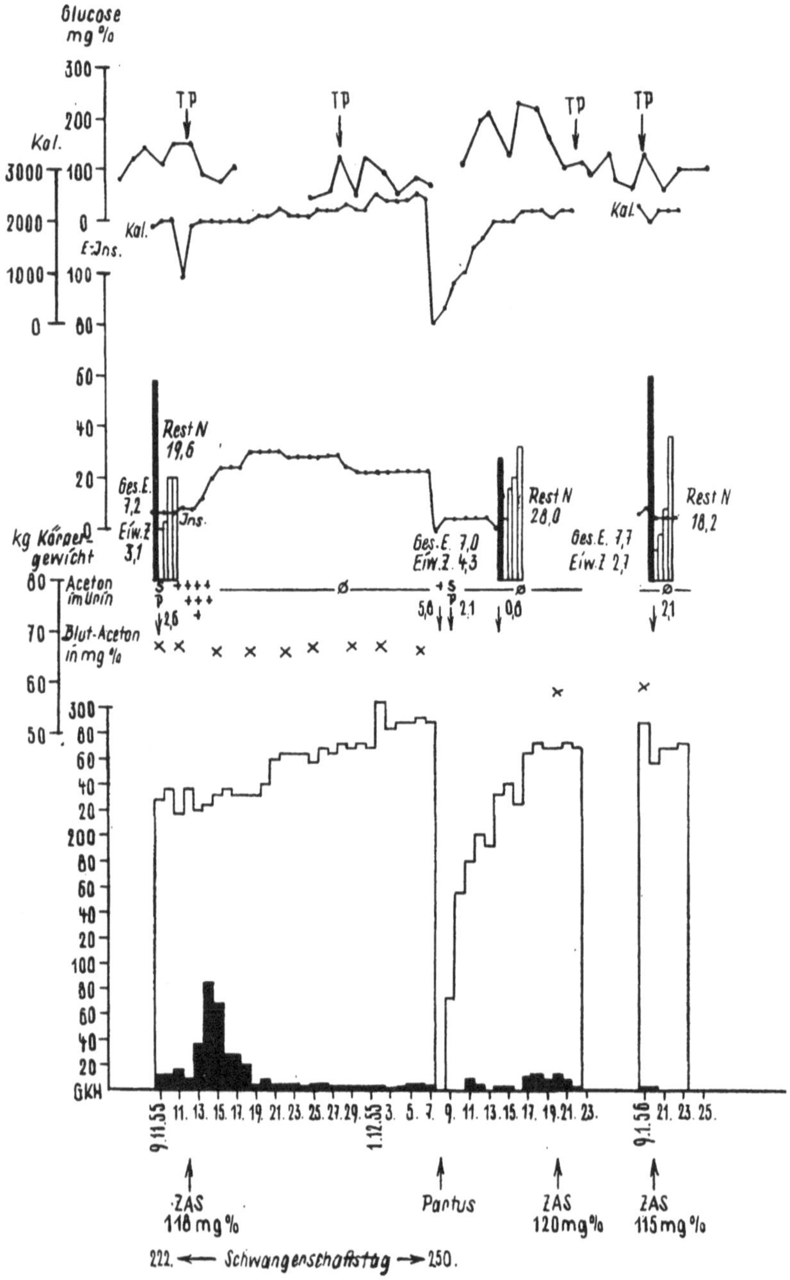

Lfd. Nr. 10, Pat. Nr. 3974, Anni D., geb. 3. 9. 1930.
Diabetes festgestellt im Dezember 1954.
Keine Gefäßkomplikationen.
1. Partus 1954, Spontangeburt am errechneten Termin. Kind weibl., 51 cm, 3400 g.
Entbindung: durch Sectio. Keine Fruchtwasservermehrung.
Neugeborenes: weiblich, 50 cm, 3720 g. Placenta 660 g.

Mütterliche Glycämie sub partu	89 mg%
Redukt.vermög. d. Fruchtwassers	nicht bestimmt.
Glycämie des Neugeborenen	
Nabelschnurblut sub partu	70 mg%
Nach Nabelversorgung	35 mg%
3 Stunden post partum	50 mg%
24 Stunden post partum	62,5 mg%

Erste Fütterung nach 36 Stunden.

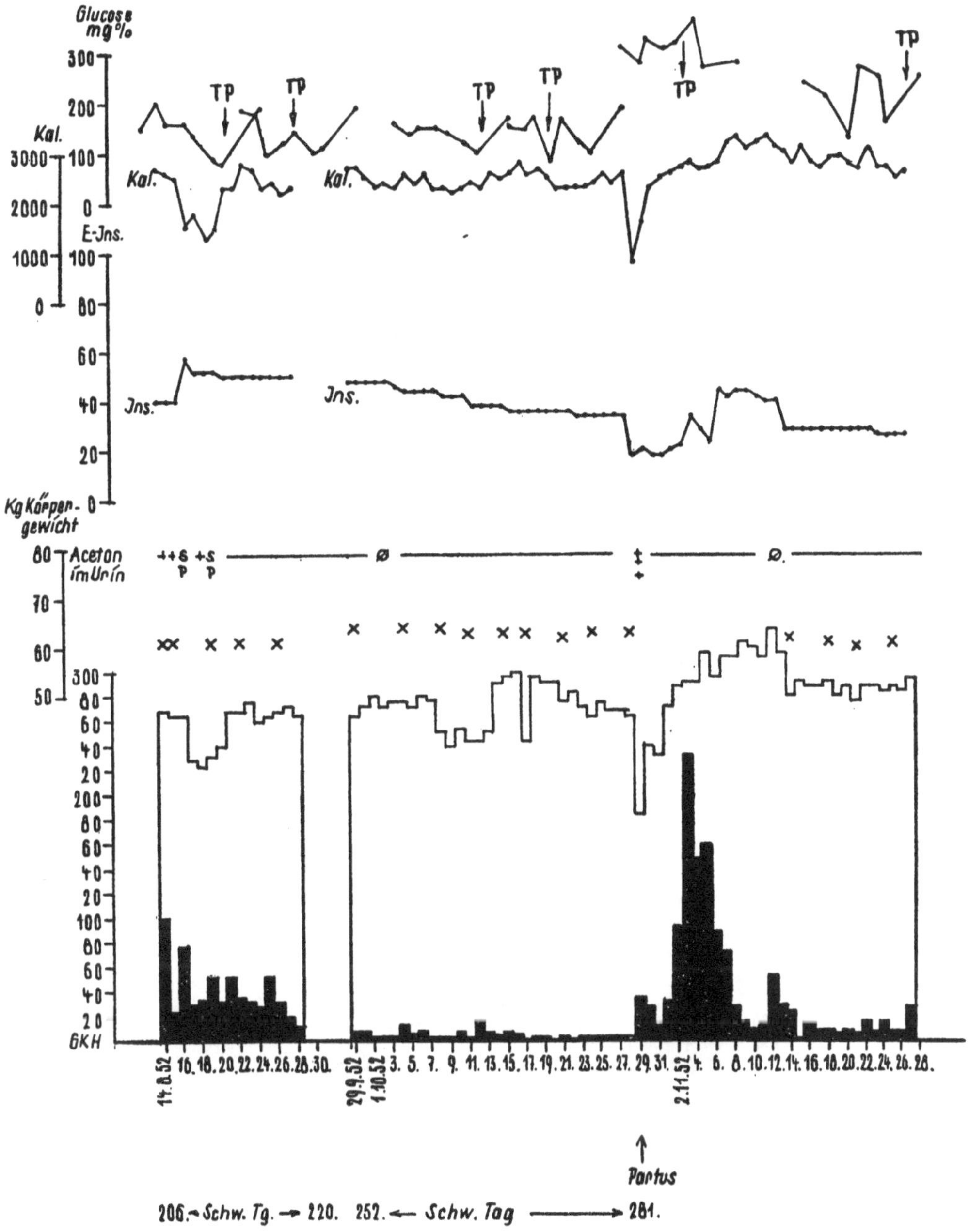

Lfd. Nr. 11, Pat. Nr. 1467, Hildegard D., geb. 16. 7. 1927.
Diabetes festgestellt 1949.
Retinopathie der Gruppe I (in Gravidität und post partum).
Erstgravida.

Entbindung: Spontangeburt am errechneten Termin. Keine Fruchtwasservermehrung.
Neugeborenes: weiblich, Länge nicht bestimmt, 3860 g, Placenta 480 g.

Mütterliche Glycämie sub partu	234 mg%
Redukt.vermög. d. Fruchtwassers	nicht bestimmt.
Glycämie des Neugeborenen	
Nabelschnurblut sub partu	163 mg%
Nach Nabelversorgung	nicht bestimmt.
3 Stunden post partum	44 mg%
24 Stunden post partum	122 mg%

10 min post partum Invertzucker subcutan.

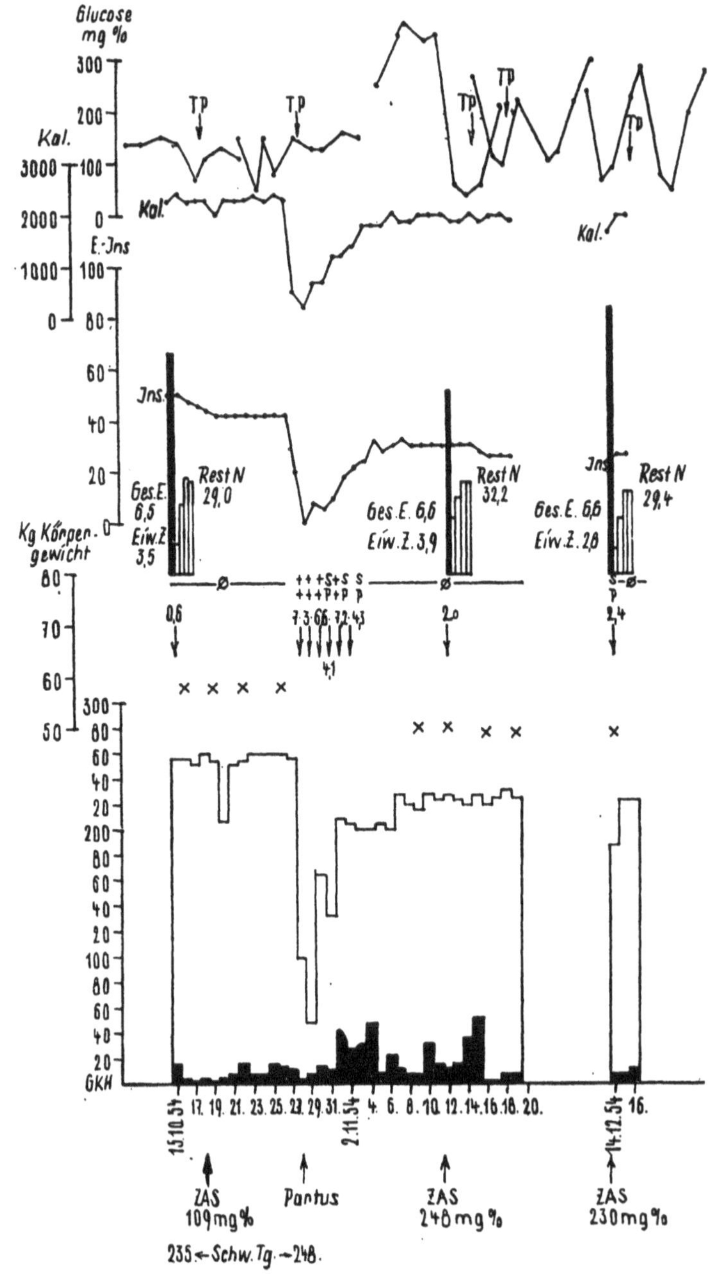

Lfd. Nr. 12, Pat. Nr. 2544, Doris D., geb. 1. 1. 1932.
Diabetes im August 1949 festgestellt.
Keine Gefäßkomplikationen.
1 Abortus 1954 (mens III).

Entbindung: durch Sectio. Fruchtwasser nicht vermehrt.

Neugeborenes: weiblich, 48 cm, 2720 g. Placenta 660 g.

Mütterliche Glycämie sub partu	138,5 mg%
Redukt.vermög. d. Fruchtwassers	46 mg%
Glycämie des Neugeborenen	
Nabelschnurblut sub partu	122 mg%
Nach Nabelversorgung	93,5 mg%
3 Stunden post partum	64 mg%
24 Stunden post partum	nicht bestimmt.

Erste Fütterung 4 Stunden post partum (Frauenmilch + Glucose per Pipette)

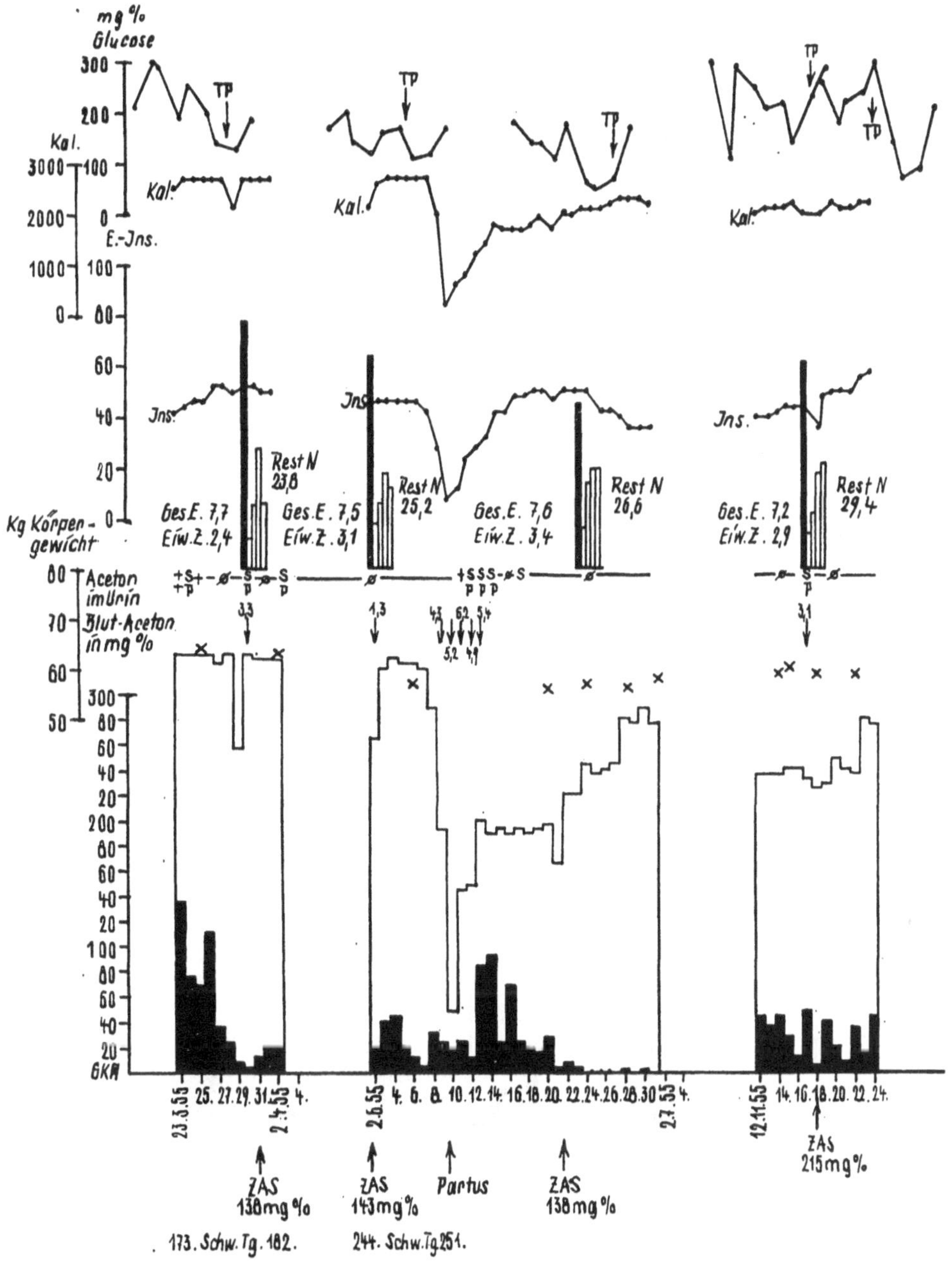

Lfd. Nr. 13, Pat. Nr. 3093, Rosemarie D., geb. 7. 10. 1928.
Diabetes im August 1952 festgestellt.
Keine Gefäßkomplikationen.
1. Partus 1948, Spontangeburt am errechneten Termin, Kind weibl., 2000 g.
1 Abortus 1950 (mens 6).

Entbindung: durch Sectio. Fruchtwasser nicht vermehrt.

Neugeborenes: weiblich, 49 cm, 2980 g. Placenta 500 g.

Mütterliche Glycämie sub partu	140 mg%
Redukt.vermög. d. Fruchtwassers	78,5 mg%
Glycämie des Neugeborenen	
Nabelschnurblut sub partu	124 mg%
Nach Nabelversorgung	65,5 mg%
3 Stunden post partum	46,5 mg%
24 Stunden post partum	nicht bestimmt.

Erste Fütterung nach 24 Stunden.

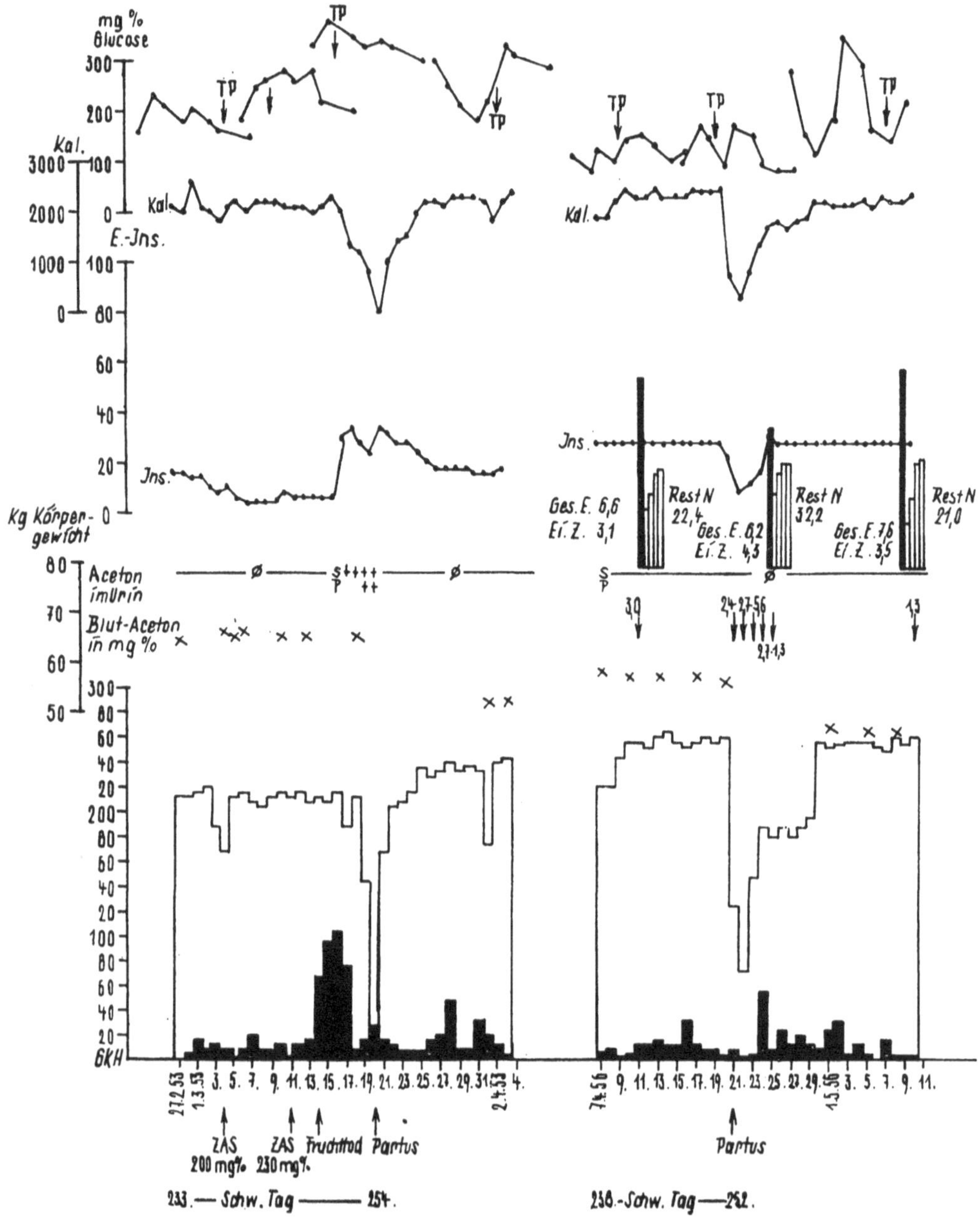

Lfd. Nr. 14, Pat. Nr. 1736, Hanna E., geb. 6. 5. 1930.
Diabetes festgestellt 1950.
I-Gravida.
Keine Gefäßkomplikationen.

Entbindung: nach intrauterinem Fruchttod Blasensprengung, Kopfschwartenzange, Perforation, Cleidotomie.

Neugeborenes: weiblich, 51 cm, 3400 g (enthirnt).
Keine Glycämiebestimmungen sub partu.
Pathol.-anat. Befund (Pathol.-anat. Institut der Univ. Greifswald):
Fortgeschrittener Fäulniszustand sowie ausgedehnte Hämoglobinimbibition sämtlicher Organe.
Mißbildungen sind nicht nachweisbar.

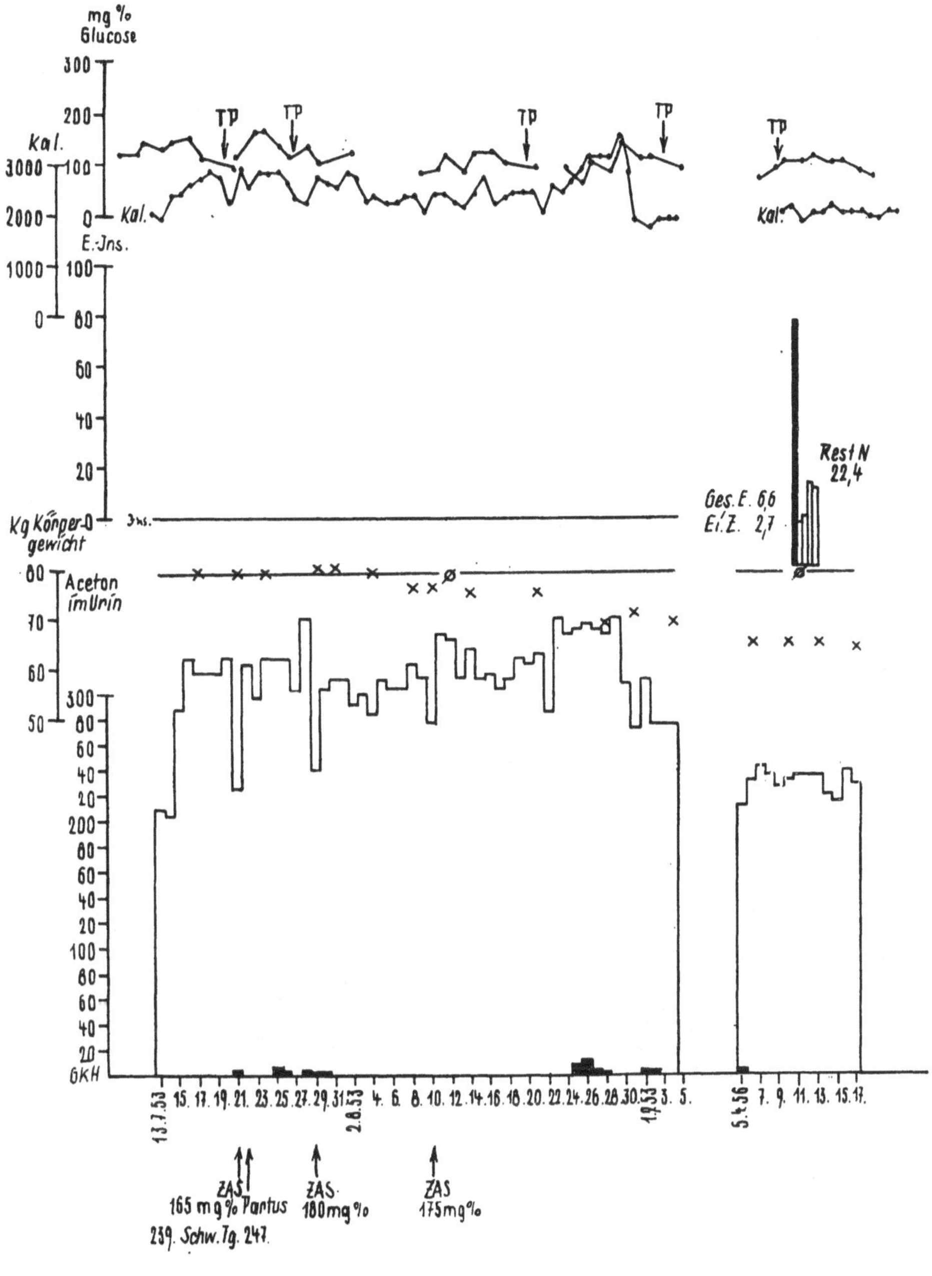

Lfd. Nr. 15, Pat. Nr. 1927, Margarete F., geb. 25. 1. 1920.
Diabetes festgestellt im Februar 1951.
Keine Gefäßkomplikationen.
1. Partus 1950, Spontangeburt am errechneten Termin, Kind männlich, 2200 g.

Entbindung: Spontangeburt am errechneten Termin. Keine Fruchtwasservermehrung.

Neugeborenes: männlich, 51 cm, 3390 g. Placenta 690 g.

Mütterliche Glycämie sub partu 118 mg%
Glycämie sub partu im Nabelschnurblut 97 mg%
Keine weiteren Glycämiebestimmungen.
Erste Fütterung nach 24 Stunden.

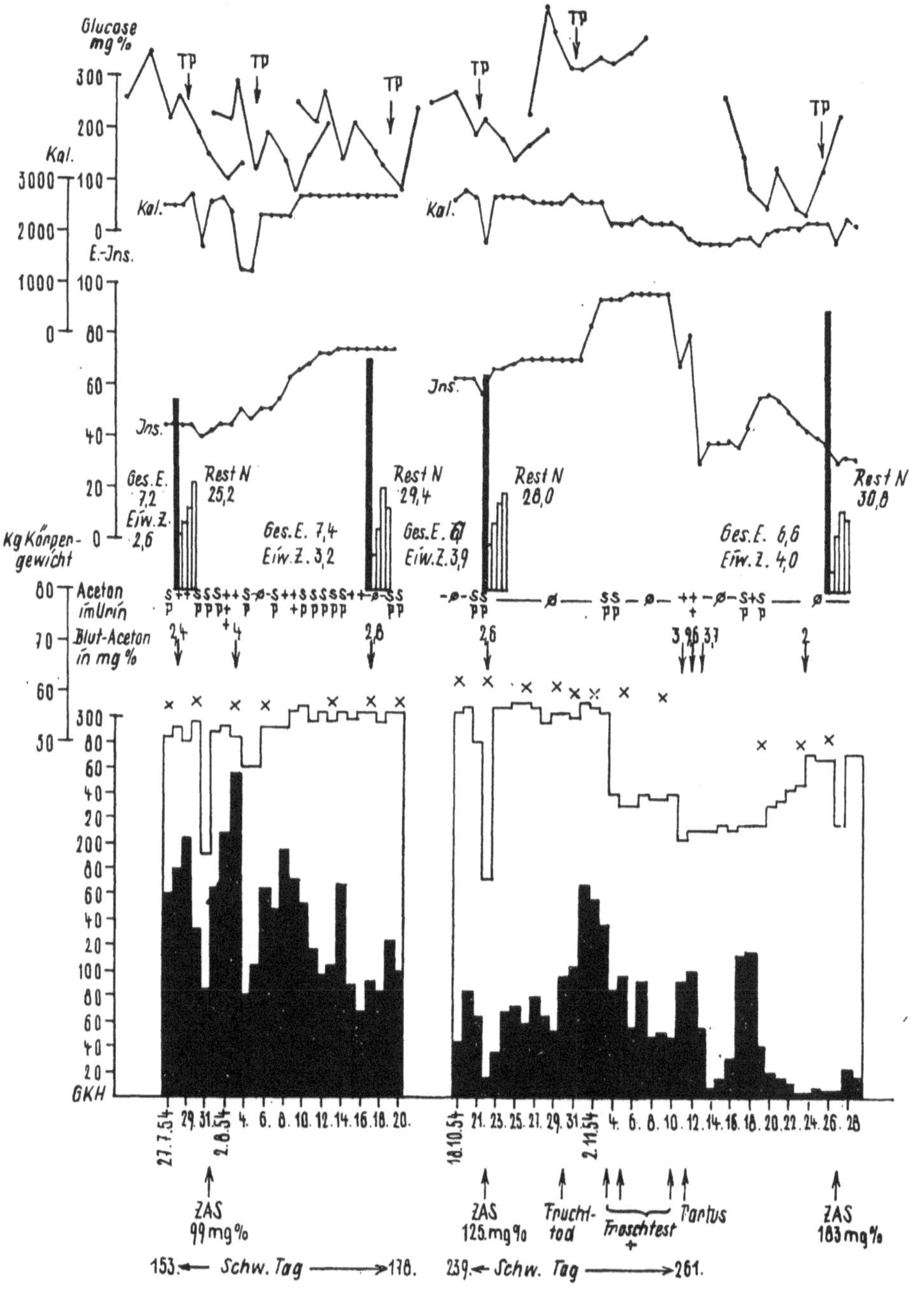

Lfd. Nr. 16, Pat. Nr. 2368, Johanna F., geb. 8. 12. 1929.
Diabetes im Januar 1951 festgestellt.
Keine Gefäßkomplikationen.
I-Gravida.

Entbindung: nach intrauterinem Fruchttod Blasensprengung, Perforation. Hydramnion.

Neugeborenes: männlich, 50 cm, 3400 g (enthirnt).

Mütterliche Glycämie sub partu 210 mg%
Redukt. vermög. d. Fruchtwassers 102,5 mg%
Pathol.-anat. Befund (Pathol.-anat. Institut der Univ. Greifswald):
Fortgeschrittener Macerationszustand der inneren Organe. Makroskopisch kein Hinweis für Mißbildungen. Kleiner Beclard'scher Knochenkern.

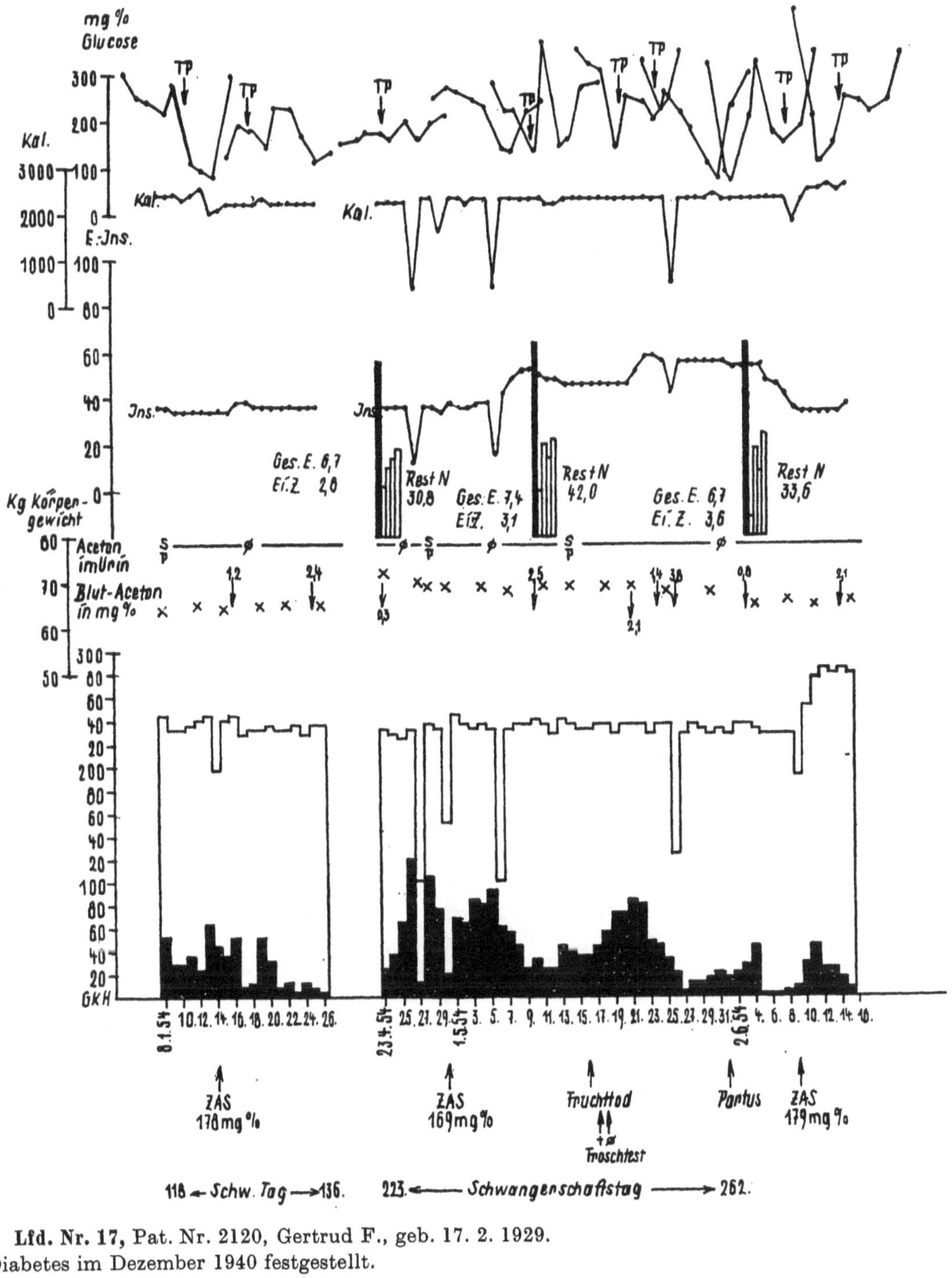

Lfd. Nr. 17, Pat. Nr. 2120, Gertrud F., geb. 17. 2. 1929.
Diabetes im Dezember 1940 festgestellt.
Retinopathie der Gruppe III (in Gravidität und post partum).
Nephropathie.
1 Abortus (mens III) 1953.

Entbindung: nach intrauterinem Fruchttod Spontangeburt nach 3. Wehenschema. Keine Fruchtwasservermehrung.

Neugeborenes: männlich, 45 cm, 1520 g. Placenta 150 g.
Keine Glycämiebestimmungen sub partu.
Wegen fortgeschrittener Fäulnis und Maceration keine Autopsie.

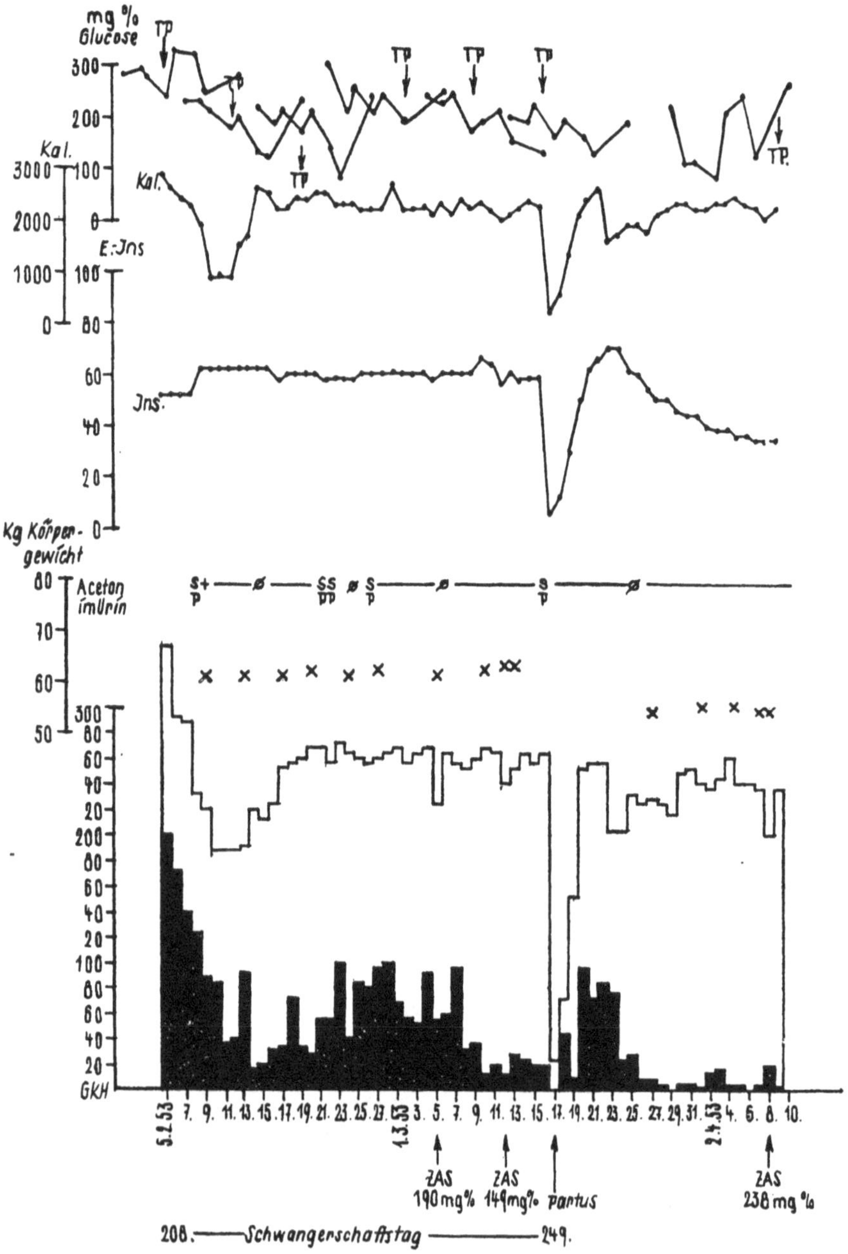

Lfd. Nr. 18, Pat. Nr. 1695, Elfriede F., geb. 28. 8. 1925.
Diabetes 1943 festgestellt.
Keine Gefäßkomplikationen.

1. Partus 1946, Totgeburt. Junge, 12 Pfd.
2. Partus 1951, Spontangeburt, 4 Wochen ante terminum. Junge, 3400 g.
3. Partus 1952, Totgeburt, 6 Wochen ante terminum, Junge, 4 Pfd.

Entbindung: durch Sectio. Keine Fruchtwasservermehrung.

Neugeborenes: weiblich, 47,5 cm, 3230 g. Placenta 650 g.

Mütterliche Glycämie sub partu	248 mg%
Redukt.vermög. d. Fruchtwassers	nicht bestimmt.
Glycämie des Neugeborenen	
Nabelschnurblut sub partu	160,5 mg%
Nach Nabelversorgung	nicht bestimmt.
3 Stunden post partum	56,5 mg%
24 Stunden post partum	63 mg%

Erste Fütterung 30 min post partum (Frauenmilch + Invertzucker per Sonde).

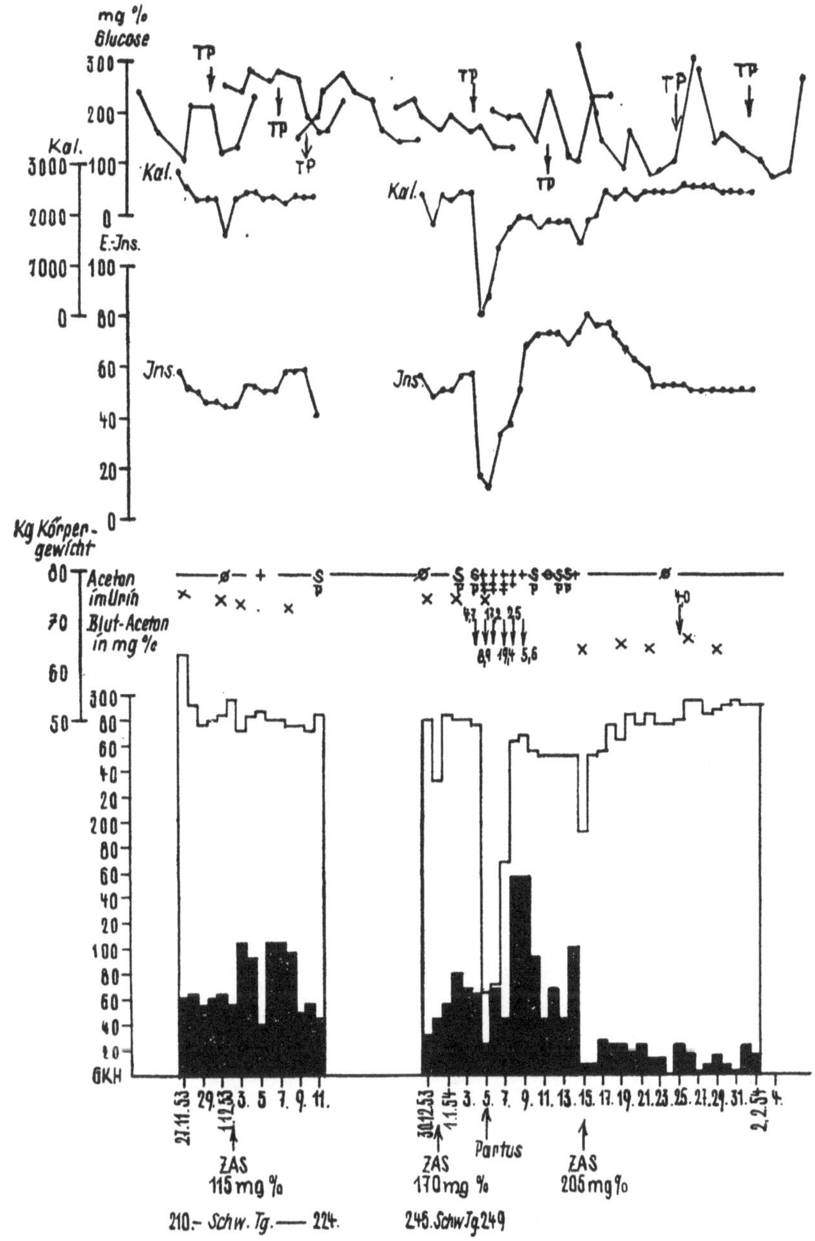

Lfd. Nr. 20, Pat. Nr. 2083, Gertrud G., geb. 8. 6. 1925.
Diabetes im Juli 1949 festgestellt.
Retinopathie der Gruppe I (in Gravidität und post partum).
1. Partus 1947, Spontangeburt, 4 Wochen ante terminum. Junge, 2750 g.
2. Partus 1949, Spontangeburt, 3 Wochen ante terminum. Mädchen, 2750 g.
1 Abortus 1950 (mens 6).

Entbindung: durch Sectio. Keine Fruchtwasservermehrung.

Neugeborenes: weiblich, 45 cm, 2960 g. Placenta 600 g.

Mütterliche Glycämie sub partu	287 mg%
Redukt.vermög. d. Fruchtwassers	nicht bestimmt.
Glycämie des Neugeborenen	
Nabelschnurblut sub partu	211 mg%
Nach Nabelversorgung	152 mg%
3 Stunden post partum	63 mg%
24 Stunden post partum	nicht bestimmt.

Erste Fütterung 30 min post partum (Frauenmilch + Glucose per Sonde).

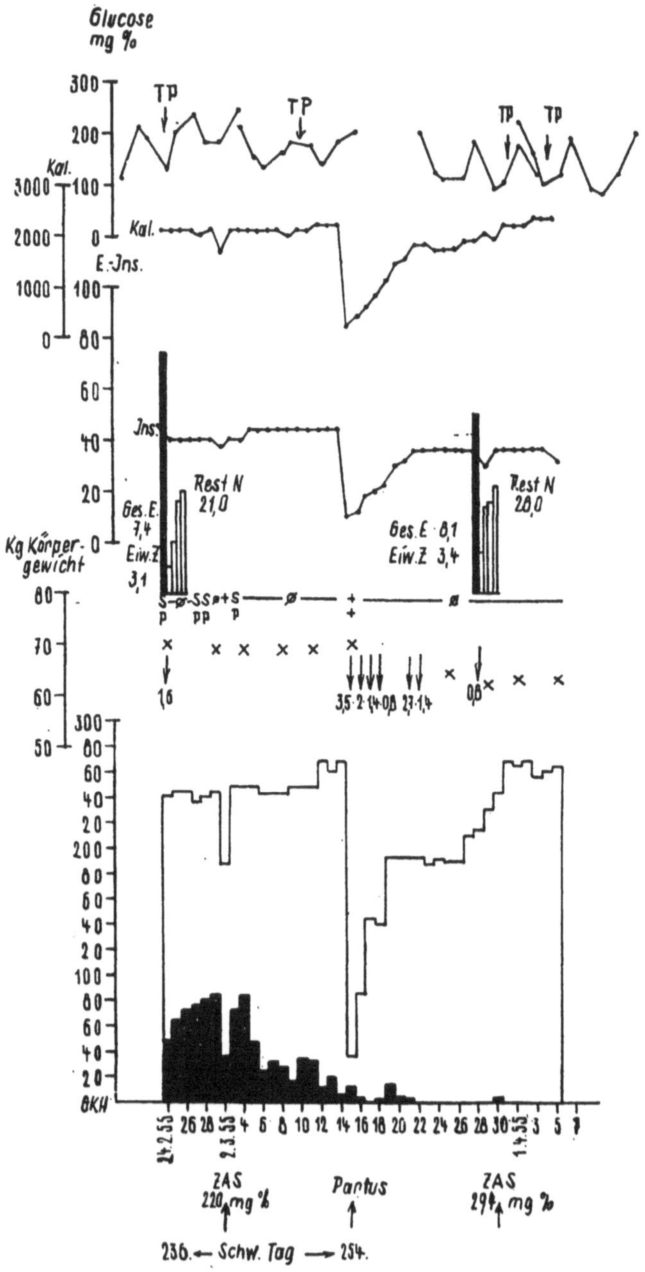
Glucose
mg %
TP
Kal.
E.-Jns.
Jns.
Rest N
21,0
Ges. E.
7,4
Eiw. Z.
3,1
Ges. E 8,1
Eiw. Z 3,4
Rest N
20,0
Kg Körper-
gewicht
ZAS
220 mg %
Partus
ZAS
294 mg %
236. ← Schw. Tag → 254.

Lfd. Nr. 19, Pat. Nr. 2965, Elfriede F., geb. 12. 1. 1922.
Diabetes im März 1953 festgestellt.
Keine Gefäßkomplikationen.

1. Partus 1940, Spontangeburt am errechneten Termin. Mädchen, 4000 g.
2. Partus 1942, Spontangeburt am errechneten Termin. Mädchen, 3750 g.
3. Partus 1943, Spontangeburt am errechneten Termin. Mädchen, 3750 g.
4. Partus 1945, Spontangeburt am errechneten Termin. Junge, 4000 g.
5. Partus 1948, Spontangeburt am errechneten Termin. Mädchen, 3750 g.
6. Partus 1951, Spontangeburt am errechneten Termin. Mädchen, 6000 g., sub partu gestorben.

Entbindung: durch Sectio. Hydramnion.
Neugeborenes: weiblich, 45 cm, 2100 g. Placenta 500 g.

Mütterliche Glycämie sub partu	209 mg%
Redukt.vermög. d. Fruchtwassers	88 mg%
Glycämie des Neugeborenen	
Nabelschnurblut sub partu	159 mg%
Nach Nabelversorgung	107,5 mg%
3 Stunden post partum	49 mg%
24 Stunden post partum	nicht bestimmt.

Erste Fütterung nach 24 Stunden.
Tod des Neugeborenen nach 29 Stunden unter den Zeichen der Asphyxie.
Pathol.-anat. Befund (Pathol.-anat. Institut der Univ. Greifswald).
Blutüberfüllung und Ödem beider Lungen (Fruchtwasseraspiration?, Pneumonie?) mit Erweiterung des re. Herzventrikels. Blutüberfüllung der Leber und der Milz. Einzelne anoxämische Ekchymosen untor dor Pleura, dem Epicard und der Thymuskapsel.
Flächenhafte Blutungen in der Adventitia des Anfangsteils der A.pulmonalis.
Fleckförmige Verfettung der Leber. Trübung des Parenchyms. Hyperämie des Nebennierenmarks sowie der inneren Anteile der Nebennierenrinden. Zahlreiche Harnsäureinfarkte im Bereich der Markkegel beider Nieren. Einseitig (re.) angelegter Schilddrüsenlappen. Drei stecknadelkopfgroße Nebenmilzen.
Pathol.-anat. keine weiteren Mißbildungen.
Offener Ductus Botalli, offenes Foramen ovale. Nicht obliterierte Nabelvene.

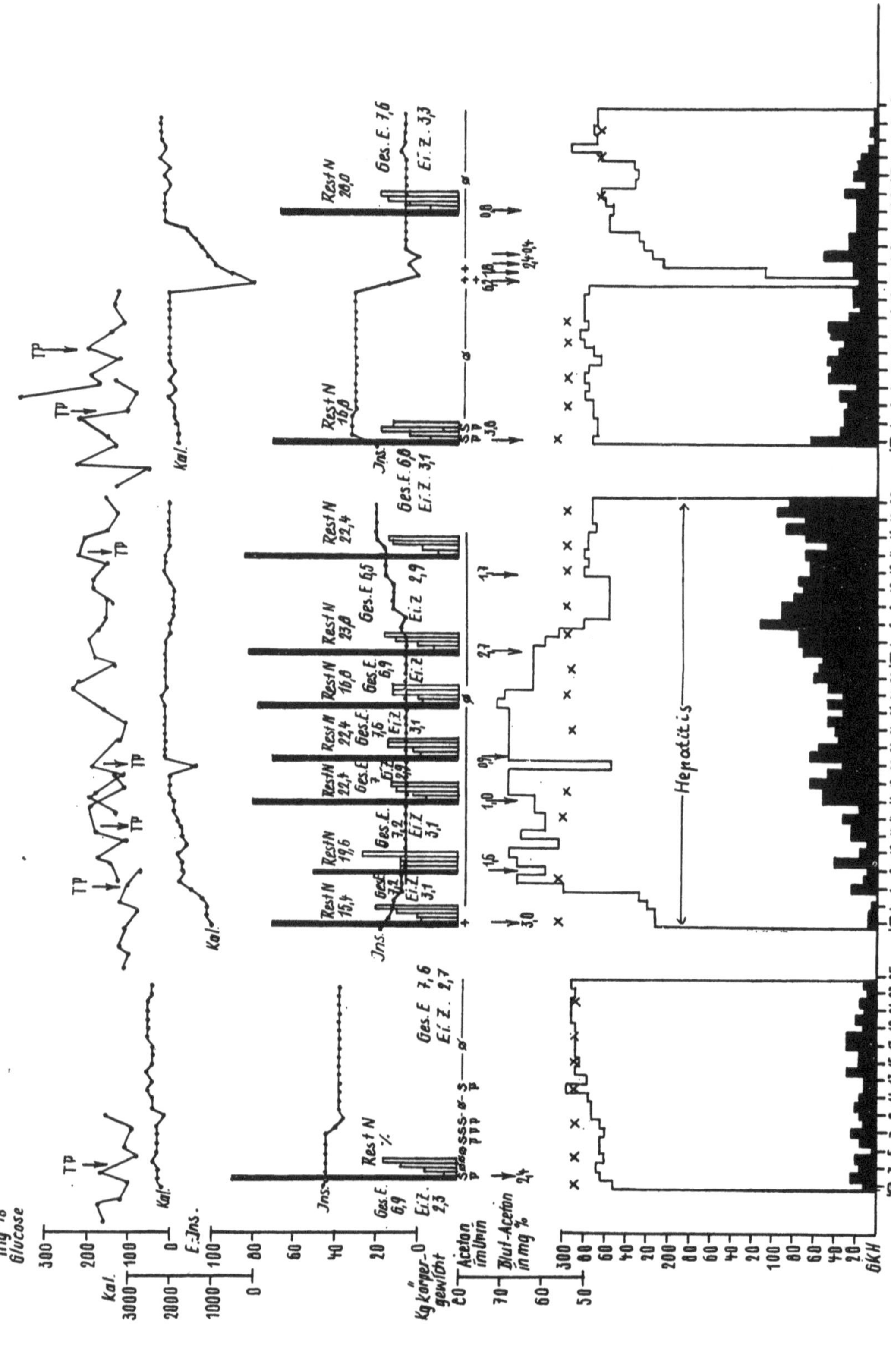
mg % Glucose
Kal.
E: Jns.
Kg Körpergewicht
Aceton im Urin
Blut-Aceton in mg %
GKH
TP
Jns.
Rest N
Ges. E.
Ei. Z.
Hepatitis
Partus
ZAS 160 mg %
ZAS 129 mg %
ZAS 130 mg %
ZAS 230 mg %
50. ← Schw. Tag → 73.
144. ← Schwangerschaftstag → 192.
235. ← Schw. Tag → 251.

Lfd. Nr. 21, Pat. Nr. 2976, Dolores G., geb. 17. 1. 1931.
Diabetes im Januar 1955 festgestellt.
Keine Gefäßkomplikationen.
1 Abortus 1954 (mens II).

Entbindung: durch Sectio. Keine Fruchtwasservermehrung.
Neugeborenes: männlich, 53 cm, 3860 g. Placenta 740 g.

Mütterliche Glycämie sub partu	137,5 mg%
Redukt.vermög. d. Fruchtwassers	20 mg%
Glycämie des Neugeborenen	
Nabelschnurblut sub partu	105,5 mg%
Nach Nabelversorgung	71 mg%
3 Stunden post partum	49 mg%
24 Stunden post partum	66 mg%

Erste Fütterung nach 48 Stunden.
Das Kind starb am 37. Lebenstag. Pathol.-anat. Befund (Pathol.-anat. Institut der Univ. Greifswald): Leiche eines 4 Wochen alten männlichen Kindes. Paravertebrale Pneumonie bds. Katarrhalische Tracheobronchitis. Dilatation und muskuläre Wandhypertrophie des re. Herzventrikels. Blutstauung und Verfettung der Leber. Blutstauung der Milz. Totale Cystenniere re., partielle Cystenniere li. Hochgradige Dilatation des li. Nierenbeckens und des oberen Drittels des Ureters mit Klappenbildung. Ductus Botalli geschlossen, Foramen ovale offen. Histolog. Befund: Lungen: Innerhalb der Alveolen reichlich Vorkommen von Leucozyten, wenig Fibrin. Fibrinöse Auflagerungen der Pleura. Die Bronchien sind angefüllt mit Leucozyten und wenig Schleim. Pancreas: Vereinzelt cystisch erweiterte Drüsenstücke mit mäßiger Vermehrung des umgebenden Bindegewebes.

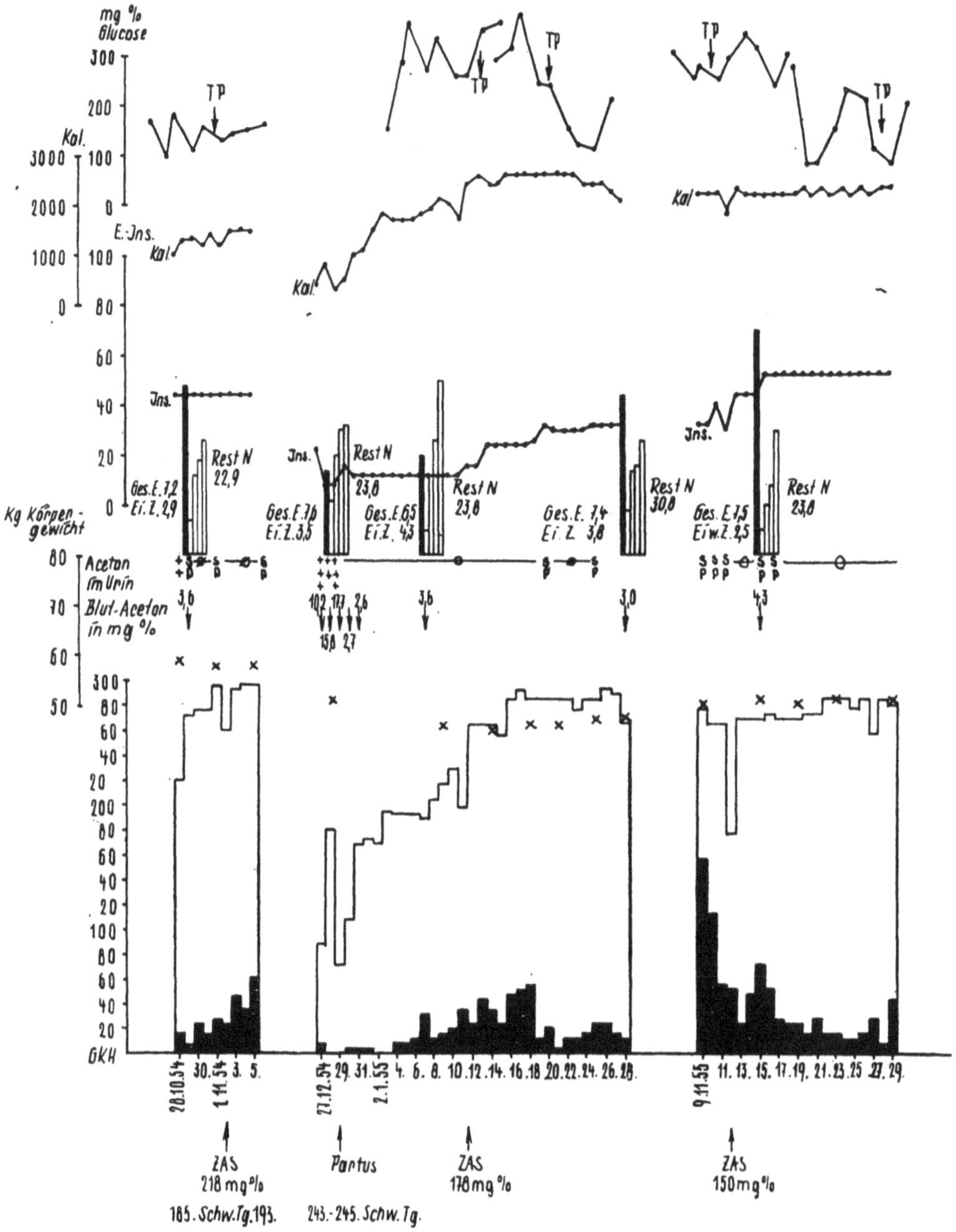

Lfd. Nr. 22, Pat. Nr. 2579, Dorothea G., geb. 18. 11. 1932.
Diabetes im Juni 1950 festgestellt.
Keine Gefäßkomplikationen.
I-Gravida.

Entbindung: durch Sectio. Keine Fruchtwasservermehrung.
Neugeborenes: weiblich, 45 cm, 2360 g. Placenta: 500 g.

Mütterliche Glycämie sub partu	149	mg%
Redukt.vermög. d. Fruchtwassers	44	mg%
Glycämie des Neugeborenen		
Nabelschnurblut sub partu	116	mg%
Nach Nabelversorgung	72	mg%
3 Stunden post partum	73	mg%
24 Stunden post partum	62	mg%

Erste Fütterung 30 min post partum (Frauenmilch + Glucose per Pipette).

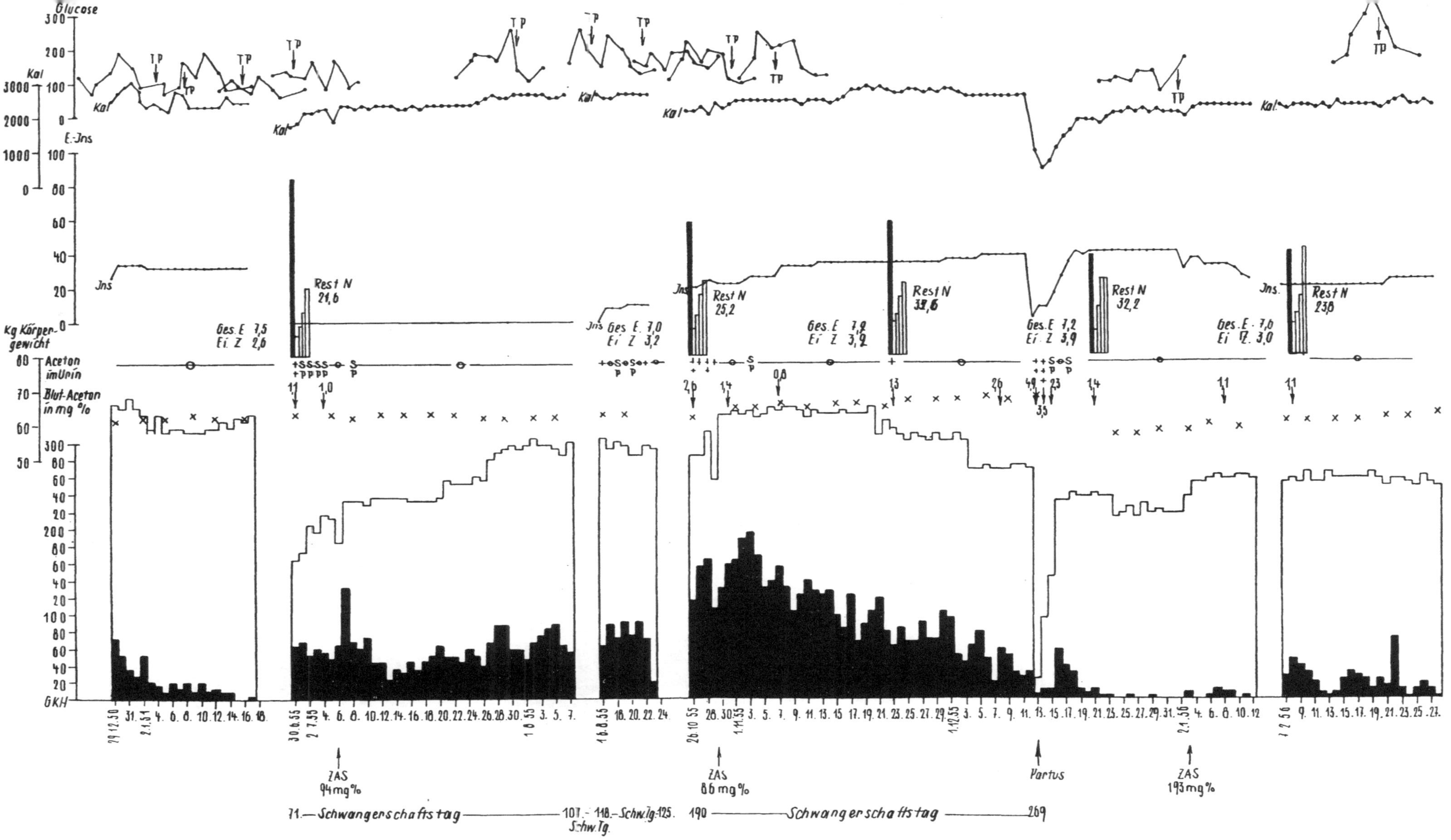

Lfd. Nr. 23, Pat. Nr. 642, Marie-Hilde H., geb. 12. 9. 1933. Diabetes im Dezember 1949 festgestellt. In Frühschwangerschaft keine Gefäßkomplikationen nachweisbar. In Spätschwangerschaft und post partum Retinopathie der Gruppe I. I-Gravida.

Entbindung: durch Sectio. Keine Fruchtwasservermehrung. Neugeborenes: weiblich, 49 cm, 3300 g. Placenta: 690 g. Mütterliche Glycämie sub partu 124 mg% Redukt.vermög. d. Fruchtwassers 27,5 mg%. Glycämie des Neugeborenen Nabelschnurblut sub partu 73 mg%. Nach Nabelversorgung 47 mg%, 3 Stunden post partum 30 mg%. 24 Stunden post partum 28 mg%. Erste Fütterung nach 36 Stunden.

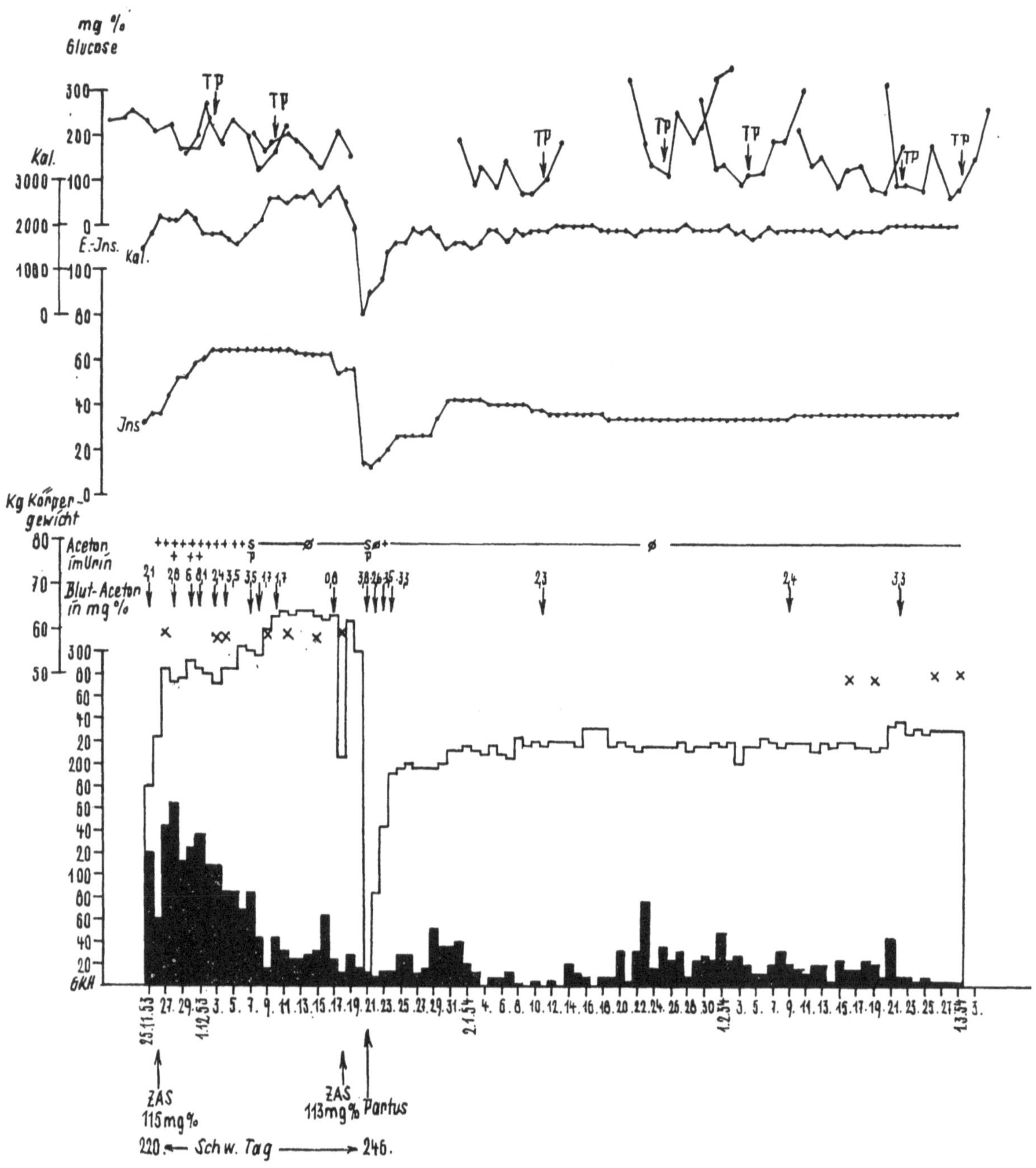

Lfd. Nr. 24, Pat. Nr. 2078, Meta H., geb. 28. 1. 1925.
Diabetes im November 1950 festgestellt.
Keine Gefäßkomplikationen.
1. Partus 1946, Spontangeburt, 4 Wochen ante terminum. Mädchen, 2000 g.
2. Partus 1947, Spontangeburt am errechneten Termin. Mädchen, 4000 g.
3. Partus 1950, Spontangeburt, Totgeburt, Junge, 4500 g.

Entbindung: durch Sectio. Geringes Hydramnion.

Neugeborenes: männlich, 47,5 cm, 3160 g. Placenta 500 g.

Mütterliche Glycämie sub partu	194 mg%
Redukt.vermög. d. Fruchtwassers	nicht bestimmt.
Glycämie des Neugeborenen	
Nabelschnurblut sub partu	143,5 mg%
Nach Nabelversorgung	102 mg%
3 Stunden post partum	62 mg%
24 Stunden post partum	nicht bestimmt.

Erste Fütterung 30 min post partum (Frauenmilch + Glucose per Sonde).

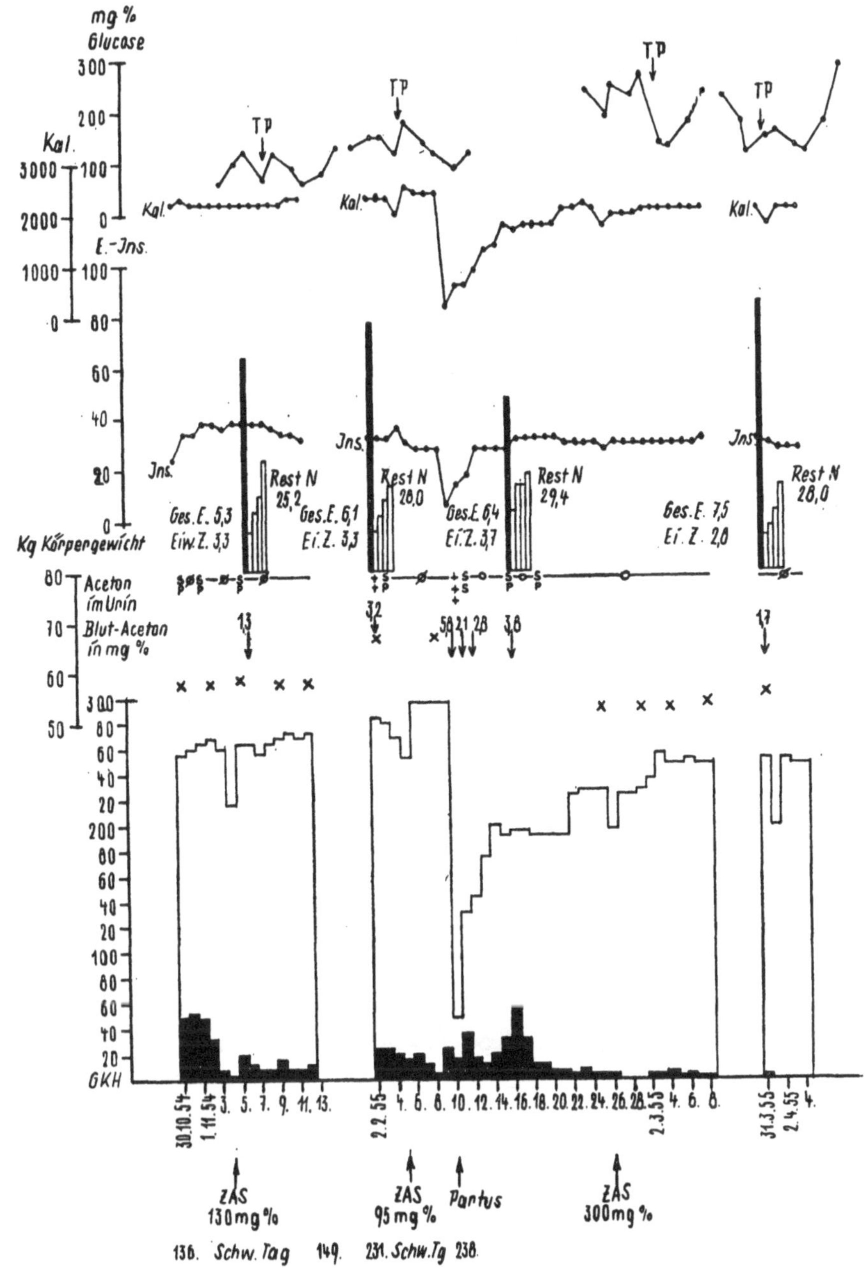

Lfd. Nr. 25, Pat. Nr. 2539, Gertrud H., geb. 26. 6. 1933.
Diabetes im November 1952 festgestellt.
Keine Gefäßkomplikationen.
Erstgravida.

Entbindung: durch Sectio. Hydramnion.

Neugeborenes: männlich, 48 cm, 3020 g. Placenta 700 g.

Mütterliche Glycämie sub partu	183	mg%	Nach Nabelversorgung	81,5 mg%
Redukt.vermög. d. Fruchtwassers	85	mg%	3 Stunden post partum	23,5 mg%
Glycämie des Neugeborenen			24 Stunden post partum	30,5 mg%
Nabelschnurblut sub partu	131	mg%	Erste Fütterung nach 24 Stunden.	

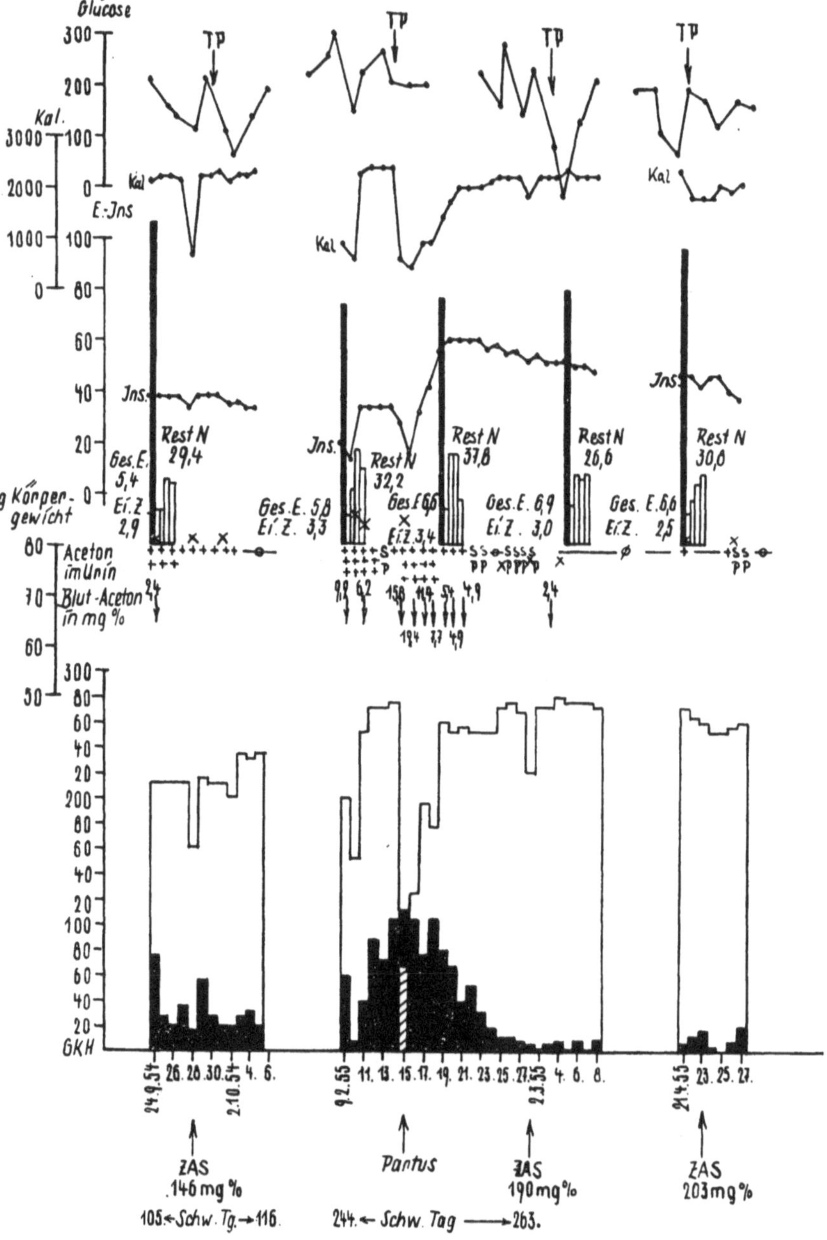

Lfd. Nr. 26, Pat. Nr. 2489, Erna H., geb. 16. 7. 1927.
Diabetes im Oktober 1951 festgestellt.
Keine Gefäßkomplikationen.
1. Partus 1951, Spontangeburt am errechneten Termin. Mädchen, 4700 g.

Entbindung: durch Sectio. Geringes Hydramnion.

Neugeborenes: weiblich, 45 cm, 2740 g, Placenta 620 g.

Mütterliche Glycämie sub partu	245	mg%
Redukt. vermög. d. Fruchtwassers	152	mg%
Glycämie des Neugeborenen		
Nabelschnurblut sub partu	245	mg%
Nach Nabelversorgung	132	mg%
3 Stunden post partum	18,5	mg%
24 Stunden post partum	21	mg%

Erste Fütterung nach 24 Stunden.

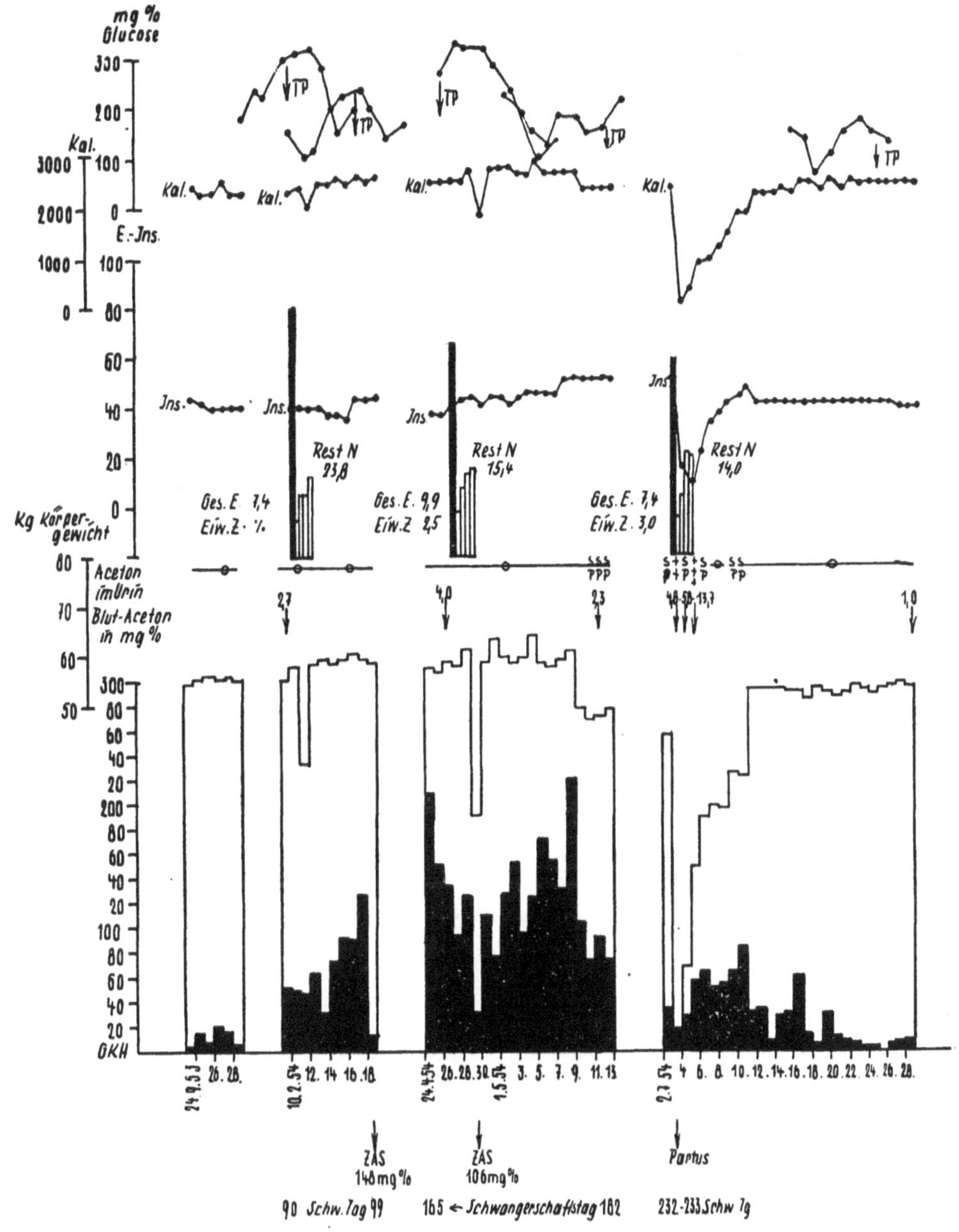

Lfd. Nr. 27, Pat. Nr. 1569, Maria H., geb. 28. 11. 1922.
Diabetes 1942 festgestellt.
Retinopathie der Gruppe I (in Schwangerschaft und post partum).
1. Partus 1946, Spontangeburt am errechneten Termin. Mädchen, 3750 g.
2. Partus 1951, Spontangeburt am errechneten Termin. Totgeburt. Frucht maceriert.
Entbindung: durch Sectio. Hydramnion.
Neugeborenes: männlich, 50 cm, 3200 g. Placenta 800 g.

		Glycämie des Neugeborenen	
Mütterliche Glycämie sub partu	254 mg%	Nabelschnurblut sub partu	194,5 mg%
Redukt.vermög. d. Fruchtwassers	112,5 mg%	Nach Nabelversorgung	112,5 mg%
		Keine weiteren Blutzuckerbestimmungen.	

Erste Fütterung 30 min post partum (Frauenmilch per Sonde).
Tod nach 21 Stunden unter den Zeichen der Asphyxie. Pathol.-anat. Befund (Pathol.-anat. Institut der Univ. Greifswald):
Zeichen der Unreife: Fehlen des Beclard'schen Knochenkerns. Unvollständige Belüftung und Hyperämie der Lungen (Schwimmprobe positiv). Dilatation der Herzhöhlen, muskelkräftiges Herz (offenes Foramen ovale, durchgängiger Ductus Botalli). Starke Blutüberfüllung der inneren Organe. Kein Anhalt für geburtstraumatische Blutungen. Keine Mißbildungen.
Histol. Untersuchungen: Lunge: In der Lunge sieht man Atelektasen und dazwischen größere emphysematöse Bezirke. In den Alveolen findet man Fruchtwasser, das membranartig die Alveolen auskleidet. Die Gefäße sind hyperämisch.
Niere: Die Hauptstückepithelien sind sämtlich nekrotisch, während die anderen Kanälchenabschnitte verhältnismäßig gut erhalten sind. Der Befund spricht für das Vorliegen einer glycogenurischen Nephrose. Thymus: Ohne besonderen Befund. Nebennieren: Fettarme Rinde. Es finden sich Hamperl'sche Onkocyten. Pancreas: Außer einer Hyperämie keine Besonderheiten. Herzmuskel: Zellreicher kindlicher Herzmuskel ohne krankhaften Befund. Leber: In der Leber finden sich sehr zahlreiche fetale Blutbildungsherde.

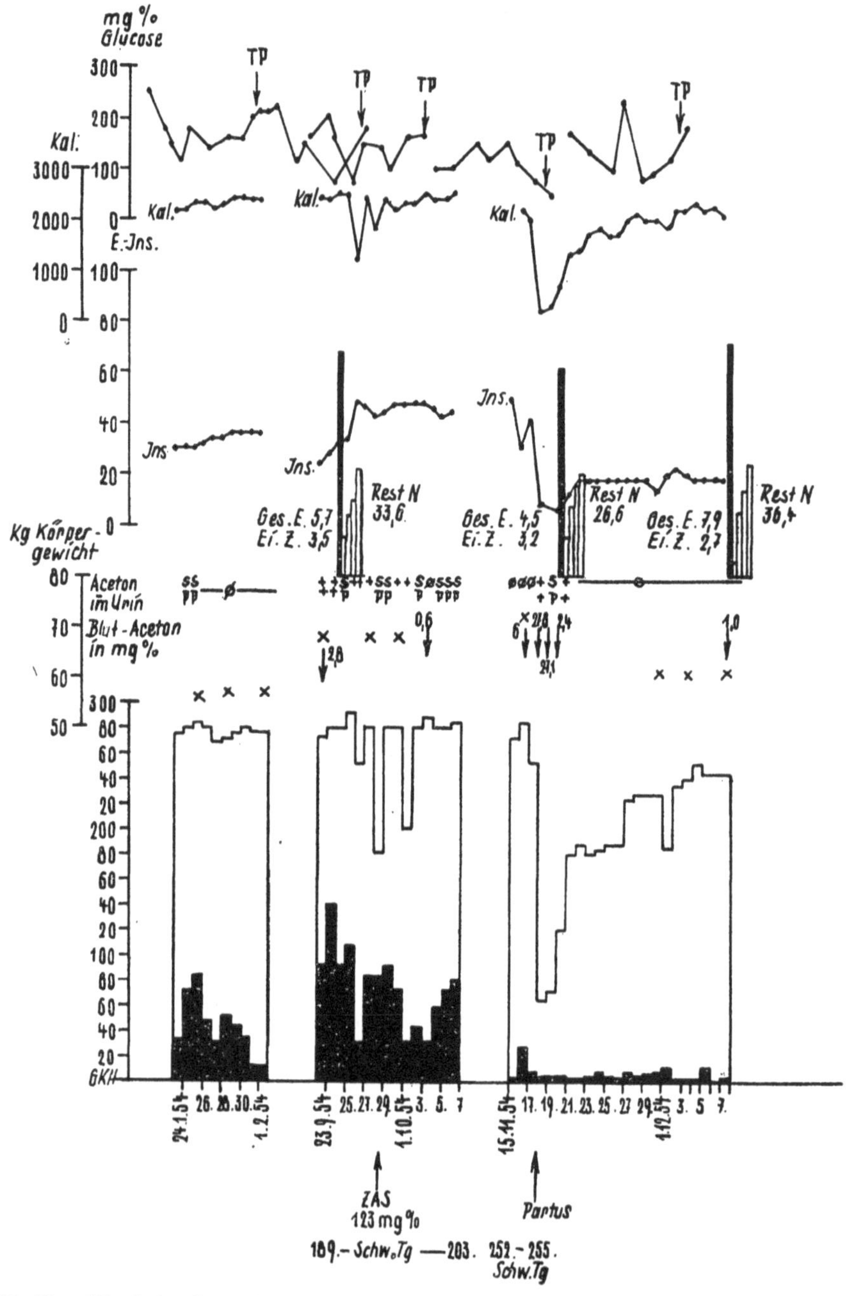

Lfd. Nr. 28, Pat. Nr. 2128, Irene H., geb. 18. 6. 1930.
Diabetes im Januar 1953 festgestellt.
Retinopathie der Gruppe I (in Schwangerschaft und Frühwochenbett. Im Spätwochenbett keine pathol. Netzhautveränderungen).
Abortus 1951 (mens III).

Entbindung: durch Sectio. Geringes Hydramnion.
Neugeborenes: männlich, 49 cm, 3100 g. Placenta 600 g.

Mütterliche Glycämie sub partu	113,5 mg%
Redukt.vermög. d. Fruchtwassers	55 mg%
Glycämie des Neugeborenen	
Nabelschnurblut sub partu	84 mg%
Nach Nabelversorgung	73 mg%
3 Stunden post partum	50,5 mg%
24 Stunden post partum	nicht bestimmt.

Erste Fütterung 5 Stunden post partum (Frauenmilch + Glucose per Pipette).

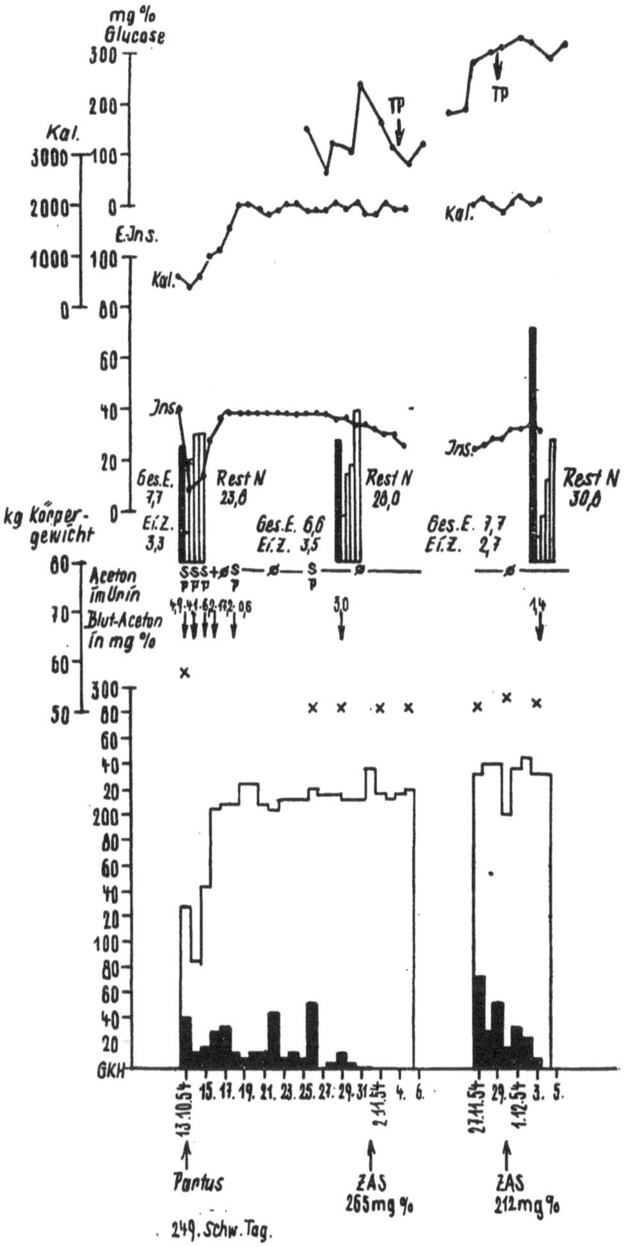

Lfd. Nr. 29, Pat. Nr. 2530, Ursula H., geb. 12. 3. 1935.
Diabetes im November 1945 festgestellt.
Keine Gefäßkomplikationen.
I-Gravida.

Entbindung: durch Sectio (Placenta praevia). Fruchtwasser nicht vermehrt.

Neugeborenes: weiblich, 44 cm, 2200 g. Placenta 400 g.

Mütterliche Glycämie sub partu	198 mg%
Redukt.vermög. d. Fruchtwassers	nicht bestimmt.
Glycämie des Neugeborenen	
Nabelschnurblut sub partu	162 mg%
Nach Nabelversorgung	120,5 mg%
3 Stunden post partum	nicht bestimmt.
24 Stunden post partum	58,5 mg%

Erste Fütterung 30 min post partum (Glucose per Sonde).

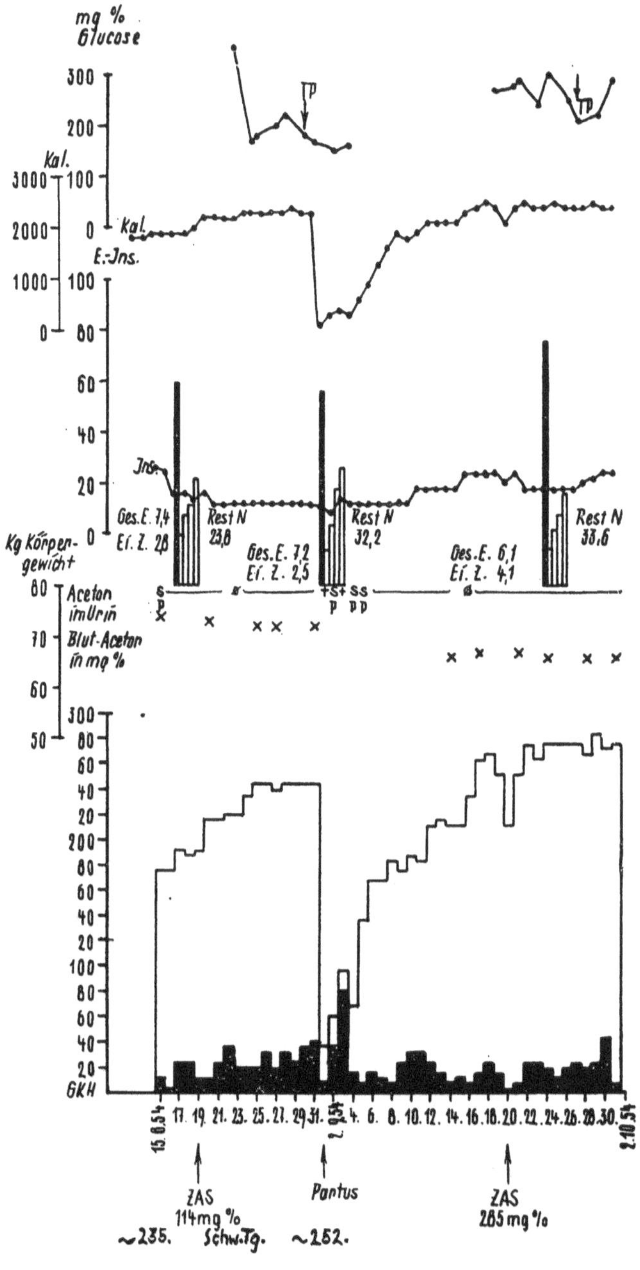

mg %
Glucose
Kal.
E.-Ins.
Ins.
Ges.E. 7,4
Ei. Z. 2,8
Rest N
23,8
Ges.E. 7,2
Ei. Z. 2,5
Rest N
32,2
Ges.E. 6,1
Ei. Z. 4,1
Rest N
33,6
Kg Körper-
gewicht
Aceton
im Urin
Blut-Aceton
in mg %
GKH
ZAS
114 mg %
Schw.-Tg.
Pantus
ZAS
265 mg %
~235.
~252.

Lfd. Nr. 30, Pat. Nr. 927, Marta H., geb. 6. 1. 1912.
Diabetes im Mai 1950 festgestellt.
In Gravidität keine Gefäßkomplikationen. Im Wochenbett Retinopathie der Gruppe I. Acht Monate nach der Entbindung keine Netzhautveränderungen!

1. Partus 1944, Spontangeburt am errechneten Termin. Junge, 3750 g.
1 Abortus 1948 (mens III).

Entbindung: durch Sectio. Hydramnion.

Neugeborenes: weiblich, 46 cm, 2320 g. Placenta 530 g.

Mütterliche Glycämie sub partu	195 mg%
Redukt.vermög. d. Fruchtwassers	122 mg%
Glycämie des Neugeborenen	
Nabelschnurblut sub partu	164 mg%
Nach Nabelversorgung	148 mg%
3 Stunden post partum	81 mg%
24 Stunden post partum	nicht bestimmt.

Erste Fütterung 30 min post partum (Frauenmilch per Pipette).

Tod des Neugeborenen nach 15 Stunden unter den Zeichen der Asphyxie. Pathol.-anat. Befund (Pathol.-anat. Institut der Univ. Greifswald):

Unvollkommene Belüftung beider Lungen (Schwimmprobe negativ). Blutüberfüllung und Ödem der Lungen (Fruchtwasseraspiration?). Dilatation der Herzventrikel (rechts stärker als links), Blutüberfüllung der Leber, der Milz und der Nieren. Mäßige Hyperämie der Magen- und Darmschleimhaut. Blutüberfüllung der meningealen Gefäße. Petechiale Blutungen der Pleura und des Pericards. Keine Mißbildungen lebenswichtiger Organe oder Zentren. Fehlender Beclardscher Knochenkern, offener Ductus Botalli, offenes Foramen ovale.

Histolog. Befunde: Lungen: Unter der Pleura finden sich Blutungsherde. Die Lungenalveolen sind insgesamt ziemlich weit, sie sind teilweise angefüllt mit einem lockeren Eiweißgerinsel. In relativ zahlreichen Lungenbläschen erkennt man hyalinfibrinoide Streifen, die die Alveolarwand förmlich austapezieren (sog. Vernixmembranen). Hin und wieder sind auch einzelne zelluläre Elemente des Fruchtwassers zu erkennen. Der Befund spricht für eine Fruchtwasseraspiration.

Leber: Kleintropfige Verfettung geringen Grades des Parenchyms. In den meist weiten Leberkapillaren liegen sehr zahlreiche Blutbildungsherde. Kein wesentlicher Glycogenbestand des Organs.

Schilddrüse: Praktisch kein Kolloid vorhanden. Die Epithelien sind weitgehend abgeschilfert.

Pancreas: An den Inseln, die im vorliegenden Schnitt in mäßiger Zahl vorkommen, finden sich keine auffallenden Veränderungen. Sie sind durchschnittlich von mittlerer Größe. Rieseninseln kommen nicht vor. Das excretorische Parenchym wird durch ein lockeres Bindegewebe in kleine Läppchen geteilt:

Nebennieren: Sehr breite Glomerulosa. Auffällig ist eine erhebliche Hyperämie der Rindenkapillaren, vor allem in der Nähe des Nebennierenmarks. Hin und wieder finden sich hier sogar Rindenblutungen.

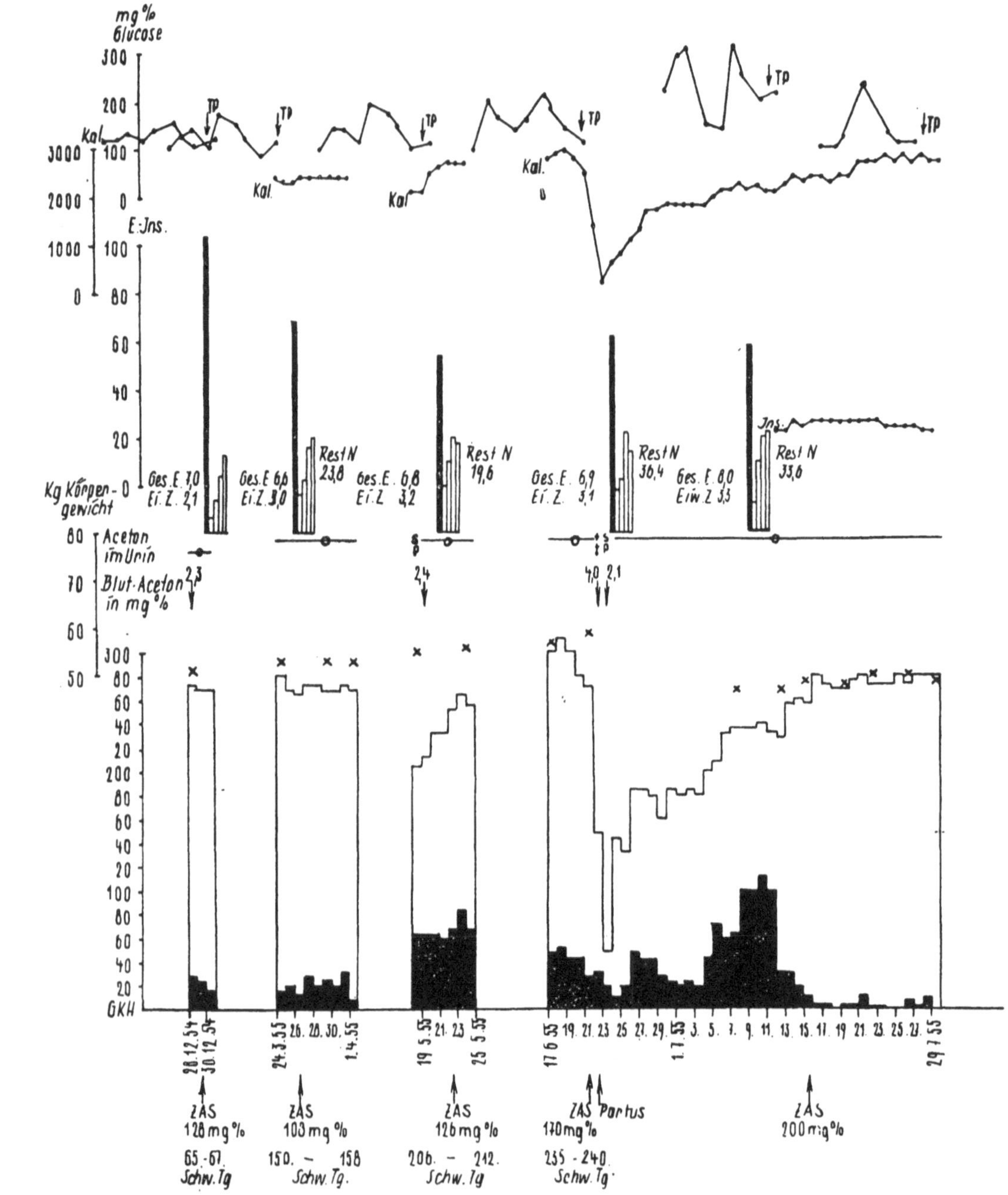

Lfd. Nr. 31, Pat. Nr. 1402, Traute H., geb. 22. 7. 1922.
Diabetes im Dezember 1949 festgestellt.
Keine Gefäßkomplikationen.

1. Partus 1943, Spontangeburt 4 Wochen ante terminum. Mädchen, 3100 g.
2. Partus 1944, Spontangeburt 3 Wochen ante terminum. Junge, 3500 g.
3. Partus 1952, Spontangeburt 7 Wochen ante terminum. Mädchen, 3200 g, nach 48 Stunden gestorben.

Entbindung: durch Sectio. Keine Fruchtwasservermehrung.
Neugeborenes: Junge, 48 cm, 3240 g. Placenta 750 g.

Mütterliche Glycämie sub partu	147 mg%	Nach Nabelversorgung	62,5 mg%
Redukt.vermög. d. Fruchtwassers	75 mg%	3 Stunden post partum	22,5 mg%
Glycämie des Neugeborenen		24 Stunden post partum	37,5 mg%
Nabelschnurblut sub partu	97 mg%	Erste Fütterung nach 48 Stunden.	

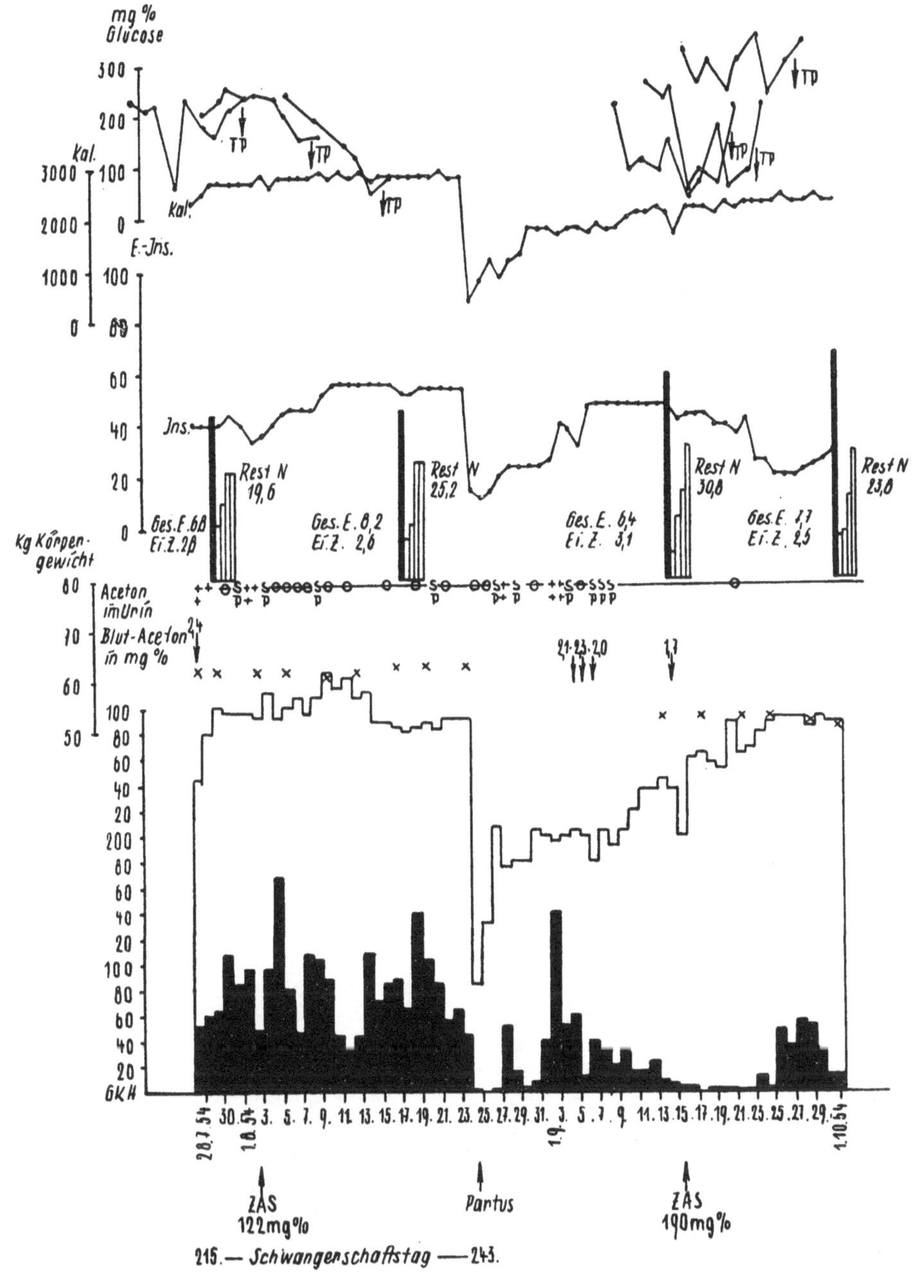

Lfd. Nr. 32, Pat. Nr. 2369, Waltraud H., geb. 9. 7. 1928.
Diabetes im Januar 1951 festgestellt.
Keine Gefäßkomplikationen.
1. Partus 1953, Spontangeburt am errechneten Termin. Mädchen, 3910 g.

Entbindung: durch Sectio. Fruchtwasser nicht vermehrt.
Neugeborenes: männlich, 49 cm, 2920 g. Placenta 680 g.

Mütterliche Glycämie sub partu	216 mg%
Redukt.vermög. d. Fruchtwassers	91 mg%
Glycämie des Neugeborenen	
Nabelschnurblut sub partu	171 mg%
Nach Nabelversorgung	129,5 mg%
3 Stunden post partum	76,5 mg%
24 Stunden post partum	nicht bestimmt.

Erste Fütterung nach 24 Stunden.

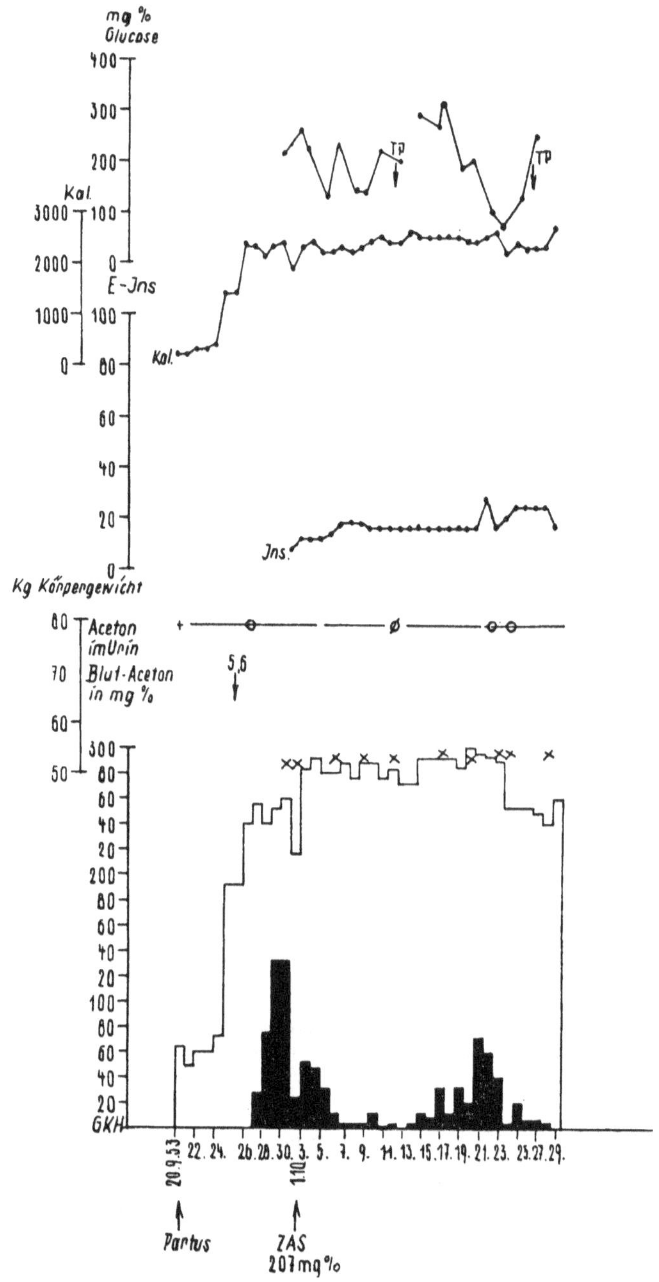

Lfd. Nr. 33, Pat. Nr. 2003, Gisela I., geb. 8. 10. 1928.
Diabetes im Juni 1953 festgestellt.
Retinopathie der Gruppe I (im Wochenbett, 9 Monate post partum keine Netzhautveränderungen feststellbar).
I-Gravida.

Entbindung: durch Sectio bei Praeeklampsie (Eklampsie im Wochenbett). Geringes Hydramnion.

Neugeborenes: männlich, 50 cm, 3620 g. Placenta 670 g.

Keine Glycämiebestimmungen sub partu und beim Neugeborenen.
Erste Fütterung 15 min post partum (Frauenmilch + Glucose per Sonde).

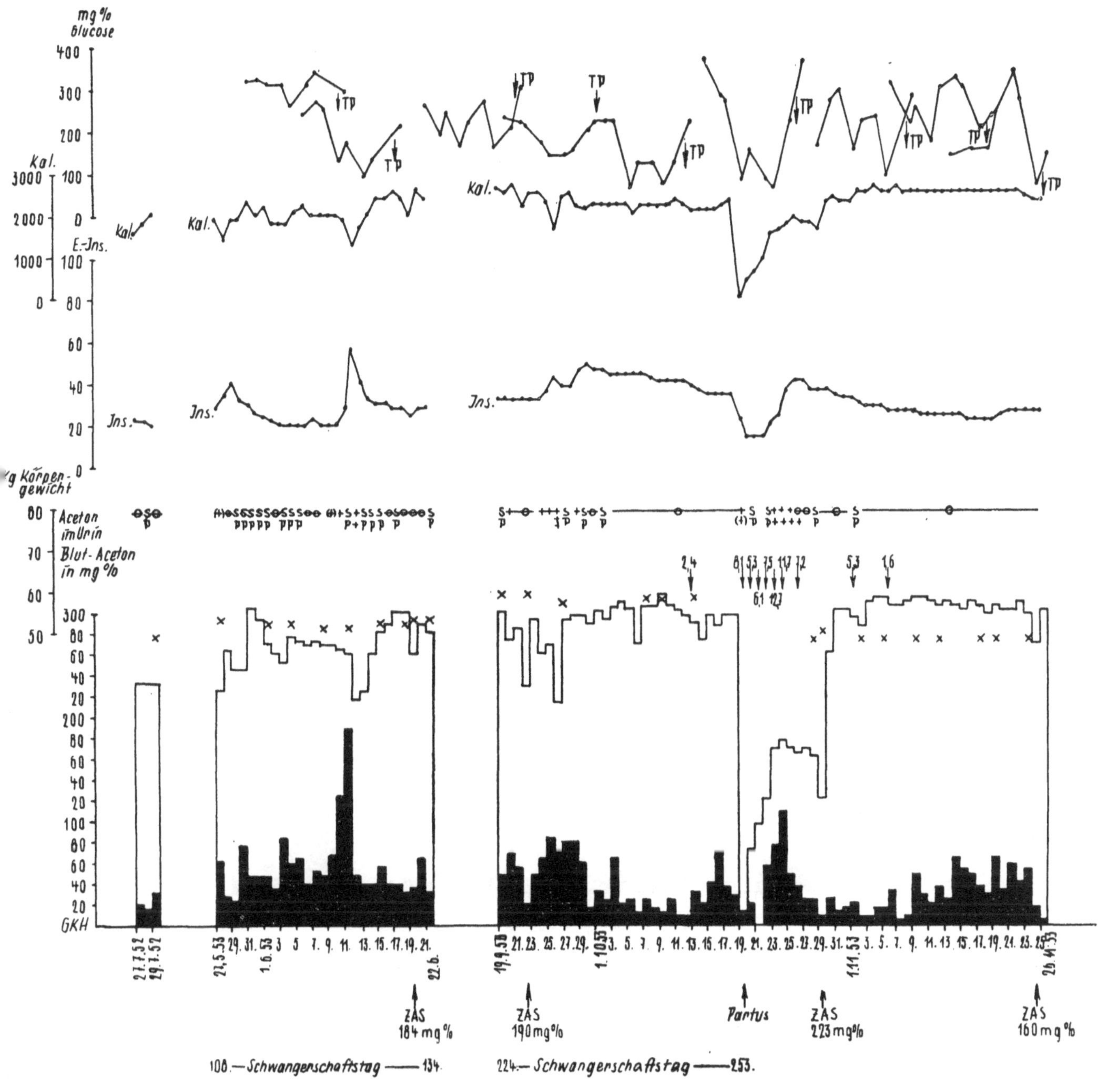

Lfd. Nr. 34, Pat. Nr. 1442, Elsa I., geb. 10. 1. 1923.
Diabetes im Sommer 1944 festgestellt.
Vor Gravidität (1952) Retinopathie der Gruppe II.
In Gravidität und nach Entbindung Netzhaut wegen Cataract nicht zu beurteilen.
I-Gravida.

Entbindung: durch Sectio. Keine Fruchtwasservermehrung.

Neugeborenes: männlich, 45 cm, 2730 g. Placenta 450 g.

Mütterliche Glycämie sub partu	248,5 mg%
Redukt.vermög. d. Fruchtwassers	nicht bestimmt.
Glycämie des Neugeborenen	
Nabelschnurblut sub partu	191,5 mg%
Nach Nabelversorgung	nicht bestimmt.
3 Stunden post partum	46,5 mg%
24 Stunden post partum	nicht bestimmt.

Erste Fütterung 30 min post partum (Frauenmilch + Glucose per Pipette).

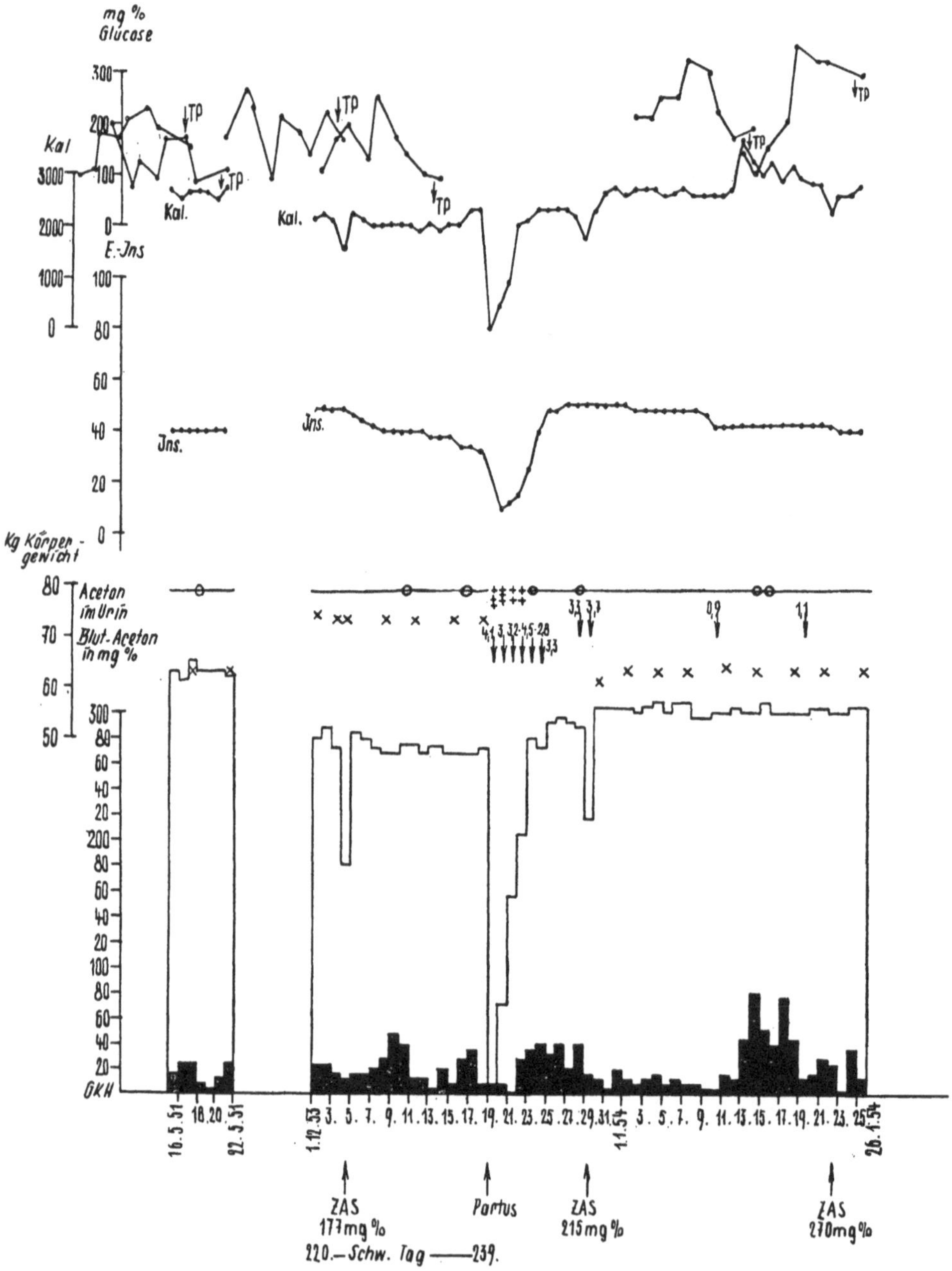

Lfd. Nr. 35, Pat. Nr. 1064, Erika J., geb. 28. 1. 1929.
Diabetes im Mai 1950 festgestellt.
Keine Gefäßkomplikationen.
I-Gravida.

Entbindung: durch Sectio. Geringes Hydramnion.

Neugeborenes: weiblich, 50 cm, 3230 g. Placenta 750 g.

Mütterliche Glycämie sub partu	168,5 mg%
Redukt.vermög. d. Fruchtwassers	nicht bestimmt.
Glycämie des Neugeborenen	
Nabelschnurblut sub partu	135 mg%
Nach Nabelversorgung	73 mg%
3 Stunden post partum	37 mg%
24 Stunden post partum	nicht bestimmt.

Erste Fütterung 20 min post partum (Frauenmilch + Glucose per Sonde).

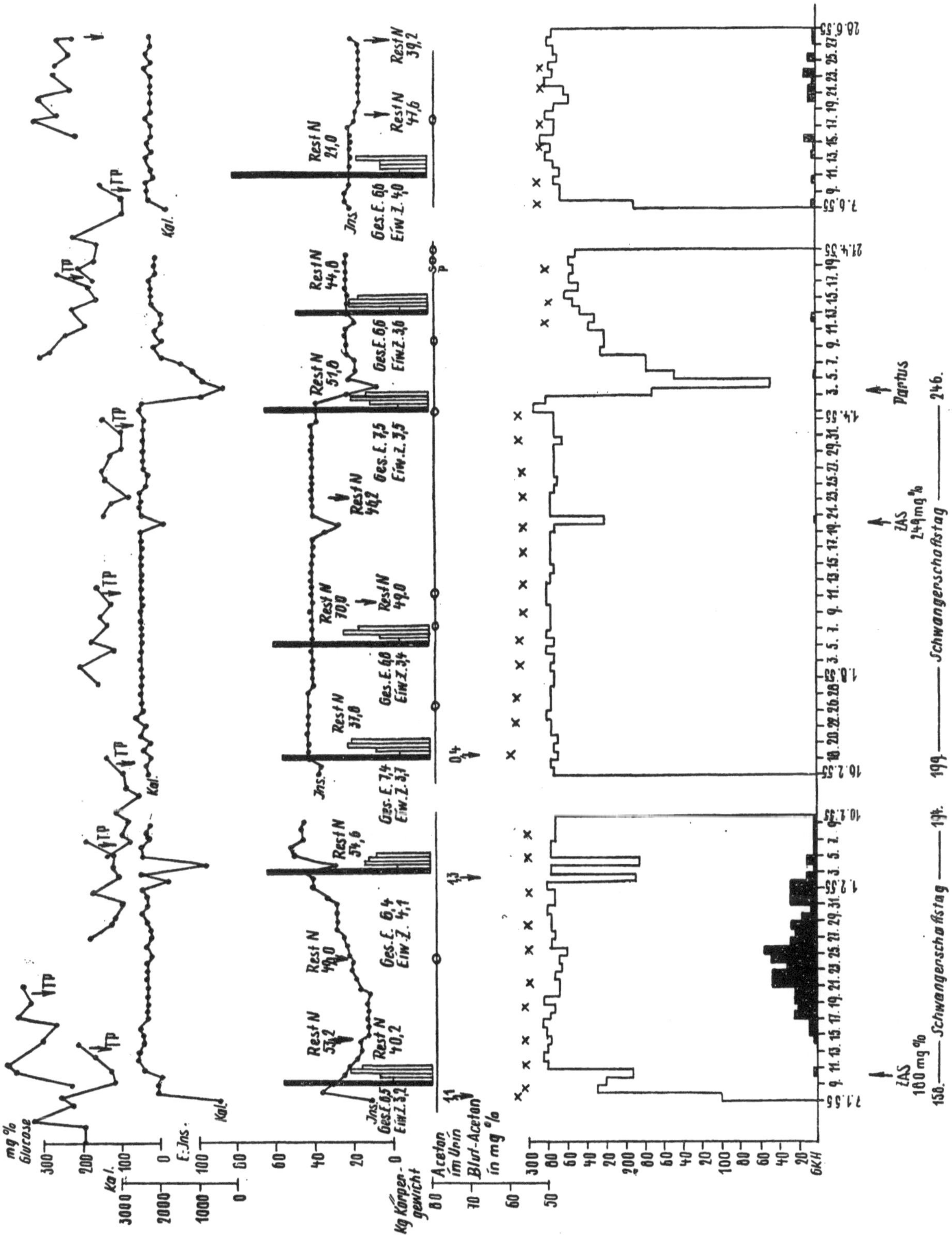

Diagramm lfd. Nr. 36a

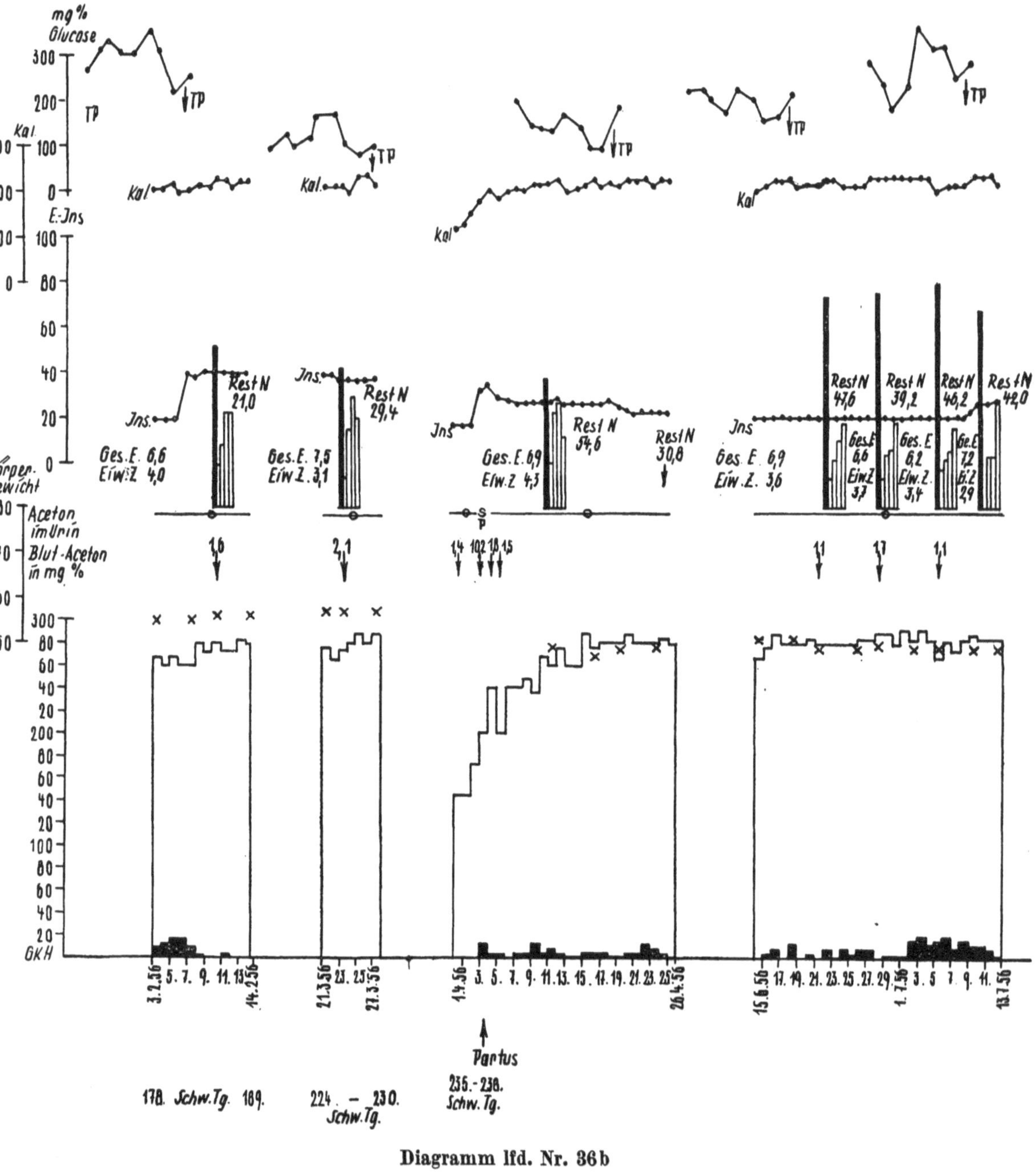

Diagramm lfd. Nr. 36b

Lfd. Nr. 36a und b, Pat. Nr. 2763, Elisabeth B., geb. 21. 7. 1928.
Diabetes festgestellt im August 1940.
Retinopathie der Gruppe II in der Gravidität, der Gruppe III nach Entbindung.
Nephropathie.
1 Abortus 1953 (mens III).

Neugeborenes: weiblich, 47 cm, 2430g. Placenta 480 g.

Entbindung: durch Sectio. Keine Fruchtwasservermehrung.

Mütterliche Glycämie sub partu	89,5 mg%	nach Nabelversorgung	46 mg%
Redukt.vermög. d. Fruchtwassers	42,5 mg%	3 Stunden post partum	36 mg%
Glycämie des Neugeborenen		24 Stunden post partum	49 mg%
Nabelschnurblut sub partu	63,5 mg%	Erste Fütterung nach 24 Stunden.	

Anmerkung: Diese Patientin wurde 1956 zum zweitenmal entbunden. Die Stoffwechselverhältnisse über diese zweite Schwangerschaft und Entbindung (Spontangeburt) sind im Diagramm Nr. 36b ebenfalls verzeichnet.

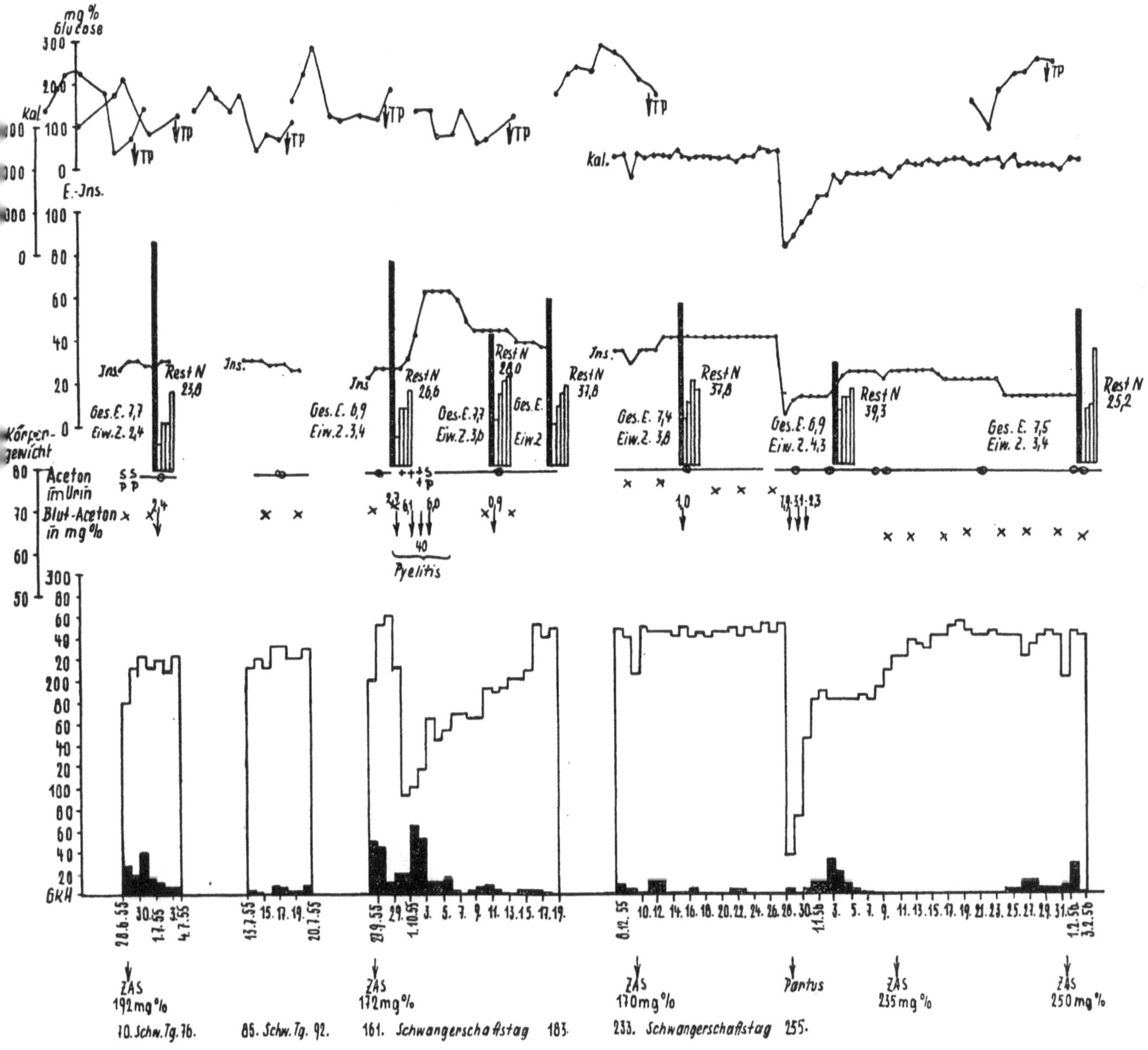

Lfd. Nr. 37, Pat. Nr. 3443, Brunhilde K., geb. 7. 6. 1933.
Diabetes im Oktober 1951 festgestellt.
Keine Gefäßkomplikationen.
1. Partus 1952. Sectio 14 Tage ante partum wegen Eklampsie. Mädchen, 1950 g, soll unter der Geburt abgestorben sein.

Entbindung: durch Sectio. Keine Fruchtwasservermehrung.
Neugeborenes: weiblich, 46 cm, 3020 g. Placenta 470 g.

Mütterliche Glycämie sub partu	132 mg%	Nach Nabelversorgung	72 mg%
Redukt.vermög. d. Fruchtwassers	43 mg%	3 Stunden post partum	41 mg%
Glycämie des Neugeborenen		24 Stunden post partum	66,5 mg%
Nabelschnurblut sub partu	95 mg%	Erste Fütterung nach 48 Stunden.	

Anmerkung: Die Stoffwechselführung über die Entbindung ist im einzelnen im Diagramm Nr. 104 angeführt.

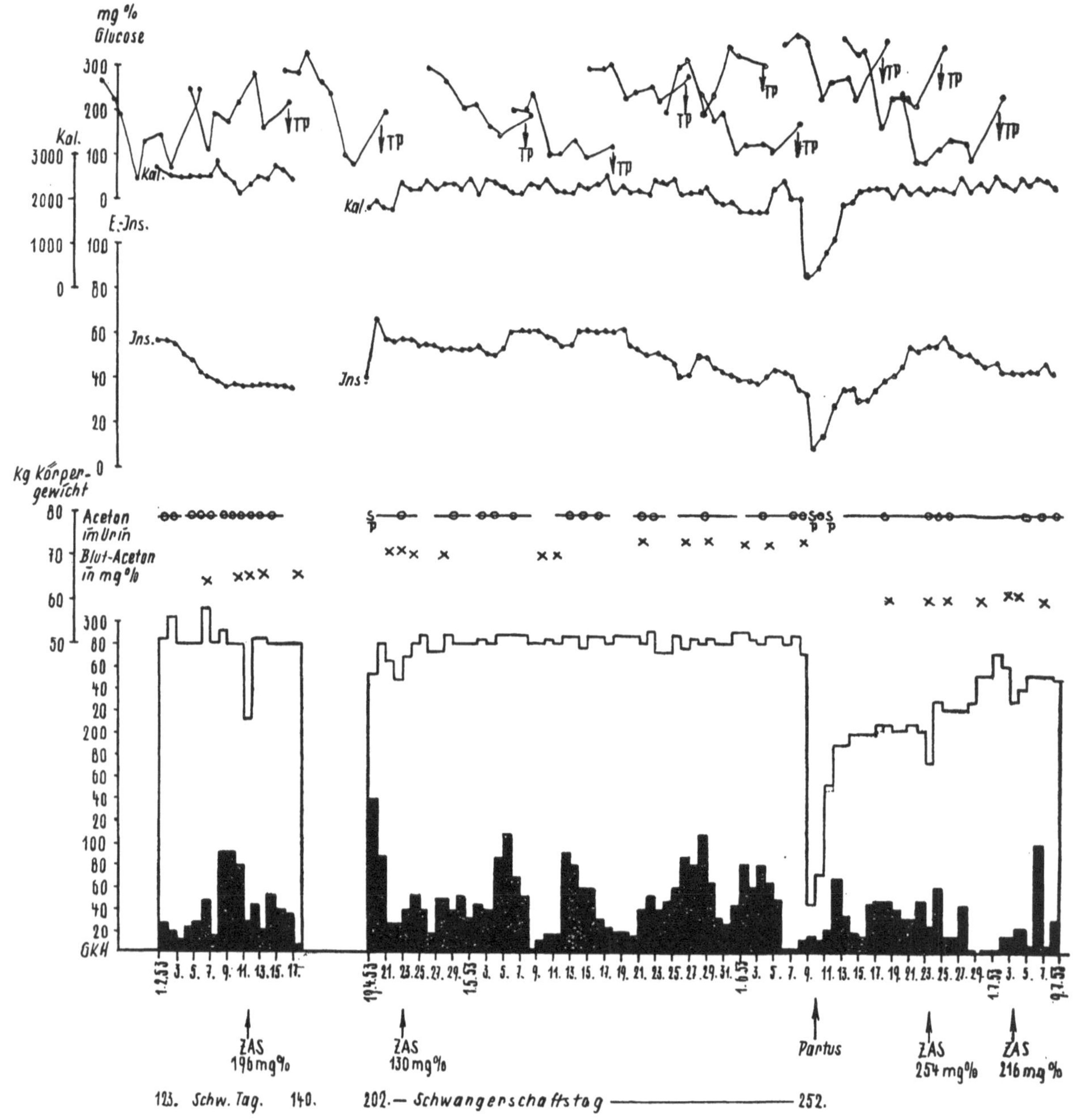

Lfd. Nr. 38, Pat. Nr. 1693, Emmi K., geb. 7. 11. 1924.
Diabetes im März 1943 festgestellt.
Keine Gefäßkomplikationen.

1. Partus 1950, Spontangeburt 8 Wochen ante terminum. Junge, 2000 g, nach 1 Stunde gestorben.
2. Partus 1951, Spontangeburt 8 Wochen ante terminum. Junge, 1750 g, nach 8 Stunden gestorben.

Entbindung: durch Sectio. Geringes Hydramnion.

Neugeborenes: weiblich, 47,5 cm, 3160 g. Placenta 600 g.

Mütterliche Glycämie sub partu	305 mg%
Redukt.vermög. d. Fruchtwassers	nicht bestimmt.
Glycämie des Neugeborenen	
Nabelschnurblut sub partu	254 mg%
Nach Nabelversorgung	nicht bestimmt.
3 Stunden post partum	57 mg%
24 Stunden post partum	48 mg%

Erste Fütterung 30 min post partum (Frauenmilch + Glucose per Pipette).

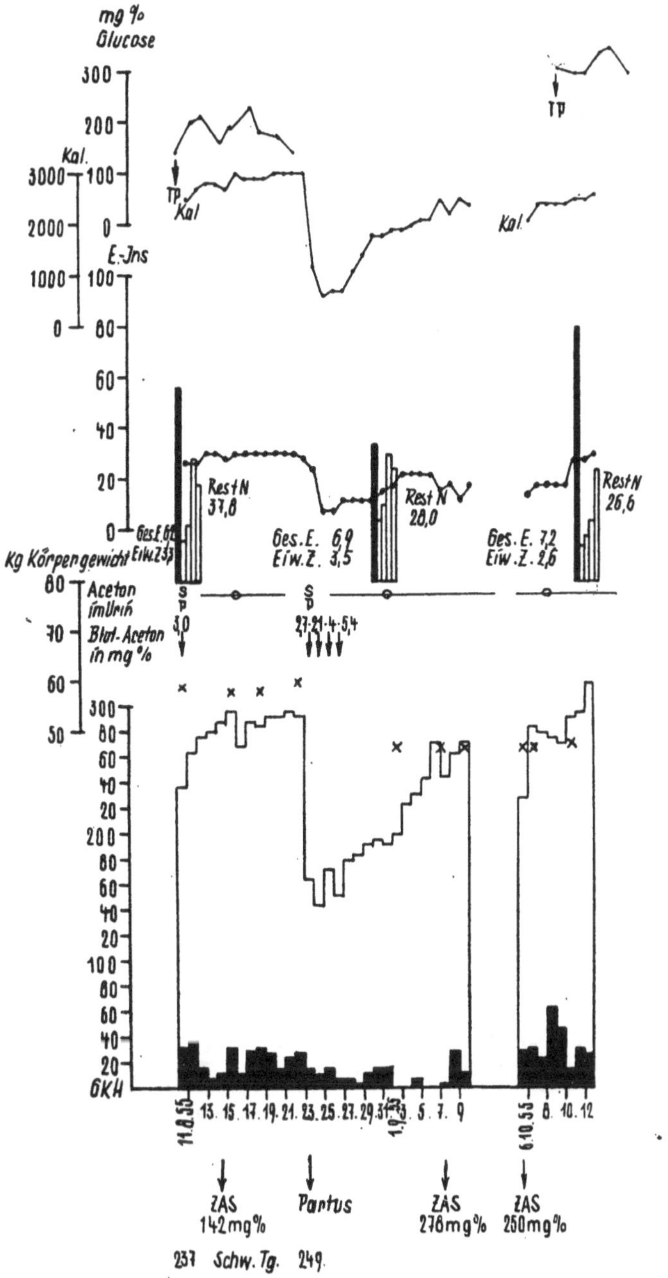

Lfd. Nr. 39, Pat. Nr. 3597, Hildegard K., geb. 8. 2. 1925.
Diabetes im August 1954 festgestellt.
Retinopathie der Gruppe I (in Schwangerschaft und Wochenbett).
1. Partus 1948, Spontangeburt am errechneten Termin. Junge, 3750 g.
2. Partus 1951, Spontangeburt am errechneten Termin. Mädchen, 3600 g.

Entbindung: durch Sectio. Hydramnion.

Neugeborenes: weiblich, 48 cm, 3250 g. Placenta 950 g.

Mütterliche Glycämie sub partu	175 mg%
Redukt.vermög. d. Fruchtwassers	77,5 mg%
Glycämie des Neugeborenen	
Nabelschnurblut sub partu	158 mg%
Nach Nabelversorgung	93 mg%
3 Stunden post partum	40 mg%
24 Stunden post partum	50 mg%

Erste Fütterung nach 48 Stunden.

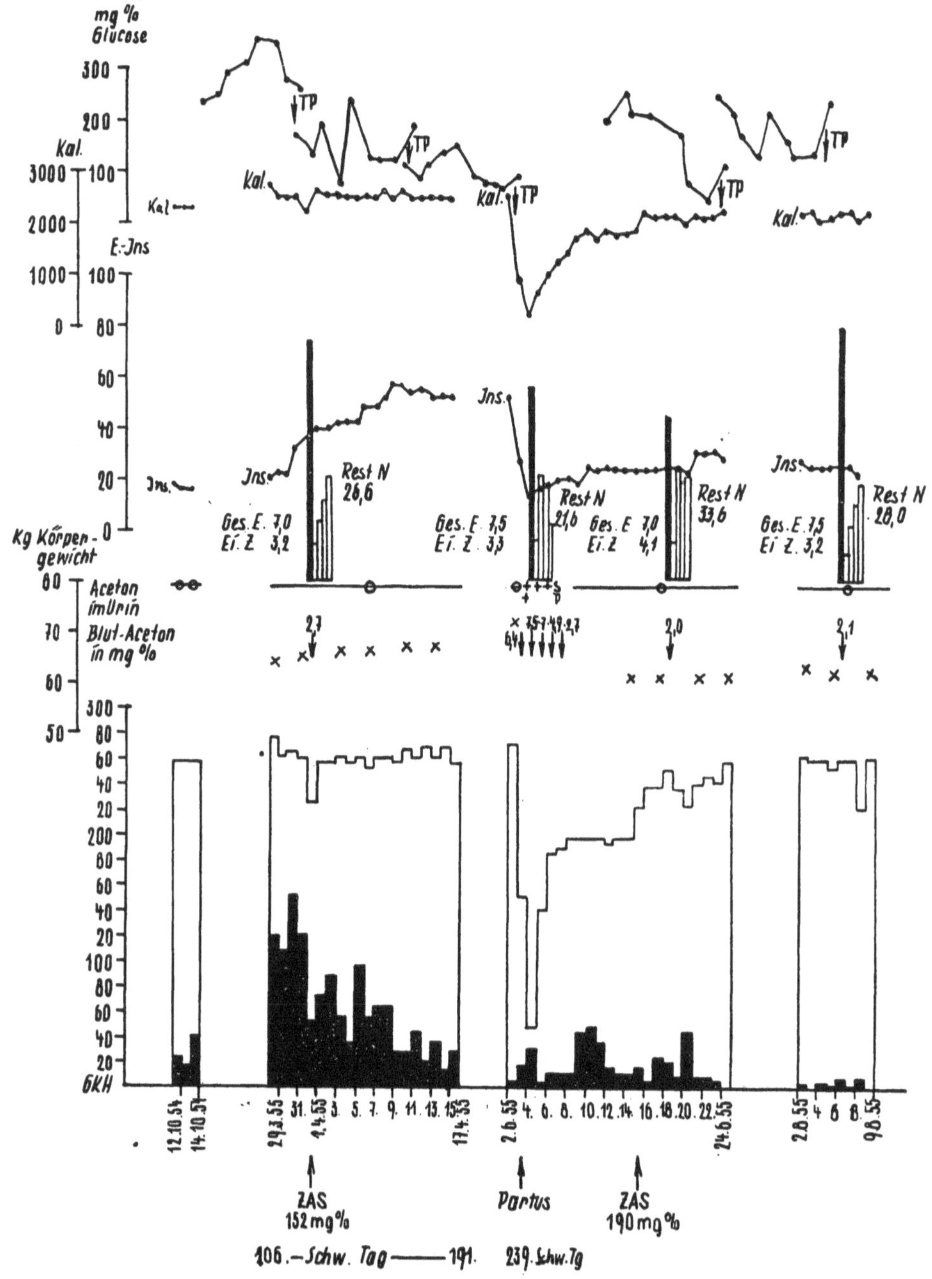

Lfd. Nr. 40, Pat. Nr. 517, Annelies K., geb. 5. 8. 1910.
Diabetes 1927 festgestellt.
Retinopathie der Gruppe I (in Gravidität und nach Entbindung). Nephropathie (beginnend).
1. Partus 1951, Totgeburt nach Blasensprengung.
2 Abortus 1949 und 1953.

Entbindung: durch Sectio. Hydramnion.

Neugeborenes: weiblich, 46 cm, 2400 g. Placenta 450 g.

Mütterliche Glycämie sub partu	92,5 mg%
Redukt.vermög. d. Fruchtwassers	28 mg%
Glycämie des Neugeborenen	
Nabelschnurblut sub partu	68,5 mg%
Nach Nabelversorgung	38,5 mg%
3 Stunden post partum	39,5 mg%
24 Stunden post partum	46,5 mg%

Erste Fütterung nach 60 Stunden.

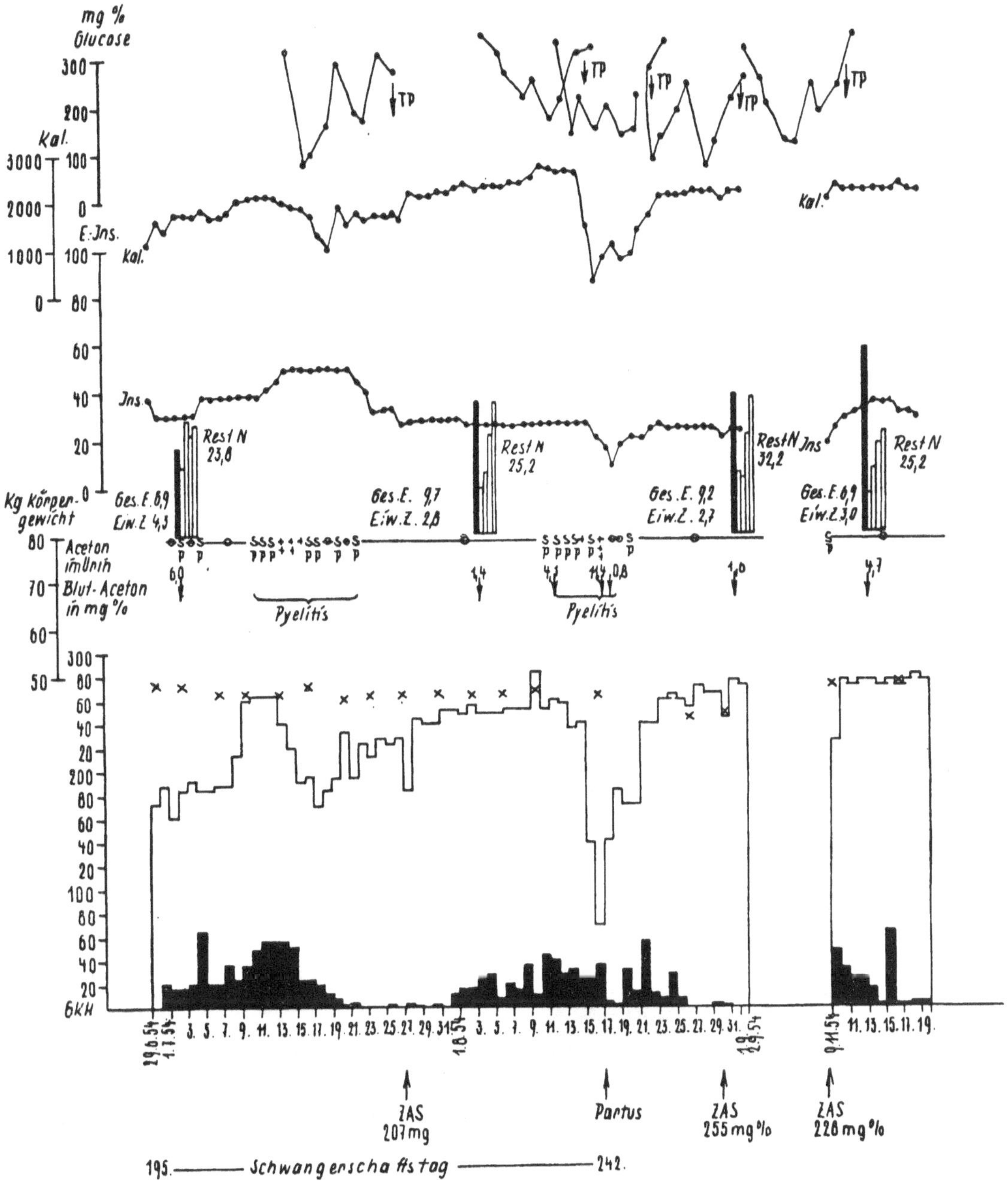

Lfd. Nr. 41, Pat. Nr. 1533, Dorothea L., geb. 29. 7. 1933.
Diabetes im September 1949 festgestellt.
Retinopathie der Gruppe I (in Gravidität und nach Entbindung).
I-Gravida.

Entbindung: durch Sectio. Keine Fruchtwasservermehrung.

Neugeborenes: weiblich, 44 cm, 1920 g. Placenta 330 g.

Mütterliche Glycämie sub partu	360 mg%
Redukt.vermög. d. Fruchtwassers	nicht bestimmt.
Glycämie des Neugeborenen	
Nabelschnurblut sub partu	289,5 mg%
Nach Nabelversorgung	253 mg%
3 Stunden post partum	32,5 mg%
24 Stunden post partum	nicht bestimmt.

Erste Fütterung 30 min post partum (Frauenmilch per Sonde).

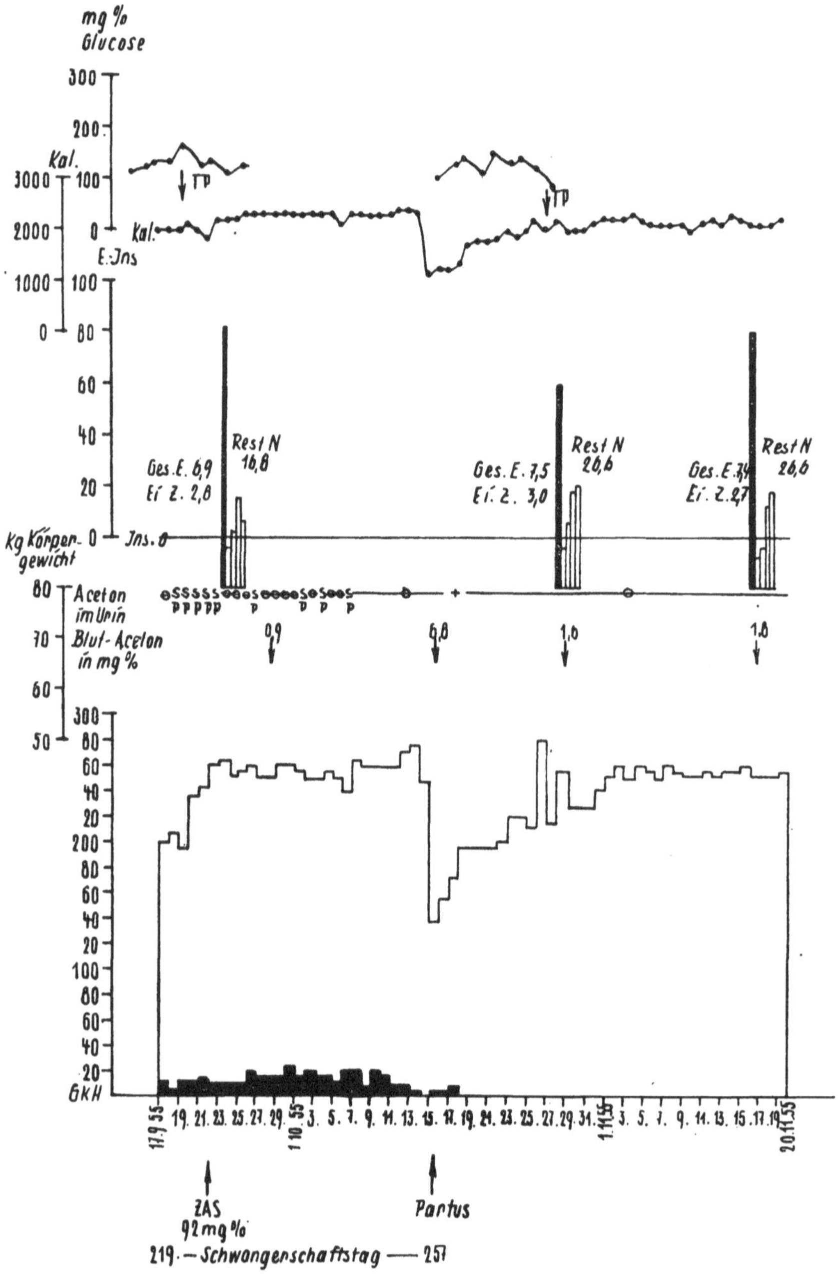

Lfd. Nr. 42, Pat. Nr. 3753, Hilda B., geb. 9. 1. 1914.
Diabetes festgestellt im August 1955 (in Gravidität).
Keine Gefäßkomplikationen.

1. Partus 1947, Spontangeburt 4 Wochen ante terminum. Junge, 2500 g, nach 3 Wochen gestorben.
2. Partus 1948, Spontangeburt am errechneten Termin. Mädchen, 3250 g.
3. Partus 1951, Spontangeburt 6 Wochen ante terminum. Mädchen, 1500 g. Nach 3 Tagen gestorben.

Entbindung: Spontangeburt. Keine Fruchtwasservermehrung.

Neugeborenes: weiblich, 49 cm, 2840 g. Placenta 600 g.

Mütterliche Glycämie sub partu	nicht bestimmt.
Redukt.vermög. d. Fruchtwassers	nicht bestimmt.
Glycämie des Neugeborenen	
Nabelschnurblut sub partu	nicht bestimmt.
Nach Nabelversorgung	48,5 mg%
3 Stunden post partum	57 mg%
24 Stunden post partum	57 mg%

Erste Fütterung nach 24 Stunden.

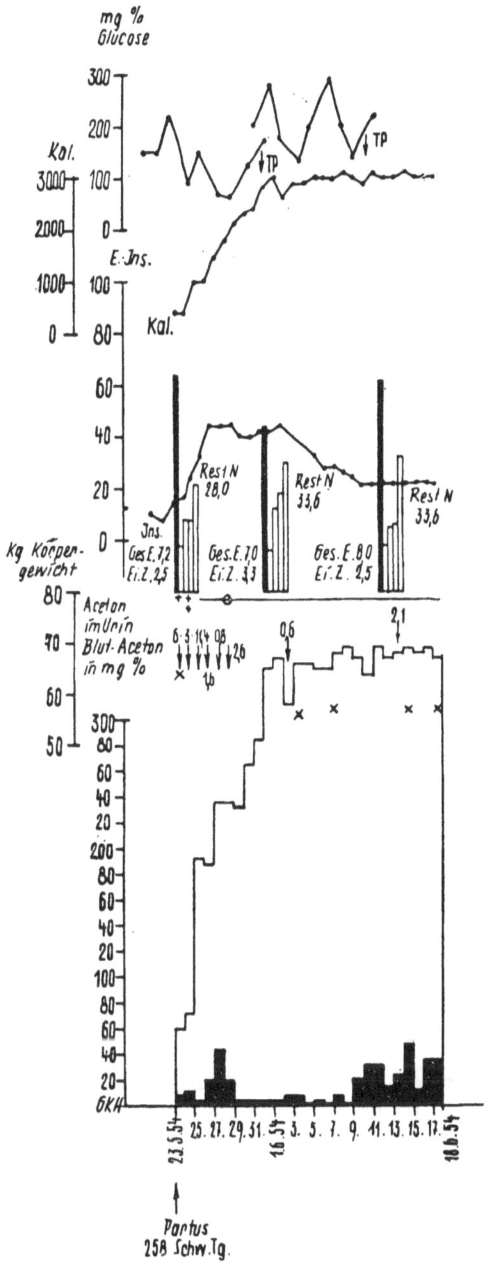

Lfd. Nr. 43, Pat. Nr. 2295, Marga K., geb. 7. 2. 1933.
Diabetes im Mai 1953 festgestellt.
Keine Gefäßkomplikationen.
1. Partus 1951, Spontangeburt am errechneten Termin. Junge, 3750 g.

Entbindung: durch Sectio. Keine Fruchtwasservermehrung.
Neugeborenes: männlich, 52 cm, 3530 g. Placenta 550 g.

Mütterliche Glycämie sub partu	184 mg%
Redukt.vermög. d. Fruchtwassers	nicht bestimmt.
Glycämie des Neugeborenen	
Nabelschnurblut sub partu	102 mg%
Nach Nabelversorgung	76 mg%
3 Stunden post partum	33 mg%
24 Stunden post partum	47 mg%

Erste Fütterung 30 min post partum (Frauenmilch per Pipette).

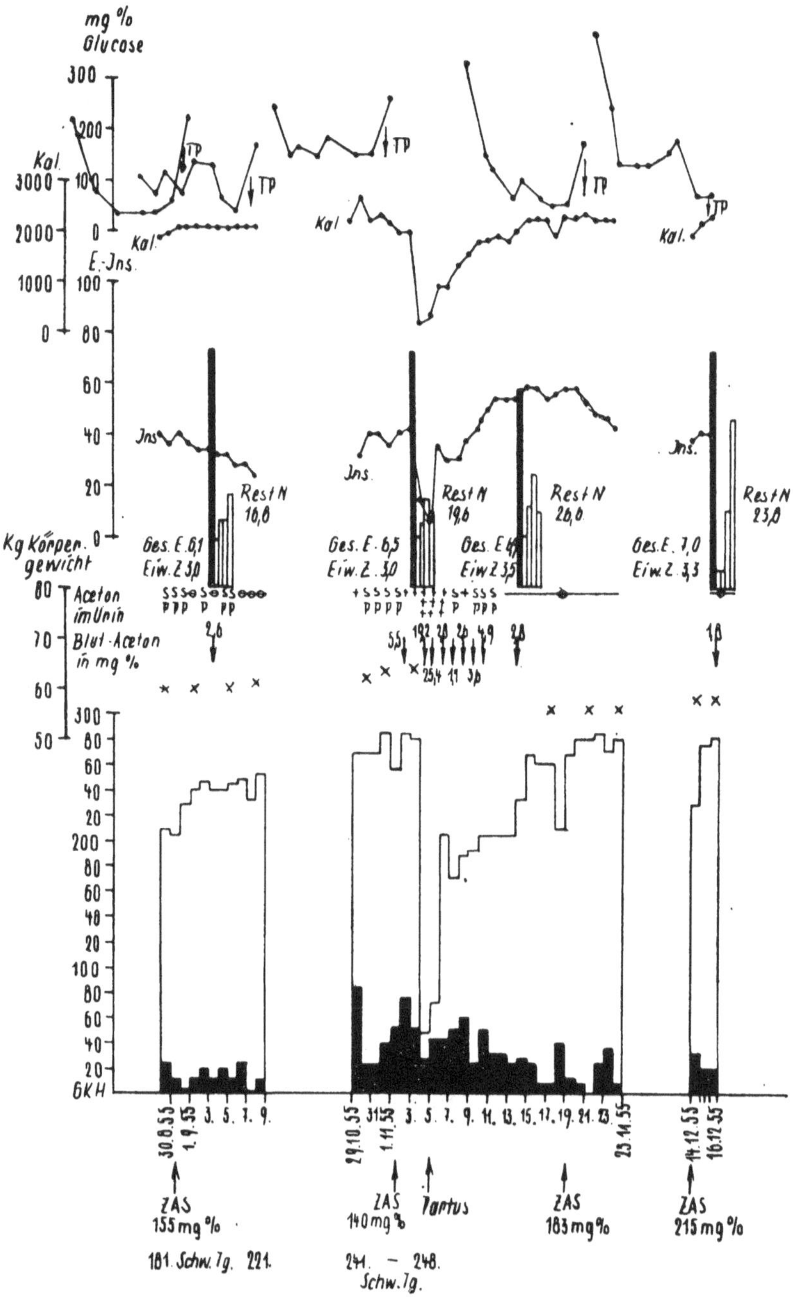

Lfd. Nr. 44, Pat. Nr. 3685, Hildegard K., geb. 8. 10. 1927.
Diabetes im Mai 1949 festgestellt.
Retinopathie der Gruppe I (in Schwangerschaft und Wochenbett).
1. Partus 1948, Spontangeburt am errechneten Termin. Junge, 3750 g.
Entbindung: durch Sectio. Keine Fruchtwasservermehrung.
Neugeborenes: männlich, 48 cm, 3030 g. Placenta 560 g.

Mütterliche Glycämie sub partu	199,5 mg%
Redukt.vermög. d. Fruchtwassers	77 mg%
Glycämie des Neugeborenen	
Nabelschnurblut sub partu	155,5 mg%
Nach Nabelversorgung	129 mg%
3 Stunden post partum	37 mg%
24 Stunden post partum	38 mg%

Erste Fütterung nach 48 Stunden.

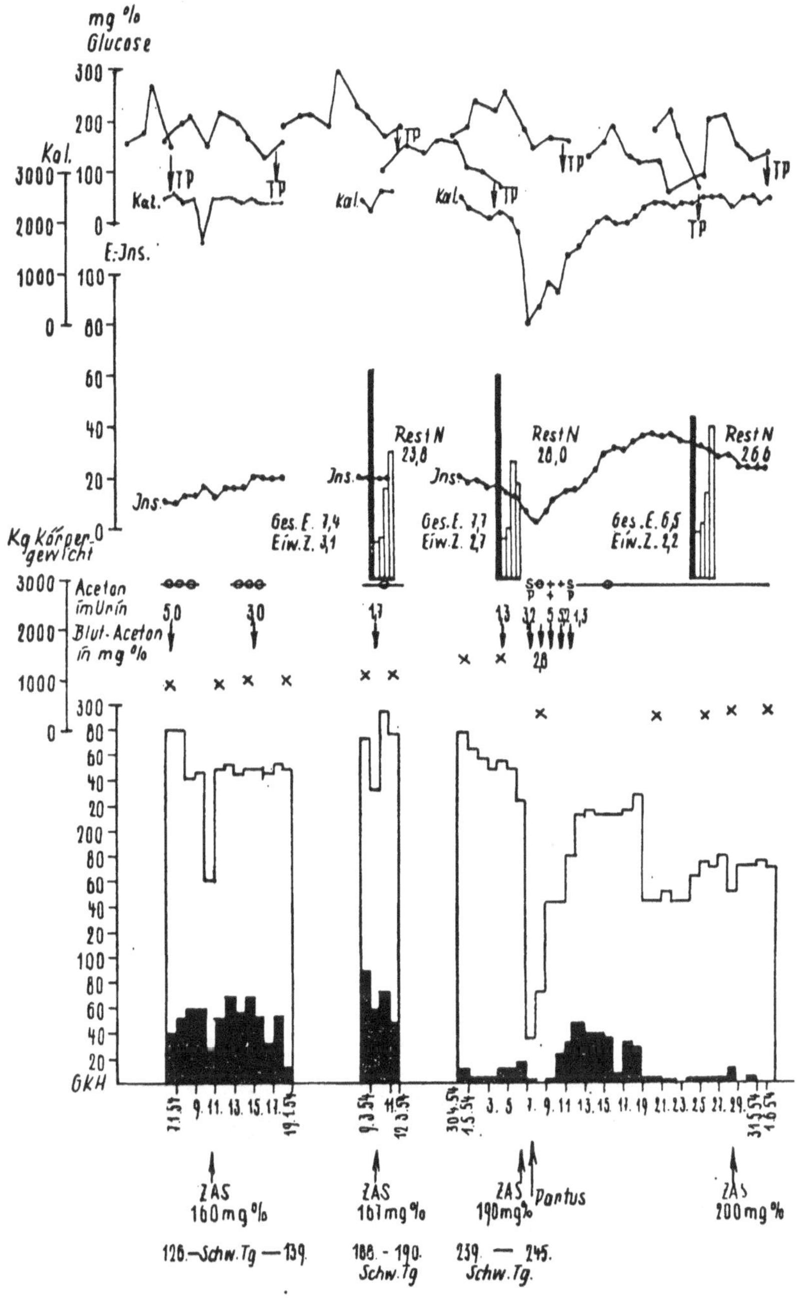

Lfd. Nr. 45 und 46. Pat. Nr. 2115, Gerda K., geb. 1. 11. 1923.
Diabetes im April 1949 festgestellt.
Retinopathie der Gruppe I (in beiden beobachteten Schwangerschaften und Wochenbetten).
1. Partus 1950, Spontangeburt nach intrauterinem Fruchttod. Mädchen, maceriert, 4000 g.

Entbindung: (1954) durch Sectio. Geringes Hydramnion.

Neugeborenes: männlich, 48 cm, 3120 g. Placenta 700 g.

Mütterliche Glycämie sub partu	153,5 mg%
Redukt.vermög. d. Fruchtwassrrs	127,5 mg%
Glycämie des Neugeborenen	
Nabelschnurblut sub partu	118,5 mg%
Nach Nabelversorgung	71 mg%
3 Stunden post partum	56 mg%
24 Stunden post partum	72 mg%

Erste Fütterung 30 min post partum (Frauenmilch per Pipette).

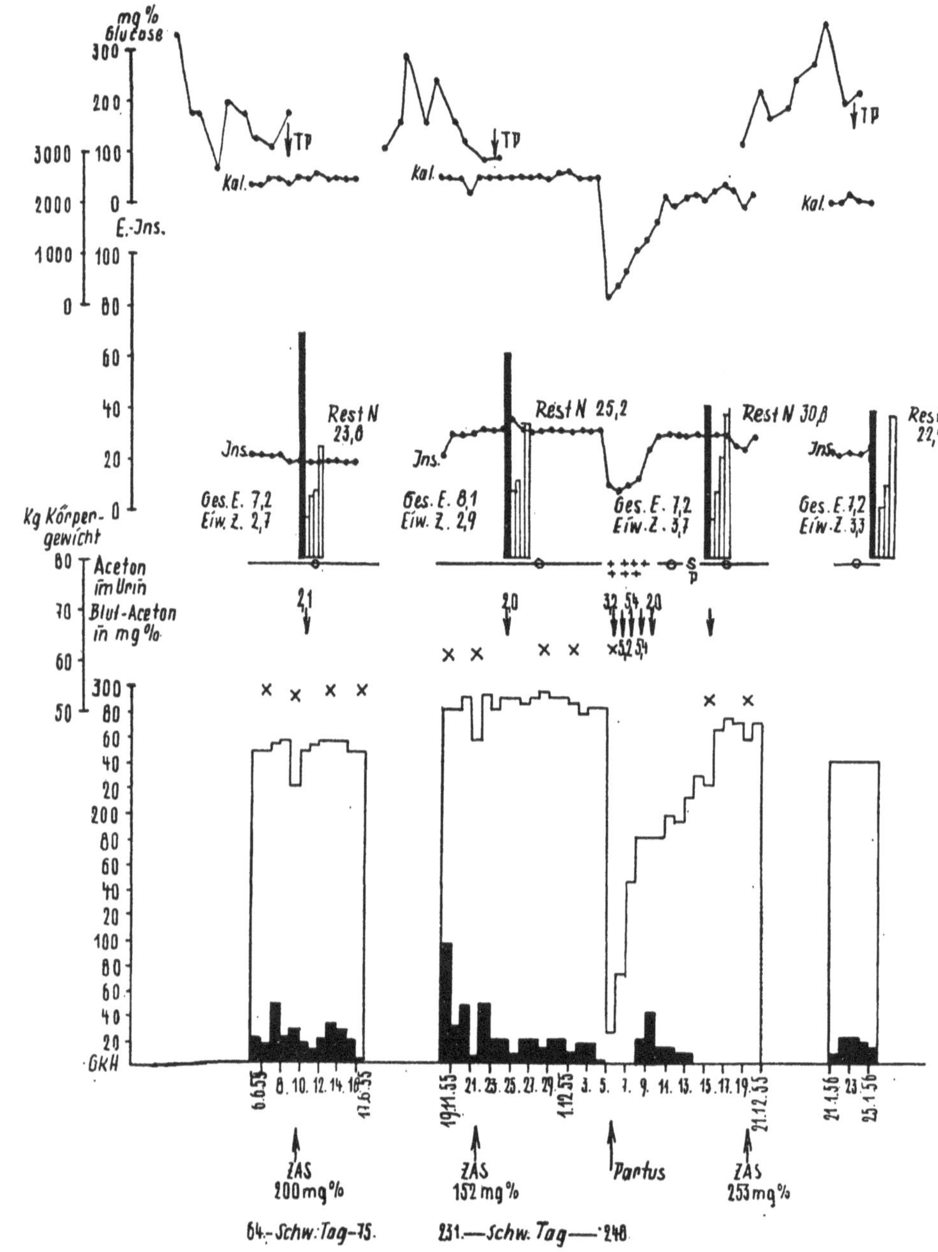

Entbindung (1955): durch Sectio. Keine Fruchtwasservermehrung.

Neugeborenes: weiblich, 48 cm, 3060 g. Placenta 560 g.

Mütterliche Glycämie sub partu	123 mg%
Redukt.vermög. d. Fruchtwassers	28 mg%
Glycämie des Neugeborenen	
Nabelschnurblut sub partu	75,5 mg%
Nach Nabelversorgung	36 mg%
3 Stunden post partum	29,5 mg%
24 Stunden post partum	53 mg%

Erste Fütterung nach 36 Stunden.

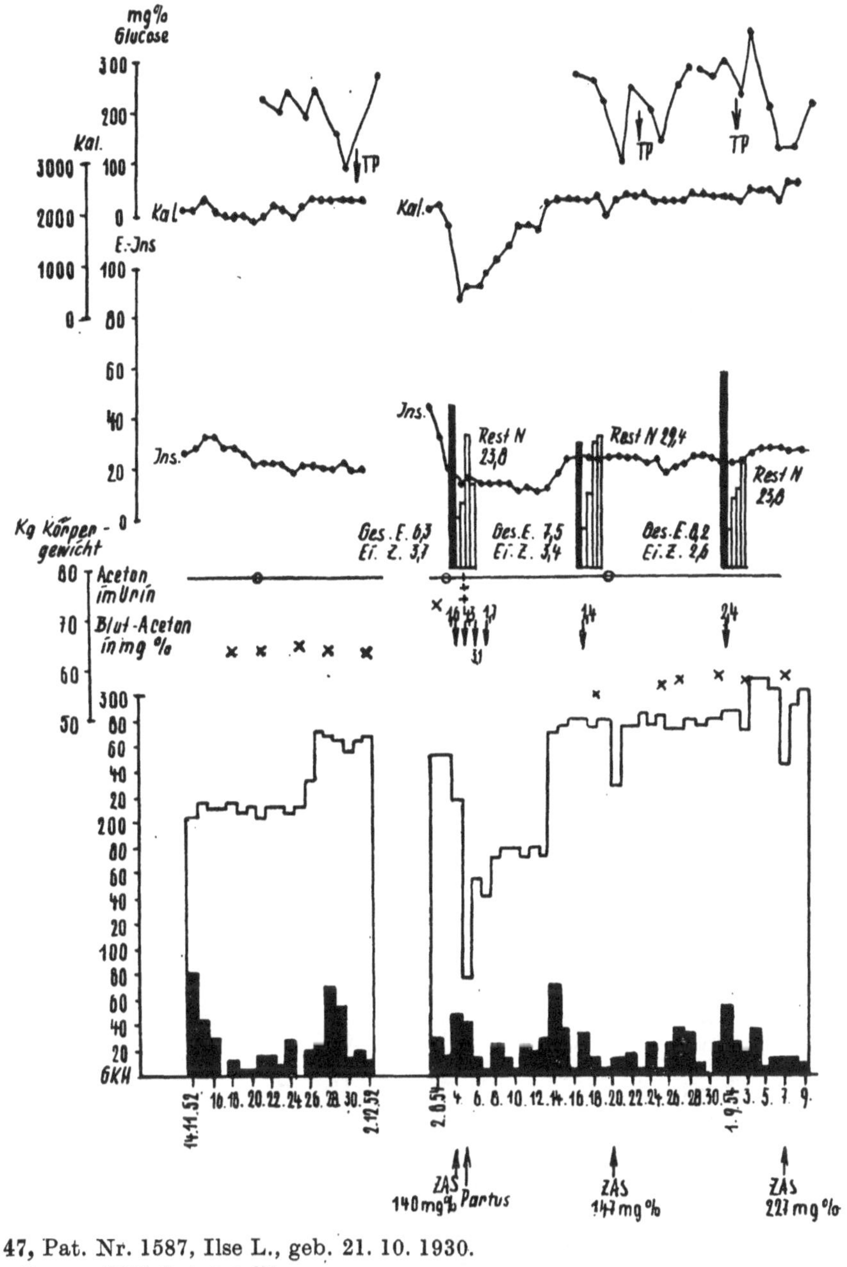

Lfd. Nr. 47, Pat. Nr. 1587, Ilse L., geb. 21. 10. 1930.
Diabetes im Januar 1951 festgestellt.
Keine Gefäßkomplikationen.
I-Gravida.

Entbindung: durch Sectio. Hydramnion. Bds. Ovarialcysten.
Neugeborenes: männlich, 50 cm, 3520 g. Placenta 750 g.

Mütterliche Glycämie sub partu	221 mg%	Nach Nabelversorgung	96 mg%
Redukt.vermög. d. Fruchtwassers	104 mg%	3 Stunden post partum	48 mg%
Glycämie des Neugeborenen		24 Stunden post partum	nicht bestimmt.
Nabelschnurblut sub partu	178,5 mg%		

Erste Fütterung 20 min post partum (Frauenmilch per Sonde).

Anmerkung: Histol. Befund der resecierten Ovarialcysten (Pathol.-anat. Institut der Univ. Greifswald): Neben restlichem typischen Stroma des Ovars sieht man zahlreiche große und auch kleinere Cysten, deren Epithel dem eines Gelbkörpers ähnlich aussieht. Gelegentlich finden sich auch kleine Follikelcysten. Epithelien, wie sie bei typischen Cystadenomen vorkommen, lassen sich nirgends nachweisen. Es handelt sich demnach um multiple Lutein-Cysten sowie um vereinzelte Follikelcysten.

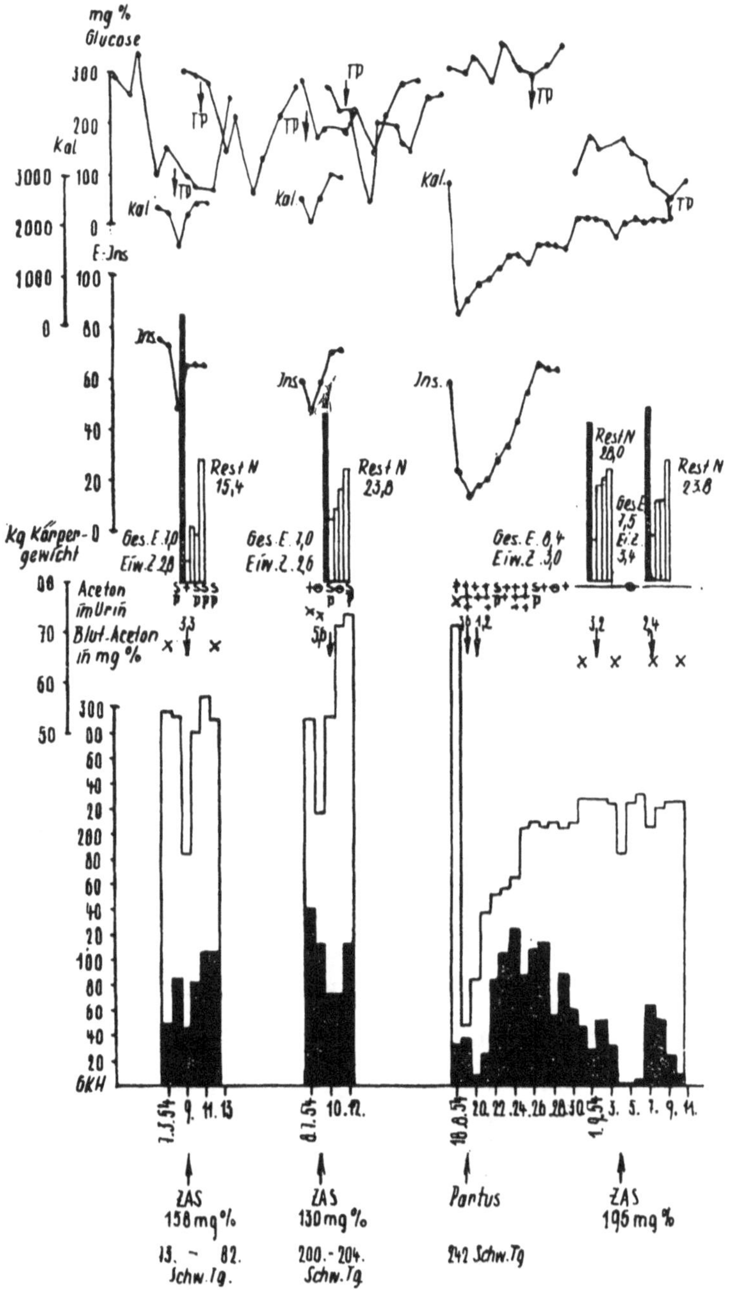
mg %
Glucose
Kal
E-Jns
Jns.
TP
Rest N 15,4
Rest N 23,8
Rest N 20,0
Rest N 23,8
Ges. E. 7,0
Eiw. Z. 2,8
Ges. E. 7,0
Eiw. Z. 2,6
Ges. E. 8,4
Eiw. Z. 3,0
Kg Körper-gewicht
Aceton im Urin
Blut-Aceton in mg %
GKH
ZAS 158 mg %
13. – 82. Schw. Tg.
ZAS 130 mg %
200.-204. Schw. Tg
Partus
242 Schw. Tg
ZAS 196 mg %

Lfd. Nr. 48, Pat. Nr. 1436, Christel L., geb. 17. 5. 1930.
Diabetes im Dezember 1949 festgestellt.
Keine Gefäßkomplikationen.
1. Partus 1952, Spontangeburt 4 Wochen ante terminum. Mädchen, 2900 g.

Entbindung: durch Sectio. Hydramnion.

Neugeborenes: männlich, 45 cm, 2540 g. Placenta 630 g.

Mütterliche Glycämie sub partu	234 mg%
Redukt.vermög. d. Fruchtwassers	181,5 mg%
Glycämie des Neugeborenen	
Nabelschnurblut sub partu	209 mg%
Nach Nabelversorgung	144 mg%

Keine weiteren Glycämiebestimmungen.
Erste Fütterung 30 min post partum (Frauenmilch per Sonde). Tod des Neugeborenen nach 8 Stunden unter den Zeichen der Asphyxie.

Pathol.-anat. Befund (Pathol.-anat. Institut der Univ. Greifswald):

Hochgradige Cyanose, Blutüberfüllung und Ödem beider Lungen (Schwimmprobe negativ). Dilatation der rechten Herzkammer. Mäßige Blutüberfüllung der Leber, Milz und Nieren. Hyperämie der meningealen und intracerebralen Gefäße sowie der Plexus chorioidei. Anoxämische Ekchymosen des Perikards (zentraler Tod? Fruchtwasseraspiration?). Trübung der Parenchyme. Glycogenose der Leber, Schwellung und Ödem der Hirnsubstanz.

Offener Ductus Botalli, offenes Foramen ovale. Durchgängige Vena umbilicalis. Fehlen des Beclardschen Knochenkerns. Pathol.-anat. keine Mißbildungen lebenswichtiger Organsysteme. Histolog. Befunde: Schilddrüse: Praktisch kolloidfreies Organ. In einzelnen Follikeln sieht man deutlich ein zylindrisches Epithel. In den meisten Schilddrüsenbläschen ist das Epithel von der Unterlage abgehoben.

Nebenniere: Fast lipoidfreie Rinde (nur ein schmaler Streifen, der der Glomerulosa anliegt, enthält an einzelnen Stellen etwas Lipoid). Die marknahen Rindenkapillaren sind erweitert und hyperämisch. Hier kommt es an einzelnen Stellen zu Blutungen in der Rinde.

Pancreas: Kleine durch Bindegewebssepten getrennte Läppchen. Die Langerhansschen Inseln sind manchmal etwas groß. Auffallend in ihnen sind sehr deutliche Unterschiede hinsichtlich der Kerngröße in den einzelnen Zellen. Fast könnte man bei einzelnen Individuen von Riesenzellen sprechen. Auffallend ist weiterhin das Vorkommen von eosinophilen Leukozyten innerhalb der Kapillarlichtungen der Inseln. Die Inselbildung selbst scheint hier noch nicht abgeschlossen zu sein.

Hypophyse: Auf Grund der Übersichtsfärbung scheint die Ausreifung der Einzelelemente noch nicht endgültig vollzogen zu sein.

Lungen: Die Alveolen sind mäßig beatmet. Man findet in ihnen locker geronnene Eiweißmassen sowie einzelne Erythrocyten. Manche Alveolen sind mit einer homogenen, eosinrot gefärbten Membran ausgekleidet. Weiterhin finden sich in ihnen relativ oft zelluläre Bestandteile des Fruchtwassers.

Nieren: Unreifes Organ mit deutlich ausgebildetem Rindenblastem, in dem die Bildung von Glomeruli noch vor sich geht. Die Epithelien der Hauptstücke sind trübe geschwollen.

Leber: Unreifes Organ mit sehr zahlreichen Blutbildungsherden. Die Leberzellen zeigen eine grobtropfige Verfettung mittleren Grades.

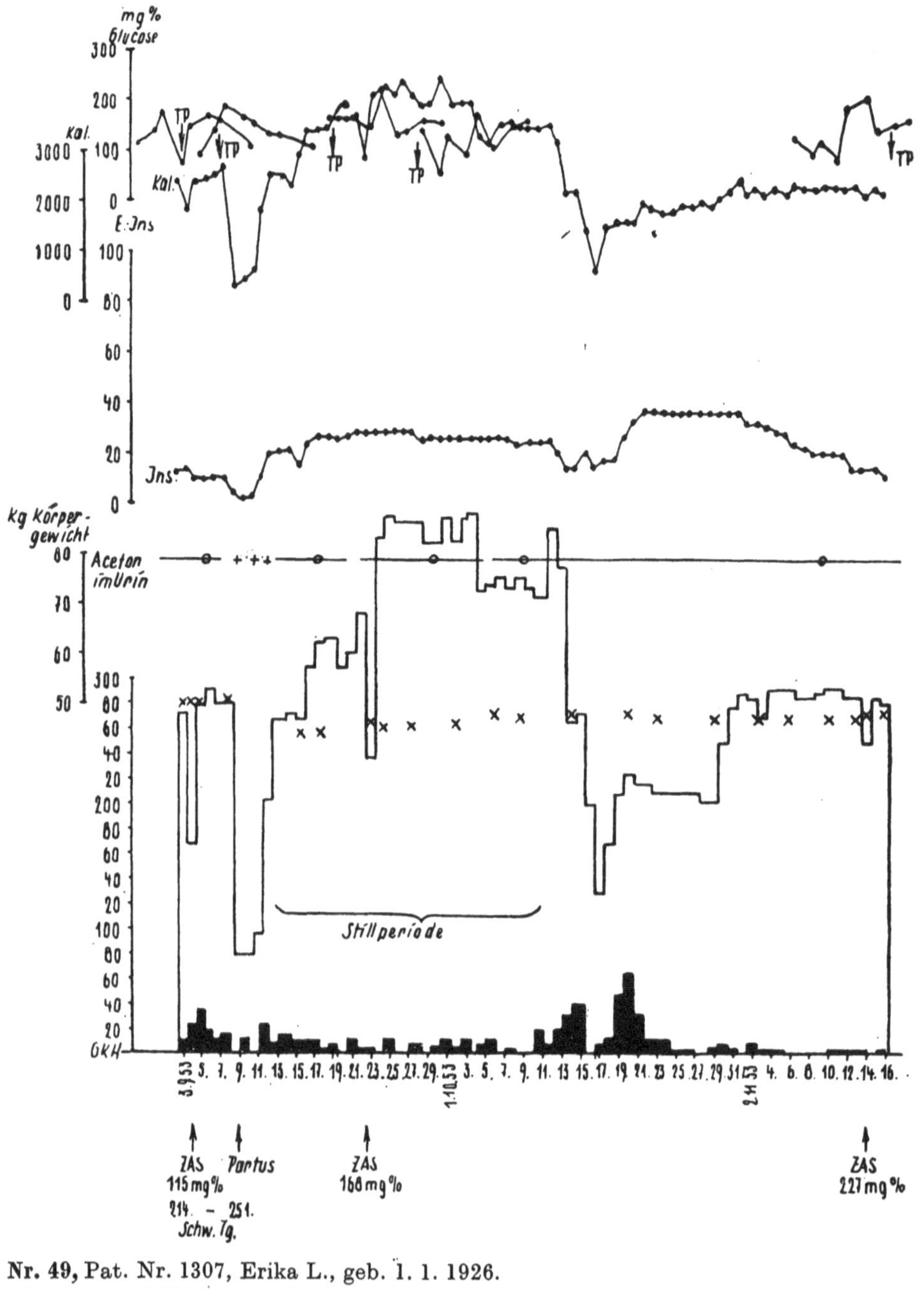

Lfd. Nr. 49, Pat. Nr. 1307, Erika L., geb. 1. 1. 1926.
Diabetes im August 1951 festgestellt.
Keine Gefäßkomplikationen.
1. Partus im Januar 1951, Sectio wegen prim. Wehenschwäche und Mißverhältnis. Mädchen, 3500 g.
2. Partus 1952, Spontangeburt nach vorzeitigem Blasensprung. 8 Wochen ante terminum. Mädchen 1880 g. Nach 1 Stunde gestorben.

Entbindung: durch Sectio. Keine Fruchtwasservermehrung.

Neugeborenes: weiblich, 49 cm, 3000 g. Placenta 620 g.

Mütterliche Glycämie sub partu	203 mg%
Redukt.vermög. d. Fruchtwassers	nicht bestimmt.
Glycämie des Neugeborenen	
Nabelschnurblut sub partu	163 mg%
Nach Nabelversorgung	nicht bestimmt.
3 Stunden post partum	67 mg%
24 Stunden post partum	nicht bestimmt.

Erste Fütterung 30 min post partum (Frauenmilch + Invertzucker per Sonde).

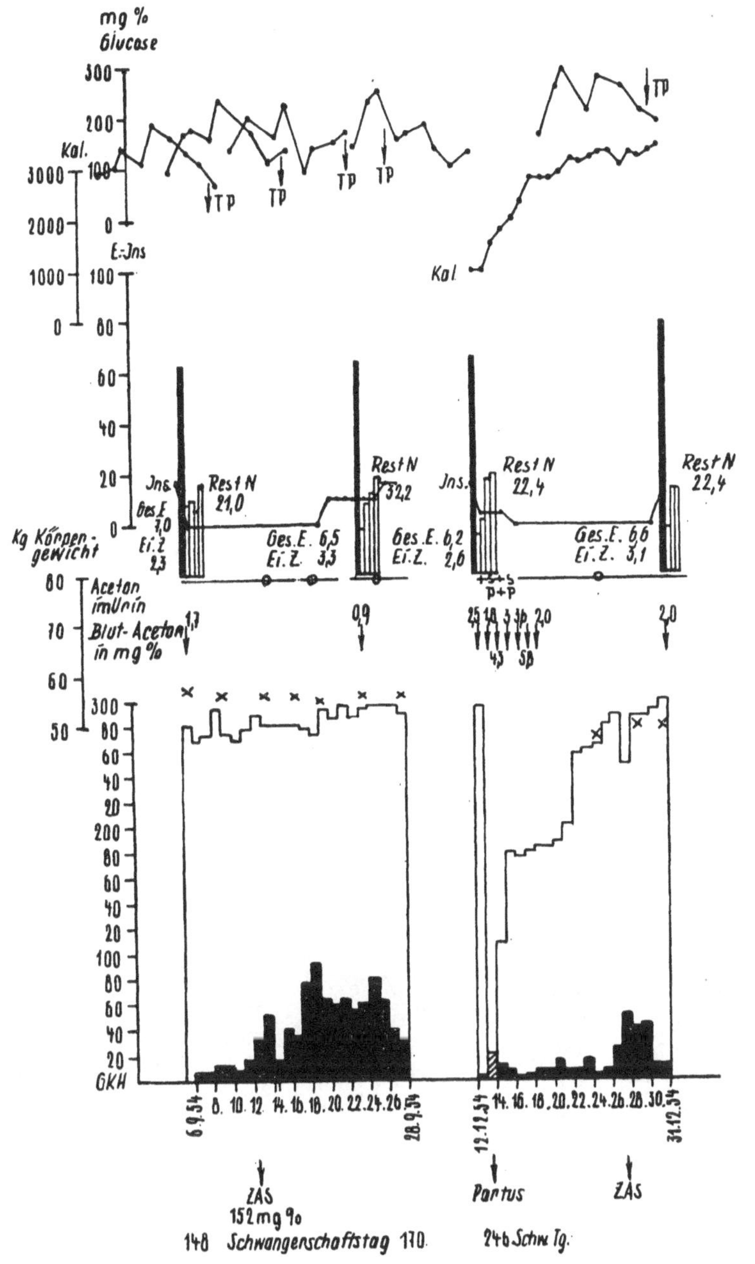

Lfd. Nr. 50, Pat. Nr. 2449, Anneliese L., geb. 7. 10. 1932.
Diabetes im Oktober 1953 festgestellt.
Keine Gefäßkomplikationen.
1 Abortus 1953 (mens III).

Entbindung: durch Sectio. Geringes Hydramnion.

Neugeborenes: männlich, 50 cm, 3600 g. Placenta 660 g.

Mütterliche Glycämie sub partu	208 mg%
Redukt.vermög. d. Fruchtwassers	58 mg%
Glycämie des Neugeborenen	
Nabelschnurblut sub partu	156,5 mg%
Nach Nabelversorgung	91,5 mg%
3 Stunden post partum	52,5 mg%
24 Stunden post partum	65 mg%

Erste Fütterung 30 min post partum (Frauenmilch per Sonde).

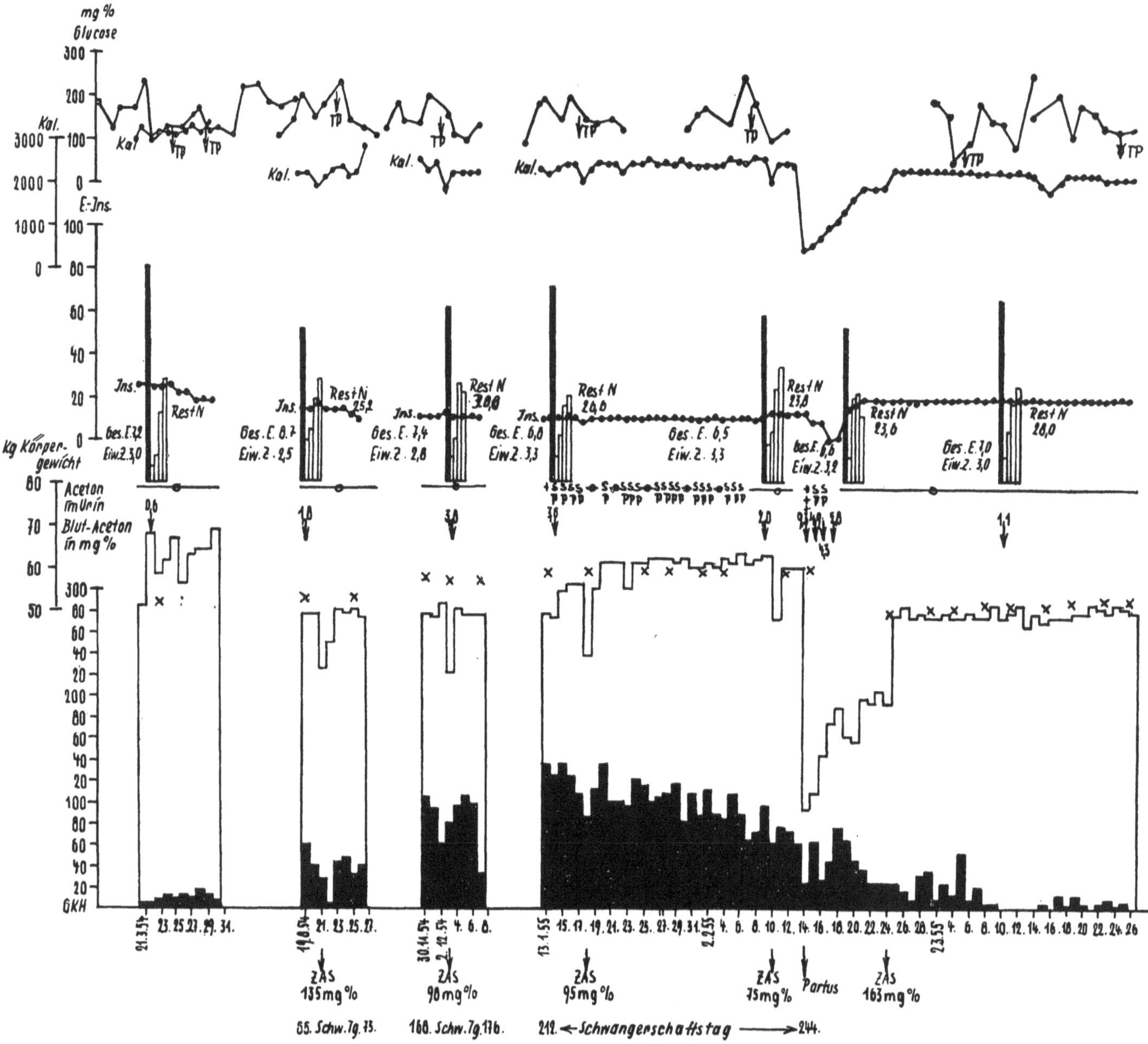

Lfd. Nr. 51, Pat. Nr. 2198, Erika M., geb. 1. 3. 1919.
Diabetes im Februar 1954 festgestellt.
Keine Gefäßkomplikationen.
1 Abortus 1946 (mens II).
1. Partus 1954, Spontangeburt nach intrauterinem Fruchttod. Junge, maceriert, 2400 g,

Entbindung: durch Sectio. Geringes Hydramnion.

Neugeborenes: weiblich, 51 cm, 3150 g. Placenta 600 g.

Mütterliche Glycämie sub partu	172,5 mg%
Redukt. vermög. d. Fruchtwassers	43,5 mg%
Glycämie des Neugeborenen	
Nabelschnurblut sub partu	117,5 mg%
Nach Nabelversorgung	68 mg%
3 Stunden post partum	65 mg%
24 Stunden post partum	40 mg%
Erste Fütterung nach 24 Stunden	

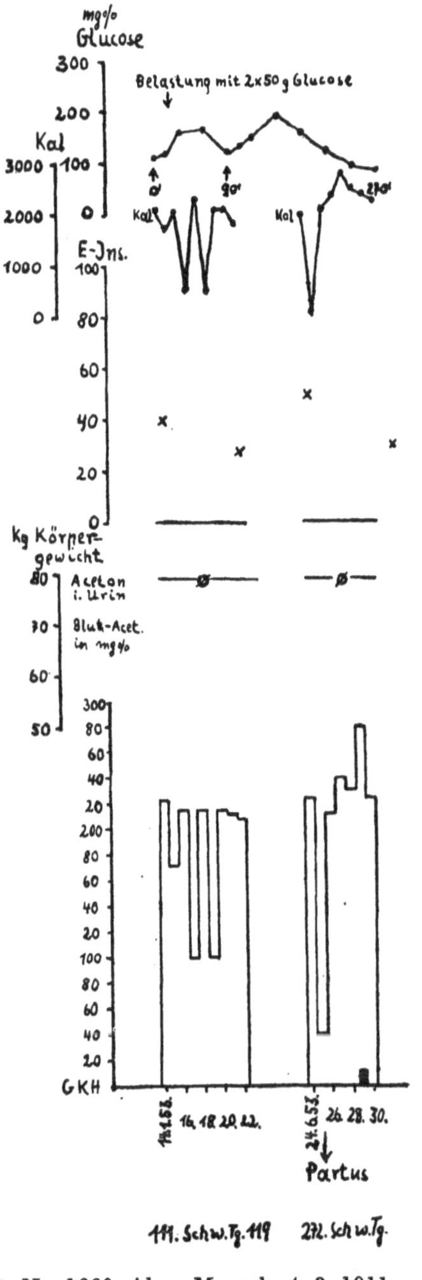

Lfd. Nr. 52, Pat. Nr. 1660, Alma M., geb. 4. 3. 1911.
Diabetes festgestellt im Januar 1953 (in Gravidität).
Keine Gefäßkomplikationen.

1. Partus 1930, Spontangeburt am errechneten Termin. Mädchen, 4000 g.
2. Partus 1936, Spontangeburt am errechneten Termin. Junge, 4500 g.
3. Partus 1938, Spontangeburt am errechneten Termin. Mädchen, 4250 g.
4. Partus 1940, Spontangeburt am errechneten Termin. Junge, 5250 g.
5. Partus 1942, Spontangeburt am errechneten Termin. Junge, 4000 g.

Entbindung: Forzeps (drohende Asphyxie). Kein Hydramnion.
Neugeborenes: Junge, 56 cm, 4130 g. Placenta 670 g.

Mütterliche Glycämie sub partu	129 mg%
Redukt.vermög. d. Fruchtwassers	nicht bestimmt.
Glycämie des Neugeborenen	
Nabelschnurblut sub partu	125 mg%

Keine weiteren Glycämiebestimmungen.
Erste Fütterung nach 24 Stunden.

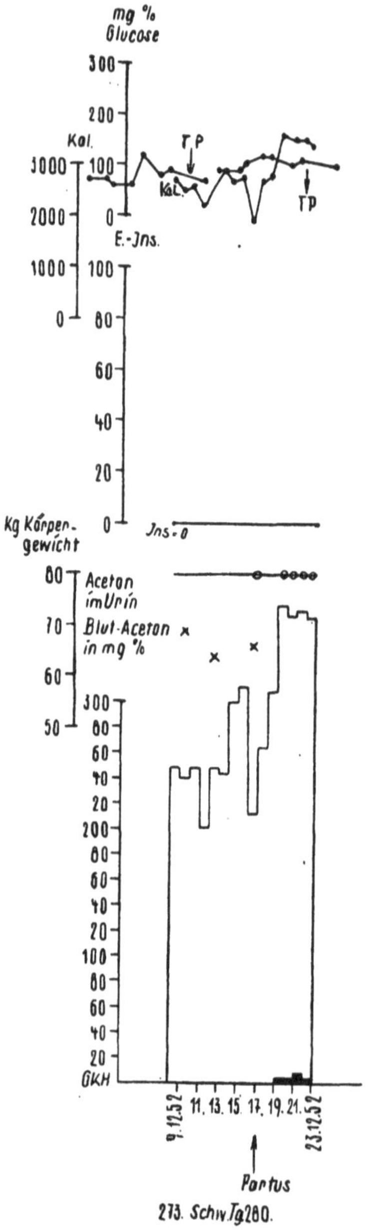

Lfd. Nr. 53, Pat. Nr. 1550, Elisabeth M., geb. 21. 7. 1909.
Diabetes festgestellt im Oktober 1952 (in Gravidität).
Keine Gefäßkomplikationen.

1. Partus 1933, Spontangeburt am errechneten Termin. Junge, 5250 g.
2. Partus 1935, Spontangeburt, etwa 6 Wochen ante terminum. Mädchen, 2250 g.
3. Partus 1936, Spontangeburt etwa 8 Wochen ante terminum.
   Das Neugeborene soll unmittelbar post partum gestorben sein.
4. Partus 1939, Spontangeburt am errechneten Termin. Mädchen, 4000 g.

1 Abortus 1934 (mens IV).
1 Interruptio 1937 (Indikation nicht bekannt).

Entbindung: Spontangeburt am errechneten Termin.
Neugeborenes: Junge, 49 cm, 3460 g. Placenta 720 g.

Keine Glycämiebestimmungen sub partu und beim Neugeborenen.
Erste Fütterung nach 24 Stunden.

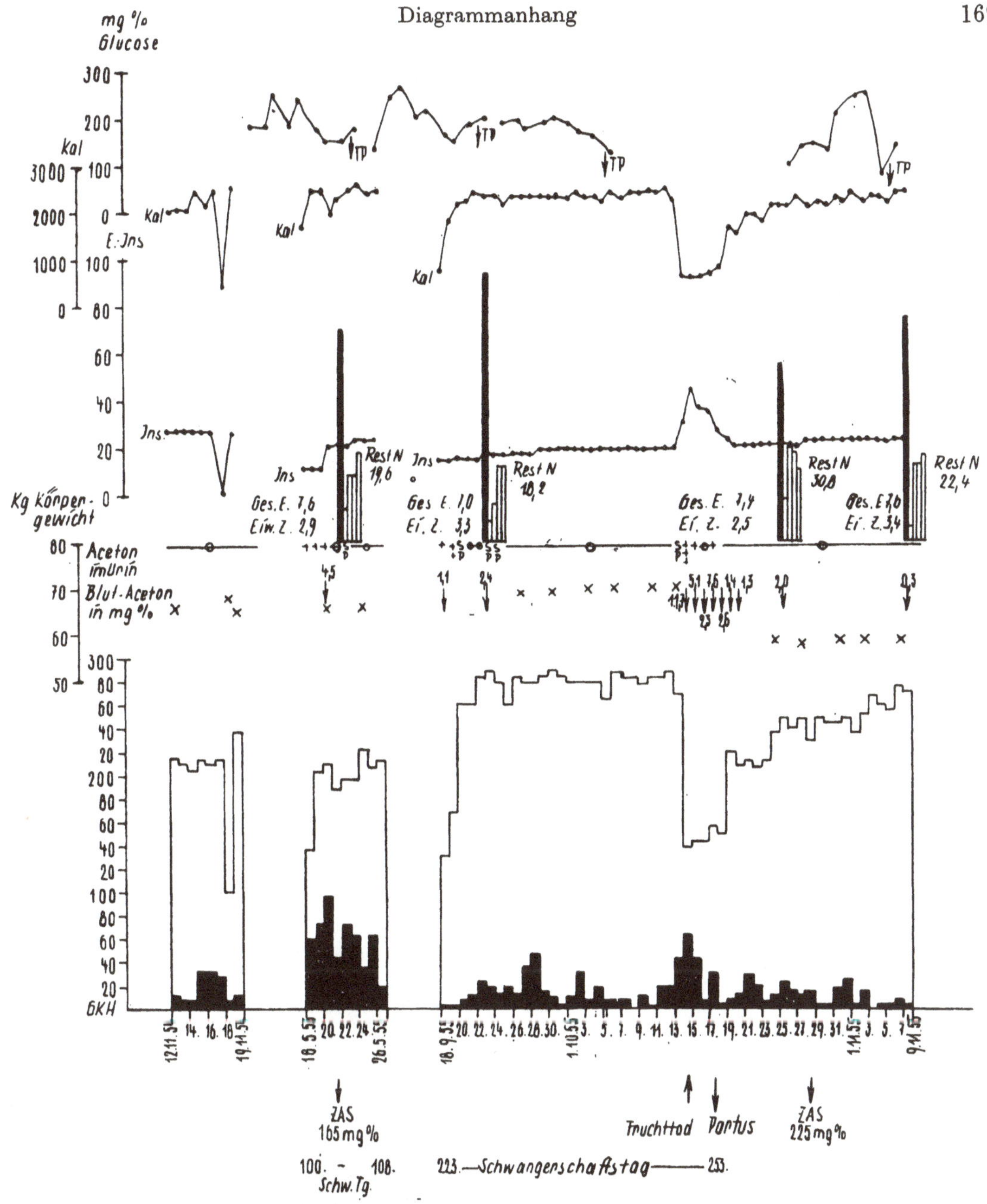

Lfd. Nr. 54, Pat. Nr. 2568, Elise M., geb. 11. 9. 1913.
Diabetes festgestellt im Mai 1953.
Keine Gefäßkomplikationen.

1. Partus 1936, Spontangeburt am errechneten Termin. Junge, 3750 g.
2. Partus 1938, Spontangeburt am errechneten Termin. Junge 6000 g.

Entbindung: nach intrauterinem Fruchttod, Blasensprengung, danach Spontanausstoßung. Hydramnion.

Neugeborenes: weiblich, 48 cm, 3050 g, maceriert. Placenta 500 g.
Mütterliche Glycämie sub partu 114 mg%
Redukt.vermög. d. Fruchtwassers 119 mg%
Pathol.-anat. Befund (Pathol.-anat. Institut der Univ. Greifswald):

Fortgeschrittene Maceration der Haut sowie Haemoglobinimbibition des kutanen Gewebes. Fortgeschrittene Autolyse der inneren Organe.

Foetale Atelektasen der Lungen. Blutüberfüllung und Cyanose der Bauchorgane. Hyperämie der intrameningealen Gefäße.

Pathol.-anat. keine Mißbildungen lebenswichtiger Organe oder Organsysteme.

Beclardscher Knochenkern angelegt. Offenes Foramen ovale, offener Ductus Botalli.

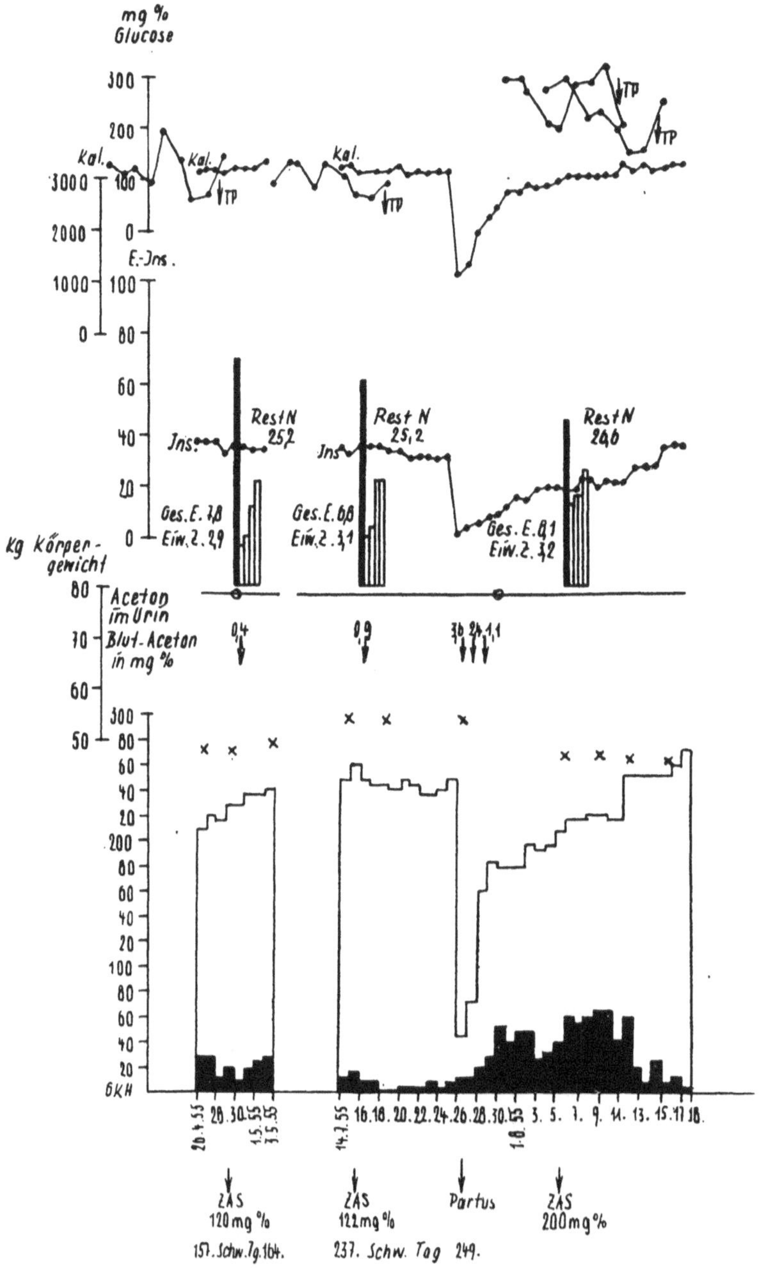

mg %
Glucose
Kal.
TP
E.-Jns.
Jns.
Rest N
25,2
25,2
24,6
Ges. E. 7,8
Eiw. Z. 2,9
Ges. E. 6,8
Eiw. Z. 3,1
Ges. E. 8,1
Eiw. Z. 3,2
Kg Körper-
gewicht
Aceton
im Urin
Blut-Aceton
in mg %
0,4
0,9
3,6 2,4 1,1
GKH
26.4.55
28.
30.
1.5.55
3.5.55
14.7.55
16.
18.
20.
22.
24.
26.
28.
30.
1.8.55
3.
5.
7.
9.
11.
13.
15.
17.
18.
ZAS
120 mg %
ZAS
122 mg %
Partus
ZAS
200 mg %
157. Schw. Tg. 164.
237. Schw. Tag 249.

Lfd. Nr. 55, Pat. Nr. 3206, Hilde M., geb. 11. 10. 1924.
Diabetes im Juli 1950 festgestellt.
Retinopathie der Gruppe III (in Schwangerschaft und Wochenbett).
1. Partus 1951, Totgeburt 14 Tage nach dem errechneten Termin. Mädchen, 2000 g.
2. Partus 1952, Geburt 14 Tage nach dem errechneten Termin, Embryotomie. Junge, 4000 g.

Entbindung: durch Sectio. Kein Hydramnion.

Neugeborenes: weiblich, 31 cm (siehe pathol.-anat. Befund), 2410 g. Placenta 810 g.

Mütterliche Glycämie sub partu	189,5 mg%
Redukt.vermög. d. Fruchtwassers	68 mg%
Glycämie des Neugeborenen	
Nabelschnurblut sub partu	138,5 mg%
Nach Nabelversorgung	98,5 mg%
3 Stunden post partum	41,5 mg%
24 Stunden post partum	49 mg%

Bei dem Kind bestanden multiple Skelettmißbildungen, es starb am 325. Lebenstag.

Pathol.-anat. Befund (Pathol.-anat. Institut der Univ. Greifswald):

Leiche eines 52 cm langen, 6190 g schweren, 11 Monate alten weiblichen Säuglings. Zeichen der Reife sind vorhanden. Foramen ovale ist offen, Ductus Botalli obliteriert. Multiple Skelettmißbildungen: Agenesie des 3.–5. Lendenwirbels sowie des Kreuz- und Steißbeines. Ersatz des Kreuz- und Steißbeins durch eine bindegewebige Membran. Verlagerung des unter LW 2 gelegenen Zwischenwirbelscheibengewebes nach vorn. Bandartige Verbindung der Wirbelsäule mit dem Becken. Hypoplasie des Beckens mit Abflachung der Beckenschaufeln bis zur Ebene der Linea terminalis. Proportionierte Hypoplasie und Beugekontraktur der unteren Extremitäten. Starkes Megacolon sigmoideum. Ileus. Allgemeine Intoxication; toxische Nephrose, starke Parenchymverfettung der Leber, follikuläre Hyperplasie der Milz. Hypostase im Bereich beider Lungenunterlappen mit fraglicher beginnender Herdpneumonie. Kompensatorisches Emphysem der übrigen Lungenabschnitte. Hyperämie des Gehirns und seiner Häute. In Organisation begriffener Weichteilabszeß im Bereich der linken Glutealgegend. Hämangiom im Bereich der rechten Brustseite. Keine Zeichen für Lues congenita und Listeriose. Beclard'scher Knochenkern ist vorhanden.

Histol. Befund: Untersucht wurden Lunge, Pancreas, Nebenniere und Colon sigmoideum. An Lunge und Nebenniere finden sich keine wesentlichen Veränderungen. Am Pancreas fallen stellenweise recht große Inseln auf. Hyperplasie der Lymphknoten im Bereich des Colon sigmoideum. Über Veränderungen der Auerbachschen Plexus kann mit Sicherheit nichts ausgesagt werden, da die Organe bereits stark autolytisch verändert sind und sich für derartige Fragestellungen nicht mehr eignen.

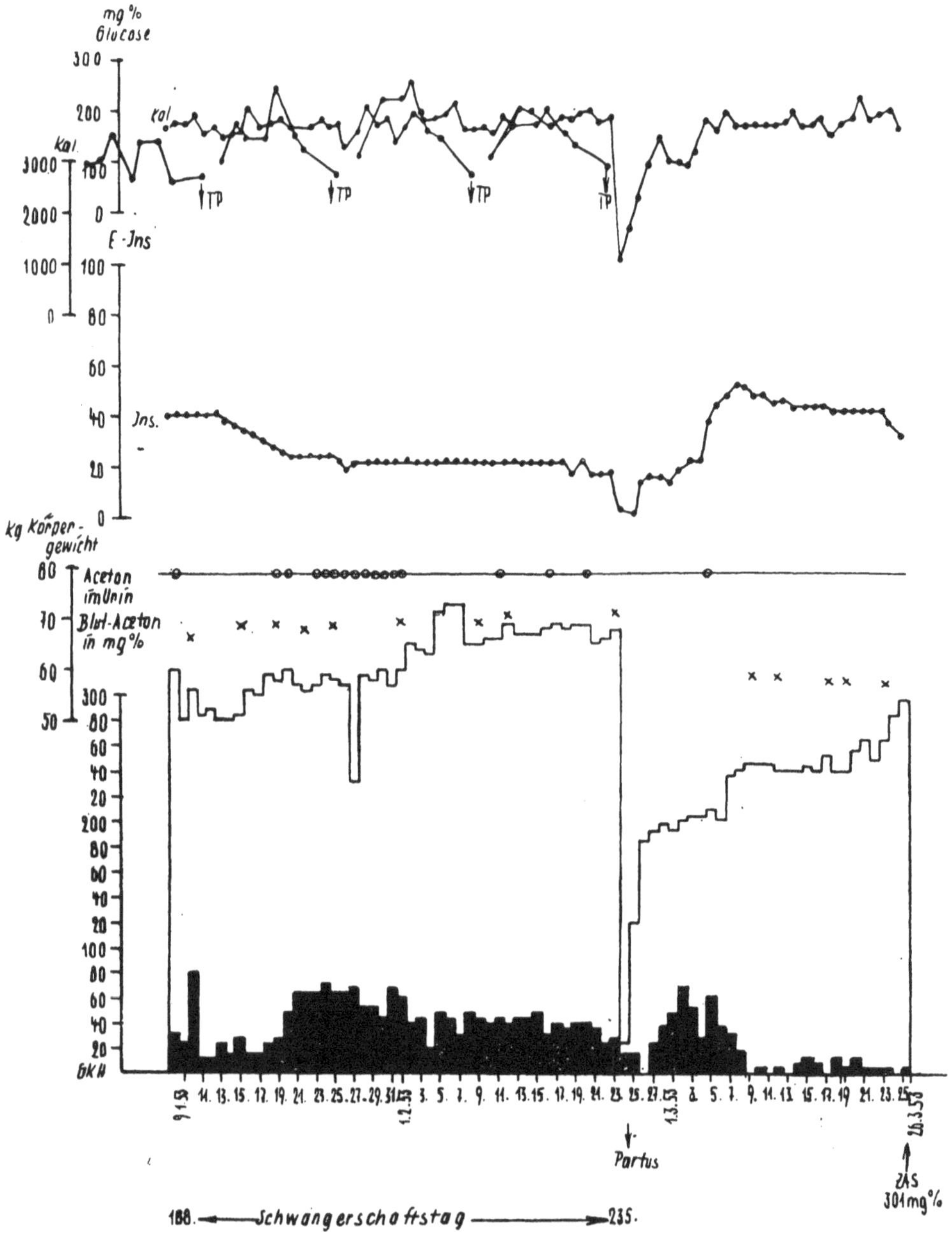

Lfd. Nr. 56, Pat. Nr. 1602, Rita N., geb. 5. 9. 1930.
Diabetes im Dezember 1949 festgestellt.
Keine Gefäßkomplikationen.
I-Gravida.

Entbindung: durch Sectio. Kein Hydramnion.
Neugeborenes: Junge, 52,5 cm, 4400 g. Placenta 490 g.

Mütterliche Glycämie sub partu	259 mg%
Redukt. vermög. d. Fruchtwassers	nicht bestimmt.
Glycämie des Neugeborenen	
Nabelschnurblut sub partu	177 mg%

Keine weiteren Blutzuckerbestimmungen.
Erste Fütterung 45 min post partum (Frauenmilch + Invertzucker per Sonde).

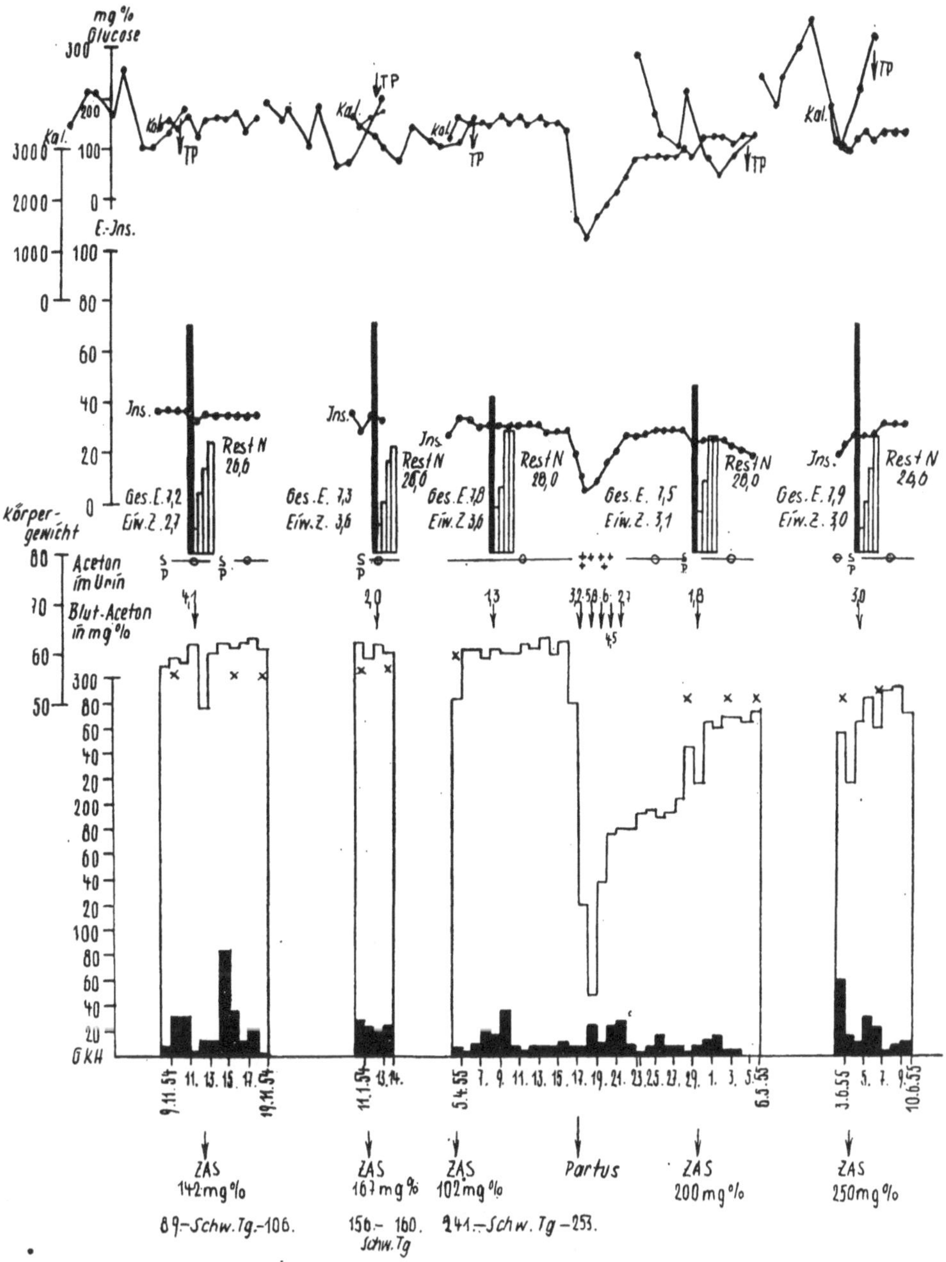

Lfd. Nr. 57, Pat. Nr. 2638, Johanna N., geb. 31. 10. 1929.
Diabetes im August 1948 festgestellt.
Retinopathie der Gruppe I (in Schwangerschaft und Wochenbett).
1. Partus 1952, Spontangeburt am errechneten Termin. Mädchen, 3500 g.

Entbindung: durch Sectio. Kein Hydramnion.
Neugeborenes: Junge, 49 cm, 2960 g. Placenta 540 g.

Mütterliche Glycämie sub partu	124,5 mg%
Redukt.vermög. d. Fruchtwassers	36 mg%
Glycämie des Neugeborenen	
Nabelschnurblut sub partu	80 mg%
Nach Nabelversorgung	75 mg%
3 Stunden post partum	54 mg%
24 Stunden post partum	44 mg%

Erste Fütterung nach 24 Stunden.

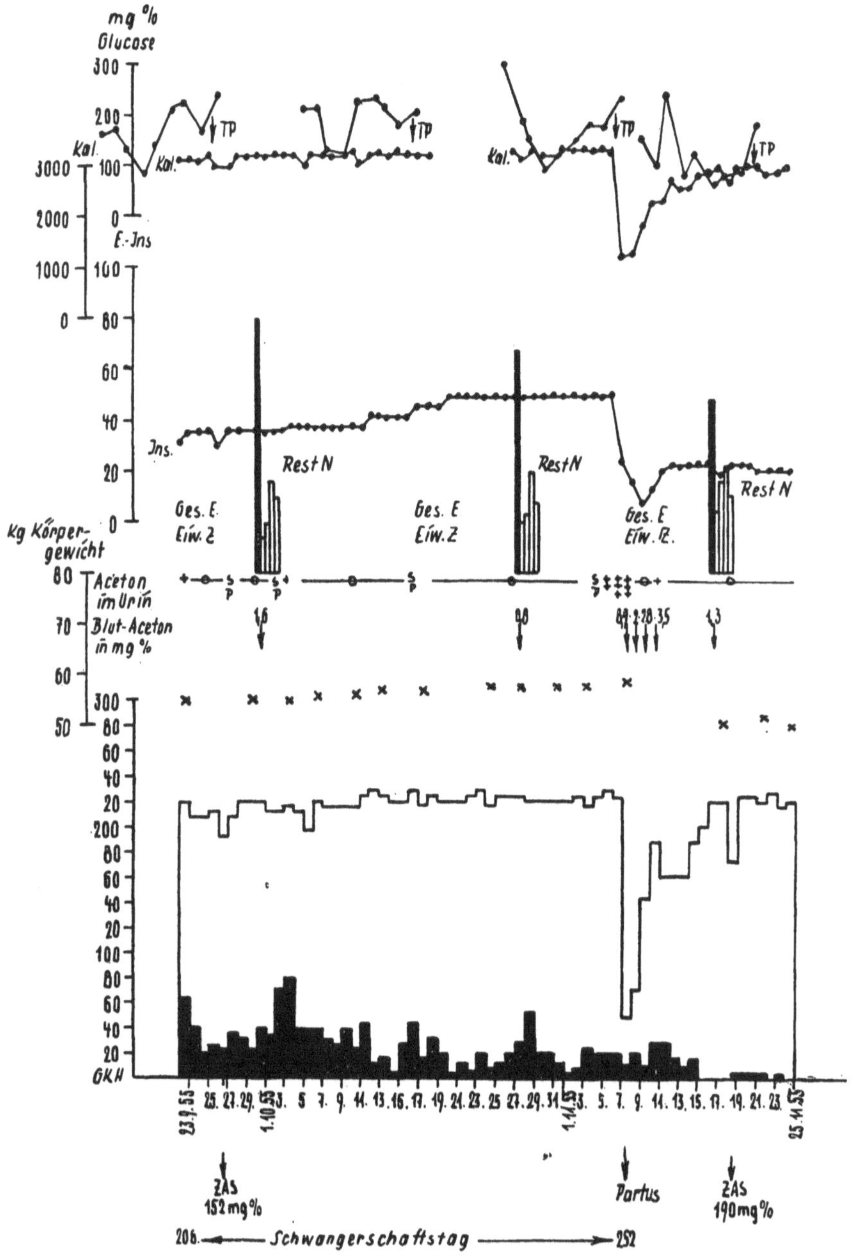
mg %
Glucose
Kal.
E.-Jns
TP
Jns.
Rest N
Ges. E.
Eiw. Z
Kg Körper-
gewicht
Aceton
im Urin
Blut-Aceton
in mg %
GKH
ZAS
152 mg %
Partus
ZAS
190 mg %
206 ← Schwangerschaftstag → 252

Lfd. Nr. 58, Pat. Nr. 708, Grete N., geb. 4. 7. 1925.
Diabetes festgestellt im Oktober 1949.
Keine Gefäßkomplikationen.
1. Partus 1947, Zangengeburt am errechneten Termin. Mädchen, 3000 g.

Entbindung: durch Sectio. Hydramnion.

Neugeborenes: weiblich, 44 cm, 2700 g. Placenta 660 g.

Mütterliche Glycämie sub partu	270 mg%
Redukt.vermög. d. Fruchtwassers	148,5 mg%
Glycämie des Neugeborenen	
Nabelschnurblut sub partu	239,5 mg%
Nach Nabelversorgung	154,5 mg%
3 Stunden post partum	45,5 mg%
24 Stunden post partum	nicht bestimmt.

Tod des Neugeborenen nach 7 Stunden unter den Zeichen der Asphyxie.

Pathol.-anat. Befund (Pathol.-anat. Institut der Univ. Greifswald):

Beiderseitige Fruchtwasseraspiration in den Lungen bei ungleichmäßiger sowie unzureichender Belüftung der Lungen, Dilatation des re. Herzventrikels mit stärkerer Blutüberfüllung beider Lungen, der Leber, der Milz und der Magenschleimhautgefäße. Herdförmige leptomeningeale Blutungen. Mißbildungen:

1. Beiderseitiger Klumpfuß (li. stärker als re.). Polydaktylie der Zehen an beiden Füßen (jeweils 6 Zehen)
2. Mäßiger Mikrocephalus.
3. Beiderseitige Kuchennieren mit Tiefstand vor allem der re. Niere. Abgang der Ureteren an der ventralen Seite sowie ungleichmäßige Renculifurchung beider Nieren.
4. Hyperplastische Schilddrüsen mit Ausprägung großer, die Trachea fast ringförmig umschließender, Seitenlappen. Verhältnismäßig kleine Nebennieren.

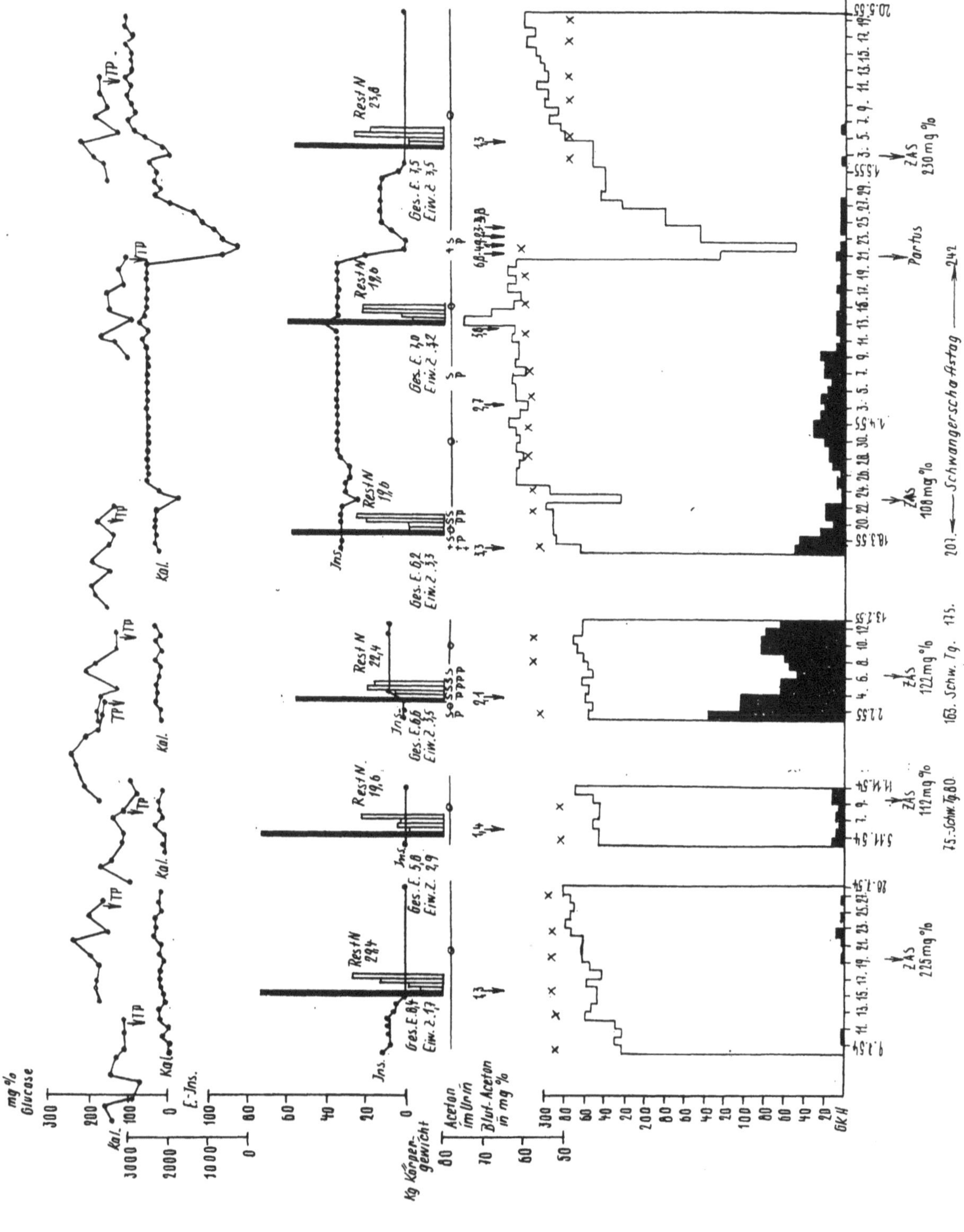
mg % Glucose
E-Jns.
Kg Körpergewicht
Aceton im Urin
Blut-Aceton in mg %
Rest N
Partus
GkH

Lfd. Nr. 59, Pat. Nr. 2336, Lore O., geb. 27. 1. 1929.
Diabetes 1954 im Februar festgestellt.
Keine Gefäßkomplikationen.

1. Partus 1948, Spontangeburt 6 Wochen ante terminum. Junge, 4500 g, starb nach 36 Stunden.
2. Partus 1950, Spontangeburt 6 Wochen ante terminum. Junge, 5000 g, starb nach 11 Stunden.
3. Partus 1952, Spontangeburt 4 Wochen ante terminum. Mädchen, 4750 g, starb nach 3 Wochen.

Entbindung: durch Sectio. Hydramnion.

Neugeborenes: weiblich, 53 cm, 4600 g. Placenta 1100 g.

Mütterliche Glycämie sub partu	113 mg%
Redukt.vermög. d. Fruchtwassers	19 mg%
Glycämie des Neugeborenen	
Nabelschnurblut sub partu	80 mg%
Nach Nabelversorgung	61,5 mg%
3 Stunden post partum	58 mg%
24 Stunden post partum	47 mg%

Erste Fütterung nach 24 Stunden.

Tod des Kindes am 4. Lebenstage unter den Zeichen des Kreislaufversagens. Pathol.-anat. Befund (Pathol.-anat. Institut der Univ. Greifswald):

Ausgedehnte herdförmige Atelektasen in beiden Lungen bei massiver Speisebreiaspiration. Herdförmiges Emphysem der übrigen Lungenanteile. Vereinzelte petechiale subpleurale Blutungen. Mäßige Dilatation der re. Herzkammer. Blutüberfüllung der Leber und Milz. Herdförmige Parenchymverfettung der Leber. — Zustand nach mehrfacher Herzpunktion. Geringe katarrhalische Tracheitis (Zustand nach Einlage eines Trachealkatheters). Hyperplasie beider Nebennieren, der Schilddrüse und der Ovarien. Relative Hypoplasie des Thymus. Glycogene Hyperplasie der Leber. Mäßige glycogene Hyperplasie beider Nieren. Geringgradiger allgemeiner Icterus. Fehlender Beclard'scher Knochenkern. Sonst keine Zeichen der Unreife. Offenes Foramen ovale, offener Ductus Botalli. Keine Mißbildungen. Histolog. Befund: Lunge: Die Alveolen sind fast in ihrer Gesamtheit ausgefüllt mit teils homogenen, teils kleinvakuolisierten Massen. Daneben finden sich Bezirke mit drüsenartiger Alveolarstruktur. Einzelne Gebiete weisen eine starke Blähung der Alveolen auf.

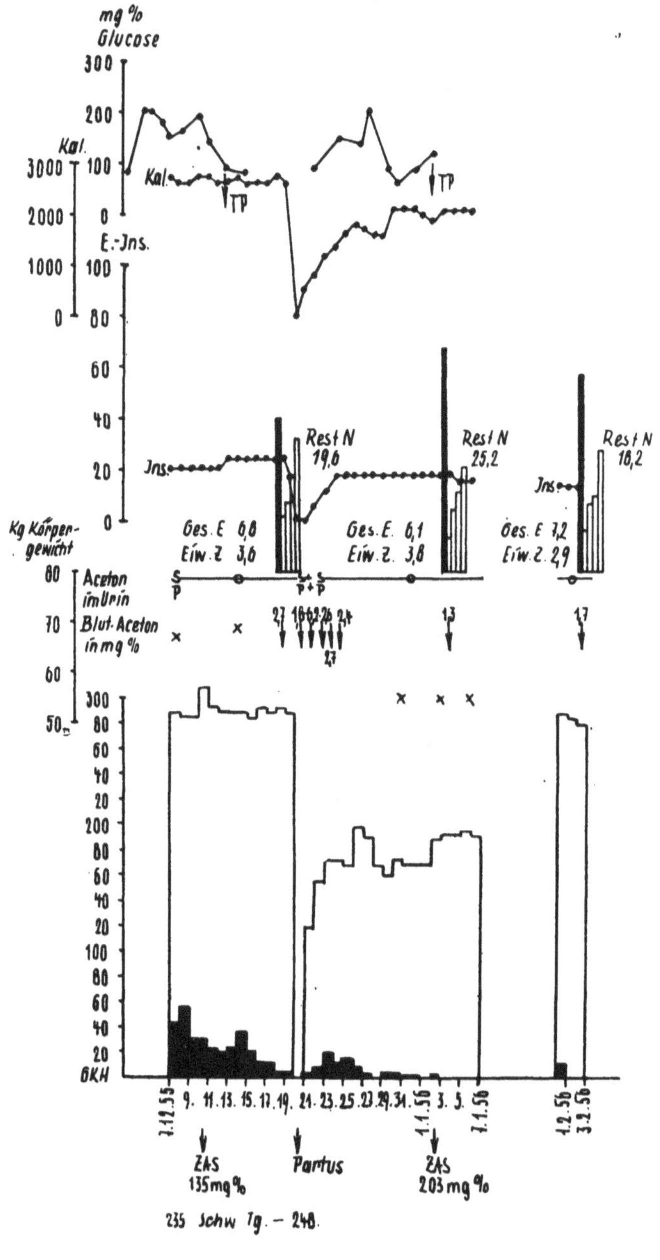

Lfd. Nr. 60, Pat. Nr. 4104, Marianne O., geb. 16. 9. 1926.
Diabetes im September 1954 festgestellt.
Keine Gefäßkomplikationen.
I-Gravida.

Entbindung: durch Sectio. Geringes Hydramnion.

Neugeborenes: weiblich, 49 cm, 3460 g. Placenta 770 g.

Mütterliche Glycämie sub partu	110,5 mg%
Redukt.vermög. d. Fruchtwassers	40 mg%
Glycämie des Neugeborenen	
Nabelschnurblut sub partu	69 mg%
Nach Nabelversorgung	52 mg%
3 Stunden post partum	41 mg%
24 Stunden post partum	31 mg%

Erste Fütterung nach 36 Stunden.

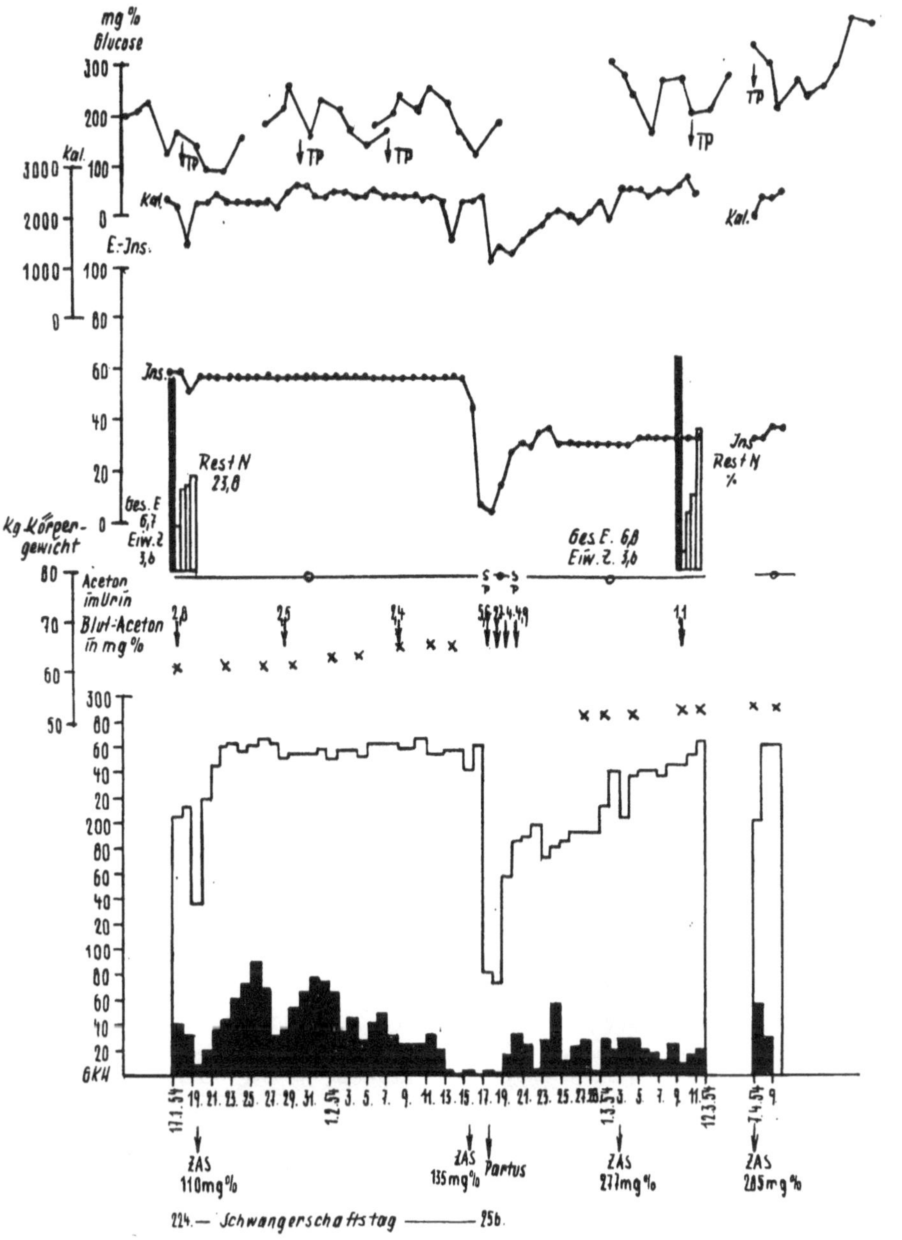

Lfd. Nr. 61, Pat. Nr. 2132, Anneliese P., geb. 17. 4. 1935.
Diabetes im Januar 1949 festgestellt.
Retinopathie der Gruppe II in der Schwangerschaft, der Gruppe I im Wochenbett (49. Tage).
I-Gravida.

Entbindung: durch Sectio. Hydramnion.

Neugeborenes: Junge, 48 cm, 3420 g. Placenta 620 g.

Mütterliche Glycämie sub partu	202 mg%
Redukt. vermög. d. Fruchtwassers	51,5 mg%
Glycämie des Neugeborenen	
Nabelschnurblut sub partu	140,5 mg%
Nach Nabelversorgung	84 mg%
3 Stunden post partum	30,5 mg%
24 Stunden post partum	nicht bestimmt.

Erste Fütterung 30 min post partum (Frauenmilch + Glucose per Sonde).

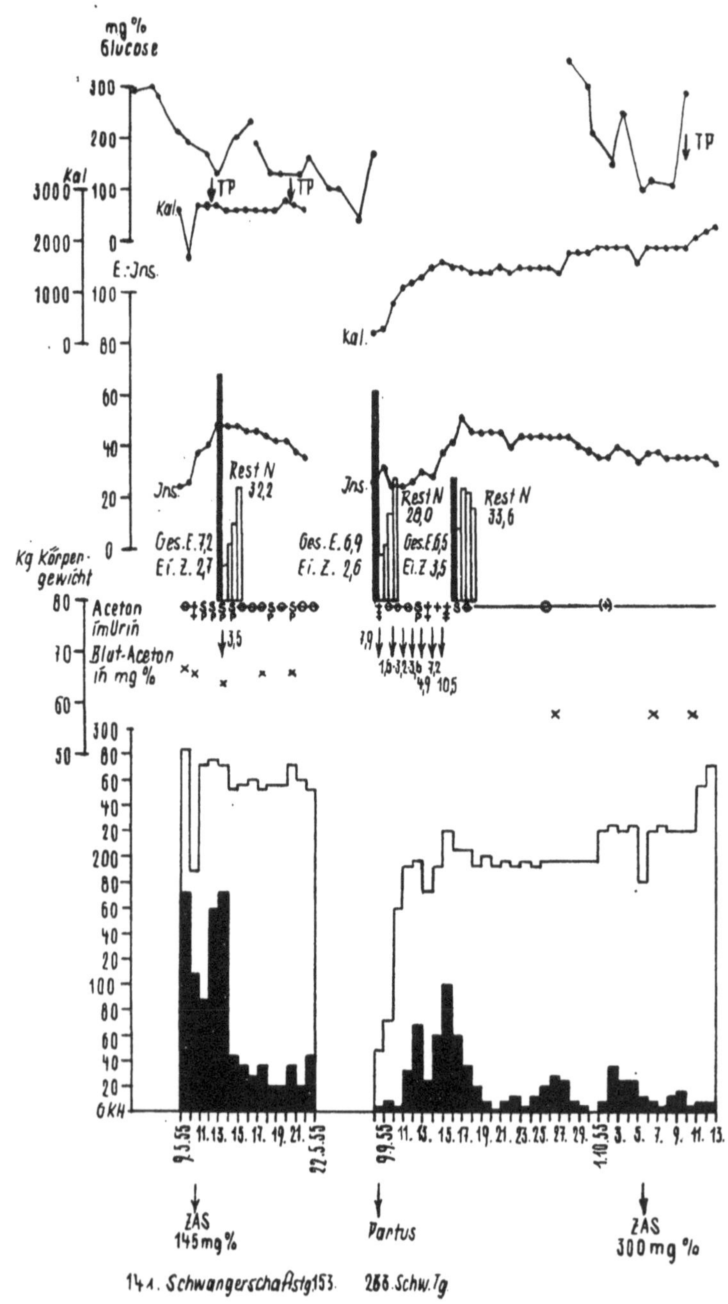

Lfd. Nr. 62, Pat. Nr. 474, Barbara P., geb. 14. 7. 1929.
Diabetes im Mai 1949 festgestellt.
Keine Gefäßkomplikationen.
I-Gravida.

Entbindung: durch Sectio. Fruchtwassermenge wegen vorzeitig extra muros erfolgtem Blasensprung nicht zu beurteilen.

Neugeborenes: Junge, 51 cm, 3860 g. Placenta 640 g.

Mütterliche Glycämie sub partu	279 mg%
Redukt.vermög. d. Fruchtwassers	nicht bestimmt.
Glycämie des Neugeborenen	
Nabelschnurblut sub partu	204 mg%
Nach Nabelversorgung	153 mg%
3 Stunden post partum	40,5 mg%
24 Stunden post partum	70 mg%
Erste Fütterung nach 48 Stunden.	

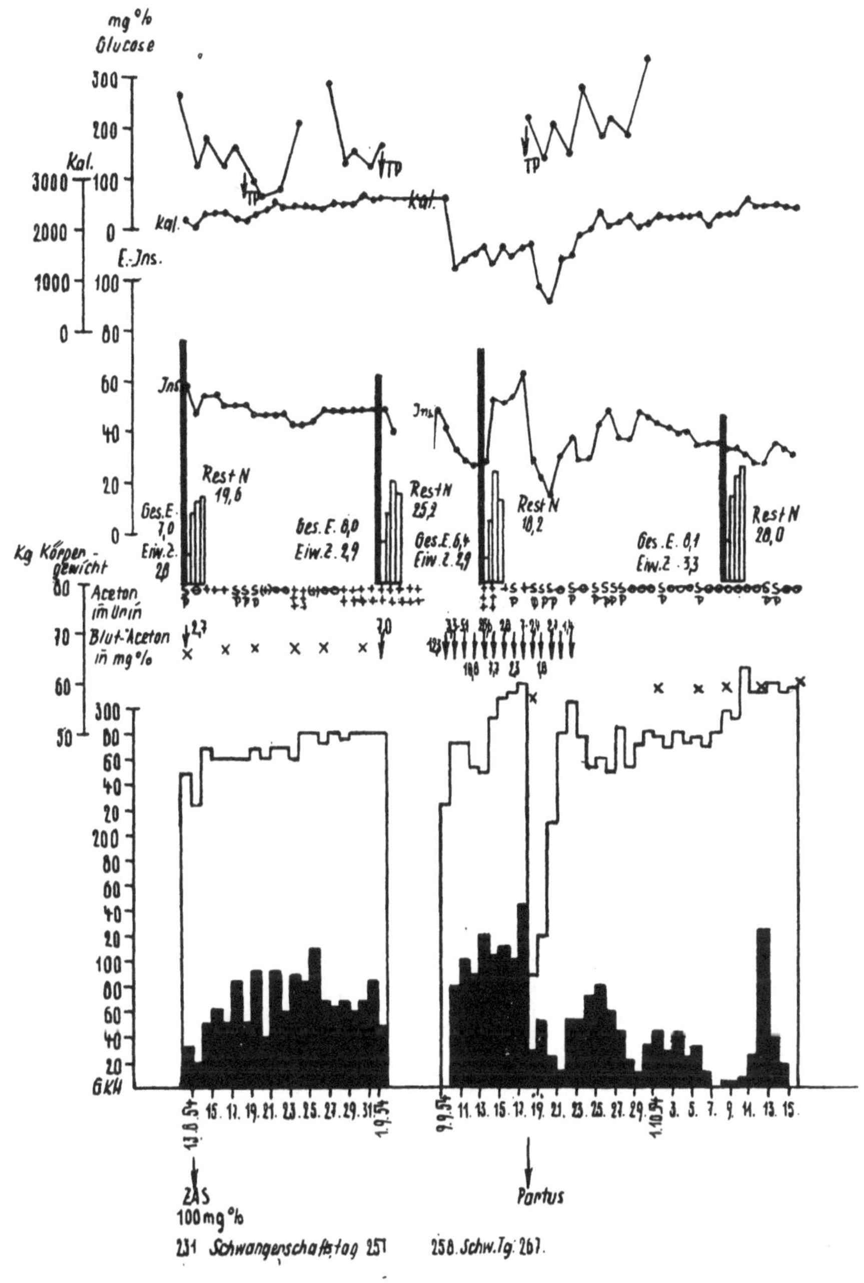

Lfd. Nr. 63, Pat. Nr. 2400, Ingeborg R., 25. 6. 1930.
Diabetes im Juli 1951 festgestellt.
Keine Gefäßkomplikationen.

1. Partus 1950, Spontangeburt am errechneten Termin. Junge, 4000 g. Wochenbetteklampsie.
2. Partus 1951, Spontangeburt 8 Wochen ante terminum. Mädchen, 2000 g, nach 24 Stunden gestorben.
3. Partus 1953, Spontangeburt am errechneten Termin. Mädchen, 3500g.

Entbindung: durch Sectio (nach vorzeitigem Blasensprung bei Querlage). Geringes Hydramnion.

Neugeborenes: Mädchen, 38 cm, 1700 g. Placenta 650 g.

Mütterliche Glycämie sub partu	270	mg%
Glycämie im Nabelschnurblut	201	mg%

Keine weiteren Blutzuckerbestimmungen.
Erste Fütterung 40 min post partum (Frauenmilch per Sonde).

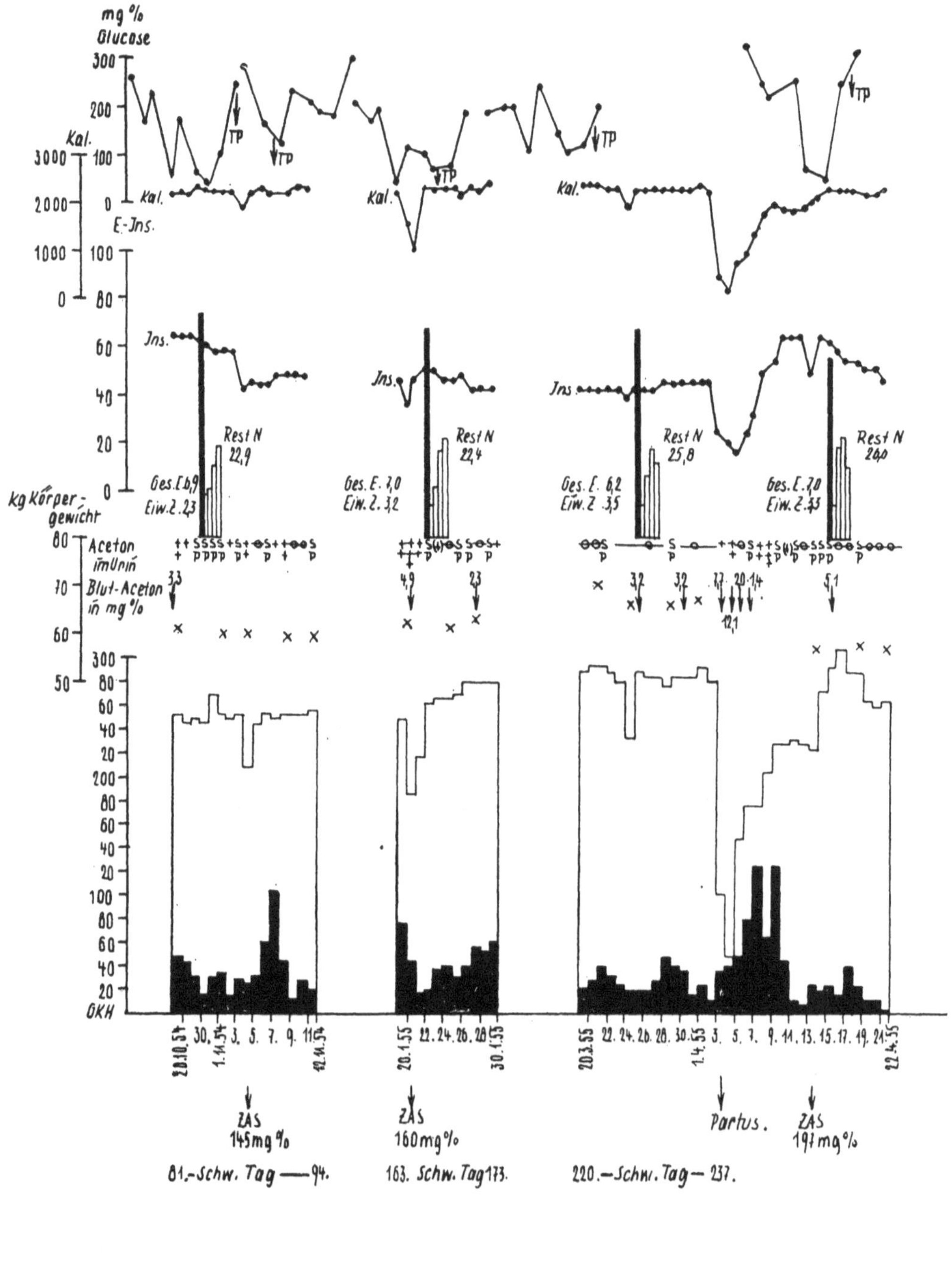
mg %
Glucose
Kal.
E.-Jns.
Jns.
Rest N
Ges. E.
Eiw. Z.
kg Körpergewicht
Aceton im Urin
Blut-Aceton in mg %
OKH
TP
ZAS 145 mg %
ZAS 160 mg %
Partus.
ZAS 197 mg %
81.-Schw. Tag — 94.
163. Schw. Tag 173.
220.-Schw. Tag — 237.

Lfd. Nr. 64, Pat. Nr. 2580, Liane R., geb. 30. 6. 1932.
Diabetes im Mai 1941 festgestellt.
Keine Gefäßkomplikationen.
I-Gravida.

Entbindung: durch Sectio. Keine Fruchtwasservermehrung.

Neugeborenes: weiblich, 49 cm, 3630 g. Placenta 790 g.

Mütterliche Glycämie sub partu	117 mg%
Redukt.vermög. d. Fruchtwassers	48 mg%
Glycämie des Neugeborenen	
Nabelschnurblut sub partu	67 mg%
Nach Nabelversorgung	39 mg%
3 Stunden post partum	27,5 mg%
24 Stunden post partum	nicht bestimmt.

Tod des Neugeborenen nach 11 ½ Stunden unter den Zeichen der Asphyxie.

Pathol.-anat. Befund (Path.-anat. Institut der Univ. Greifswald):

Ausgedehnte Atelektasen in beiden Lungen, vorwiegend re. (Fruchtwasseraspiration?). Dilatation der re. Herzkammer.
Flächenhafte subarachnoidale Blutungen über beiden Hemisphären des Gehirns. Zahlreiche petechiale Blutungen an der Vorder- und Hinterwand des Herzens und subpleural an beiden Lungen. Herdförmige Blutungen in der Schleimhaut der Harnblase.
Glycogen-Hyperplasie der Leber und der Nieren. Hyperplasie der Nebennieren. Mäßige Hyperplasie der Milz.
Offenes Foramen ovale, offener Ductus Botalli.
Keine Mißbildungen.

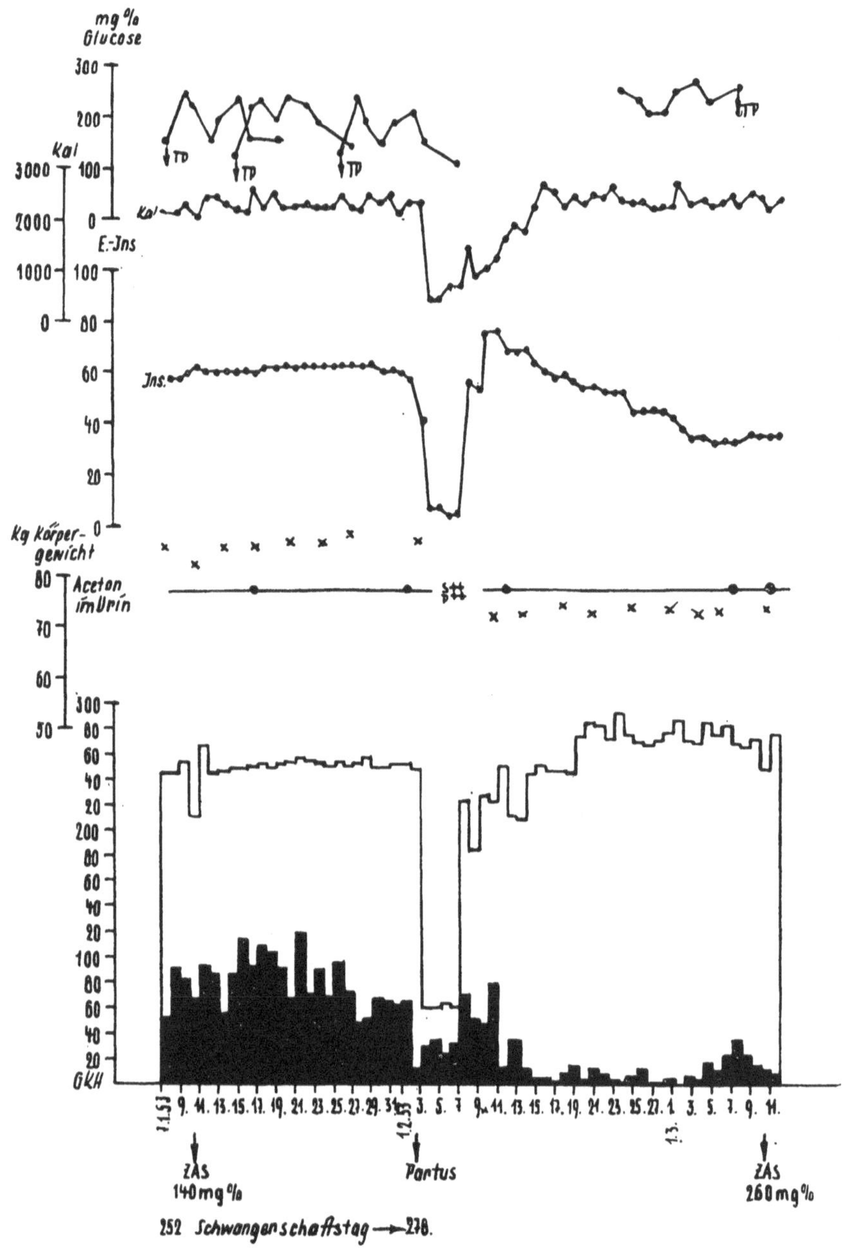

Lfd. Nr. 65, Pat. Nr. 1319, Ilse R., 3. 1. 1920.
Diabetes im Frühjahr 1951 festgestellt.
Keine Gefäßkomplikationen.

1. Partus 1942, Spontangeburt 4 Wochen ante terminum. Mädchen, 2000 g.
2. Partus 1947, Spontangeburt am errechneten Termin. Junge, 3500 g.

Entbindung: durch Sectio. Keine Fruchtwasservermehrung.

Neugeborenes: weiblich, 51 cm, 3000 g. Placenta 500 g.

Keine Blutzuckerbestimmungen sub partu und beim Neugeborenen.
Erste Fütterung 1 Stunde post partum (Frauenmilch + Invertzucker per Pipette).

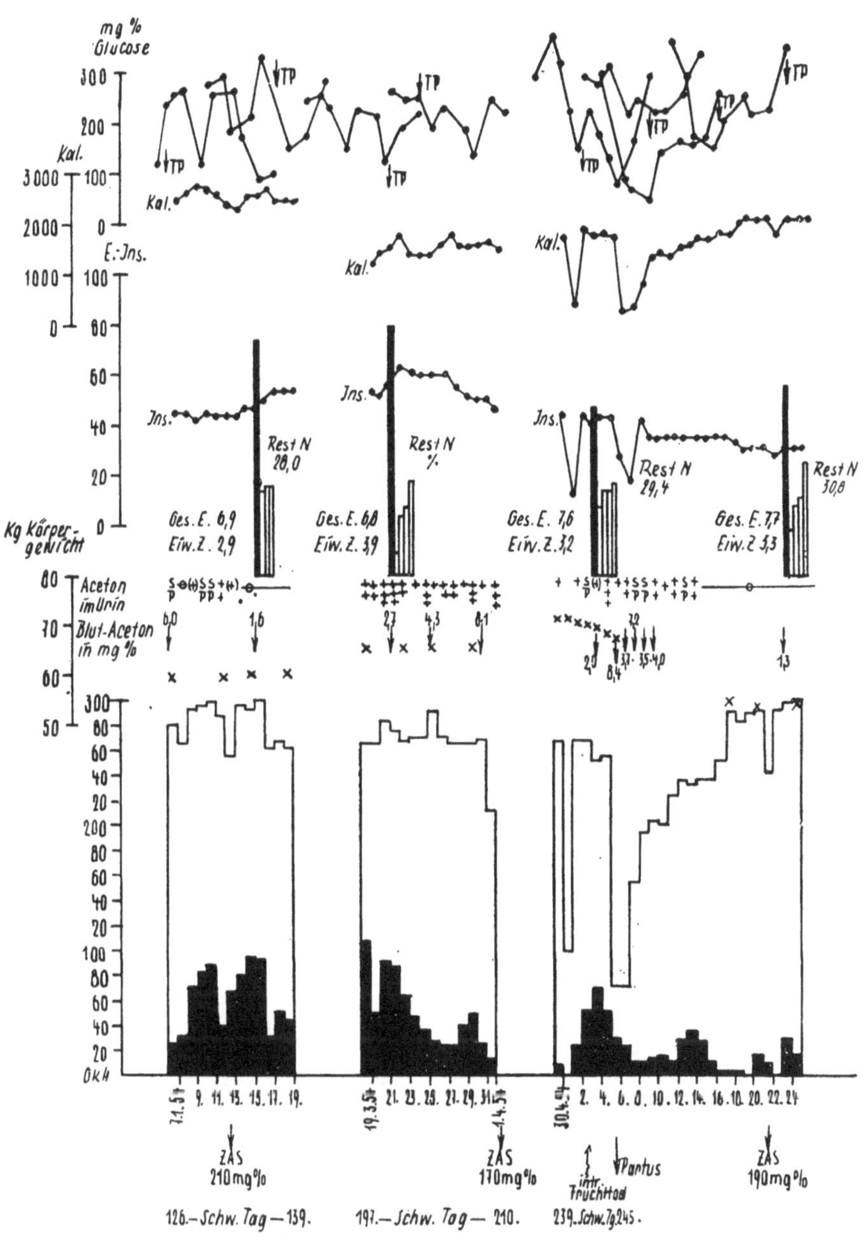

Lfd. Nr. 66, Pat. Nr. 2114, Irene R., geb. 25. 11. 1925.
Diabetes im Januar 1948 festgestellt.
Keine Gefäßkomplikationen.
1. Partus 1938, Spontangeburt am errechneten Termin. Mädchen, 3750 g.

Entbindung: durch Sectio. Hydramnion.

Neugeborenes: Junge, 49 cm, 3140 g, gering macerierte, abgestorbene Frucht. Placenta 530 g.

Mütterliche Glycämie sub partu 370 mg%
Redukt.vermög. d. Fruchtwassers 118,5 mg%
Pathol.-anat. Befund (Pathol.-anat. Institut der Univ. Greifswald):
Mäßiger Macerationszustand: Beginnende Epidermolyse, hämorrhagisches Transudat in der Brust- und Bauchhöhle sowie im Herzbeutel.
Zeichen von Unreife: Lanugobehaarung, unvollkommener Descensus testis (Leistenhoden beiderseits), fehlender Beclard'scher Knochenkern.
Fötale Atelektase der Lungen, Dilatation beider Herzventrikel mit Blutüberfüllung der Lungen sowie der abdominellen Organe. Anoxämische Diapedesisblutungen im Bereich des Subarachnoidalraumes über beiden Großhirnhemisphären und dem Kleinhirn.
Unvollkommene Lappung des rechten Lungenmittellappens.
Keine groben Mißbildungen an den lebenswichtigen Organsystemen oder am Hirn.

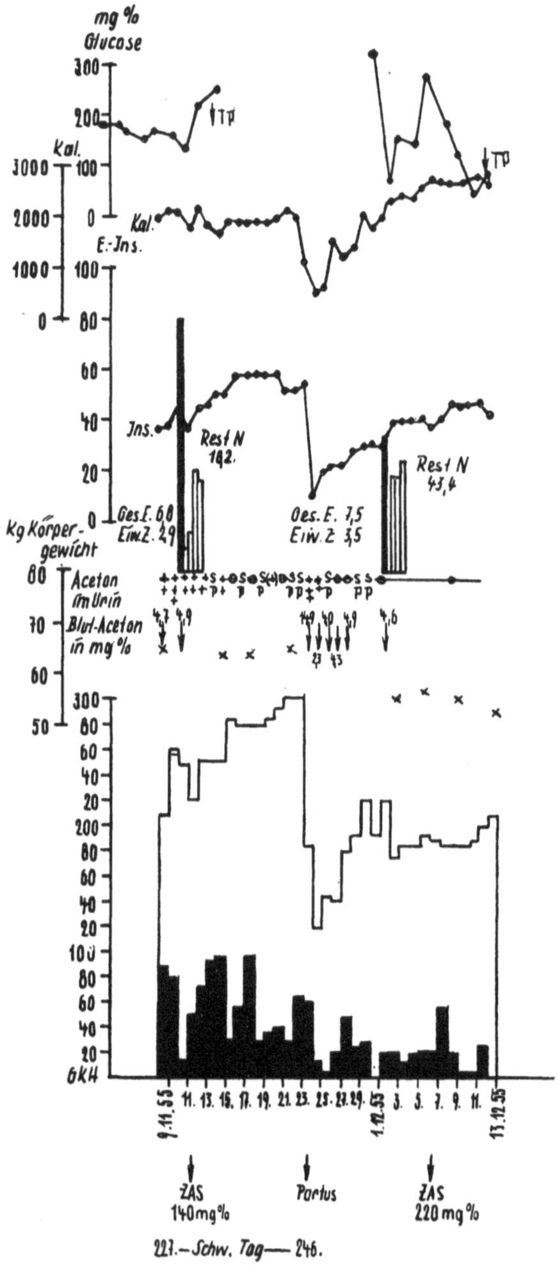
mg %
Glucose
Kal.
TP
E.-Jns.
Jns.
Rest N
18,2.
Rest N
43,4
Ges. E. 6,8
Eiw. Z. 2,9
Oes. E. 7,5
Eiw. Z. 3,5
Kg Körper-
gewicht
Aceton
im Urin
Blut-Aceton
in mg %
GKH
9.11.55
1.12.55
13.12.55
ZAS
140 mg %
Partus
ZAS
220 mg %
227.–Schw. Tag— 246.

Lfd. Nr. 67, Pat. Nr. 3972, Elfriede R., geb. 11. 6. 1915.
Diabetes im Juli 1953 festgestellt.
Keine Gefäßkomplikationen.

1. Partus 1935, Spontangeburt am errechneten Termin. Junge, 2500 g.
2. Partus 1937, Spontangeburt am errechneten Termin. Mädchen, 3750 g.
3. Partus 1943, Spontangeburt am errechneten Termin. Mädchen, 3750 g.
4. Partus 1948, Spontangeburt am errechneten Termin. Junge, 4250 g.
5. Partus 1950, Spontangeburt am errechneten Termin. Mädchen, 3750 g.

Entbindung: durch Sectio. Hydramnion.

Neugeborenes: Junge, 53 cm, 3280 g. Placenta 790 g.

Mütterliche Glycämie sub partu	165 mg%
Redukt.vermög. d. Fruchtwassers	90 mg %
Glycämie des Neugeborenen	
Nabelschnurblut sub partu	150 mg%
Nach Nabelversorgung	93,5 mg%
14 Stunden post partum (sub finem)	64 mg%

Tod des Neugeborenen nach 14 Stunden unter den Zeichen der Asphyxie.

Pathol.-anat. Befund (Pathol.-anat. Institut der Univ. Greifswald):
Deutliche Lanugobehaarung. Hyperämie und Ödem beider Lungen (Fruchtwasseraspiration? hyaline Membranen in den Lungenalveolen?). Dilatation des re. Herzventrikels, Blutüberfüllung und Cyanose der Lungen, der Milz und der Nieren. Hyperämie des Nebennierenmarks.
Trübung der Parenchyme, geringe Lockerung der nicht vergrößerten Milz. Schwellung der Hirnsubstanz. Geringer allgemeiner Icterus. Epispadie. Fehlender Beclard'scher Knochenkern. Offenes Foramen ovale, offener Ductus Botalli.

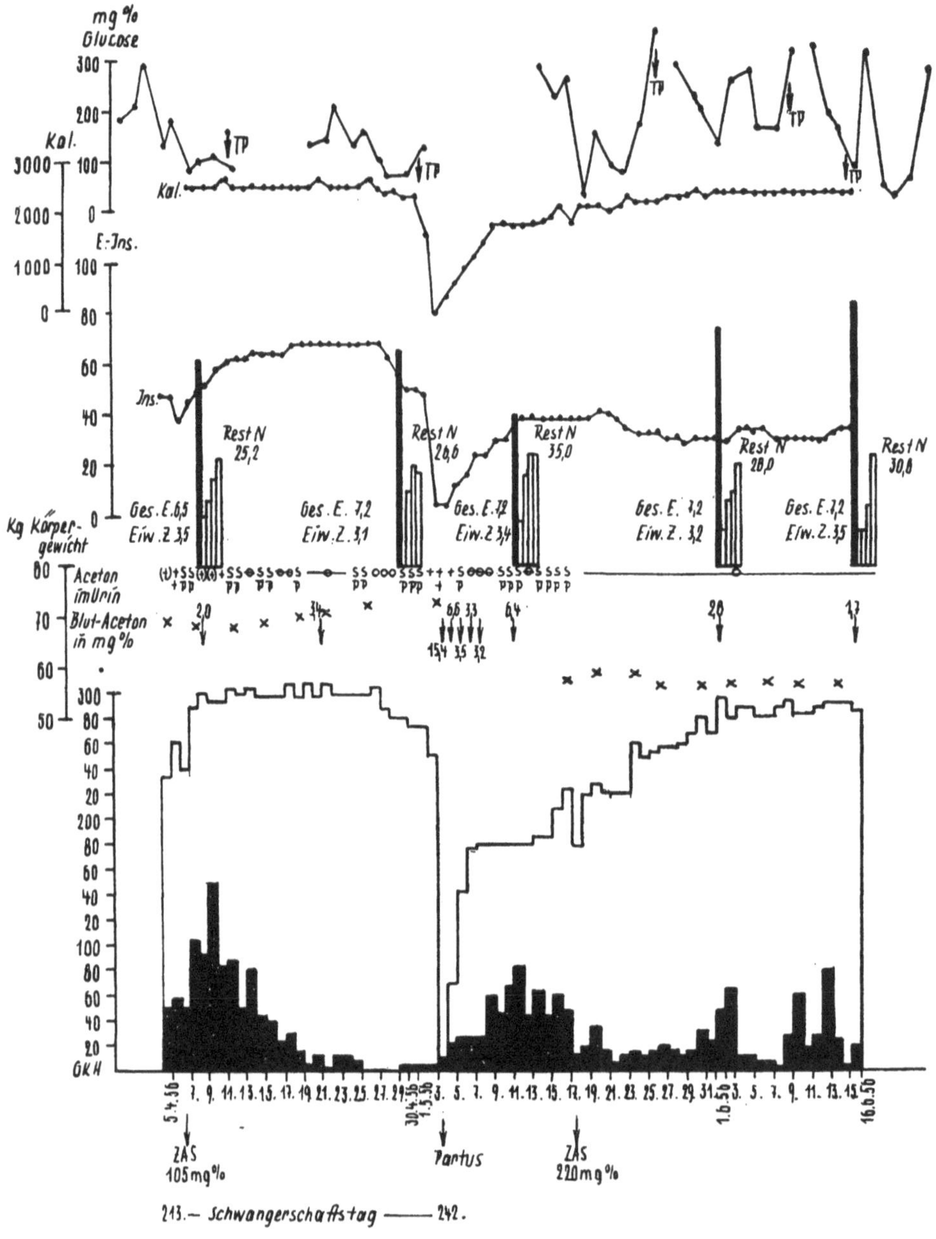

Lfd. Nr. 68, Pat. Nr. 3141, Martha R., geb. 28. 2. 1928.
Diabetes im Oktober 1951 festgestellt.
Keine Gefäßkomplikationen.
I-Gravida.

Entbindung: durch Sectio. Hydramnion.

Neugeborenes: Junge, 53 cm, 4330 g. Placenta 1140 g.

Mütterliche Glycämie sub partu	169,5 mg%
Redukt.vermög. d. Fruchtwassers	32 mg%
Glycämie des Neugeborenen	
Nabelschnurblut sub partu	103 mg%
Nach Nabelversorgung	62,5 mg%
3 Stunden post partum	47,5 mg%
24 Stunden post partum	54,5 mg%

Erste Fütterung nach 48 Stunden.

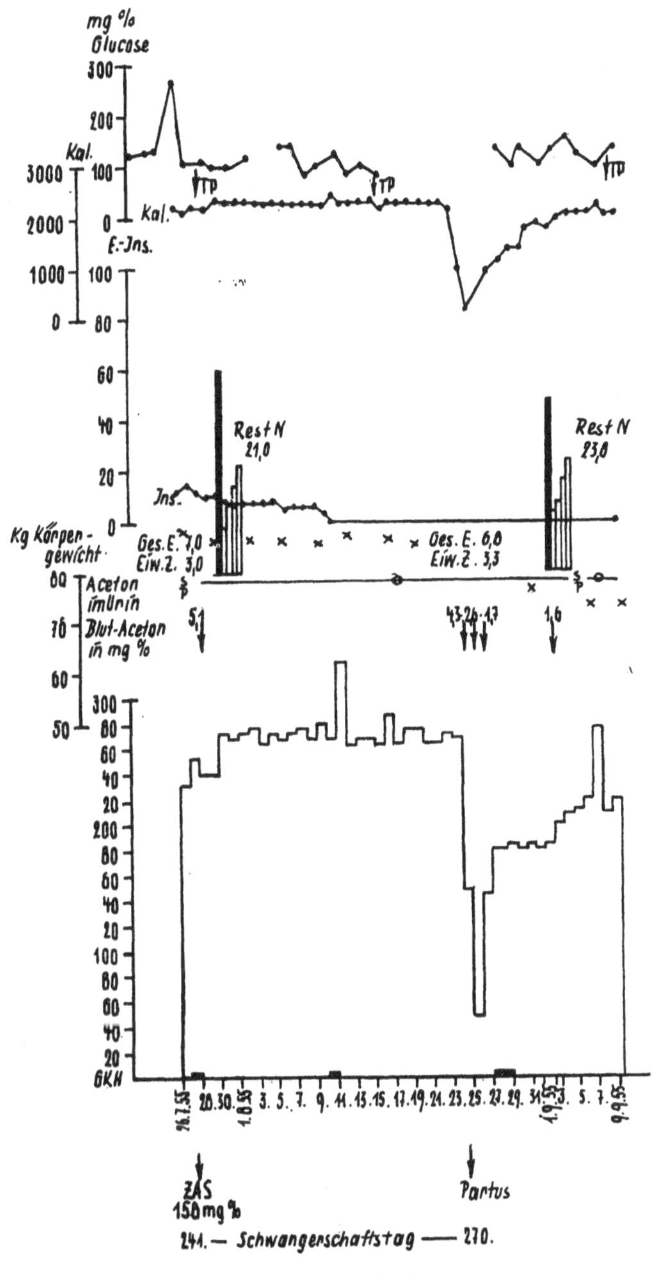

Lfd. Nr. 69, Pat. Nr. 3536, Gertrud R., geb. 20. 5. 1915.
Diabetes im November 1954 festgestellt.
Keine Gefäßkomplikationen.

1. Partus 1938, Spontangeburt am errechneten Termin. Junge, 3000 g.
2. Partus 1944, Spontangeburt am errechneten Termin. Mädchen, 3500 g.
3. Partus 1950, Spontangeburt am errechneten Termin. Mädchen, 3500g.
4. Partus 1952, Spontangeburt, Totgeburt 4 Wochen ante terminum.
5. Partus 1954, im Januar, Spontangeburt, Totgeburt etwa 4 Wochen ante terminum.

Entbindung: durch Sectio, geringes Hydramnion.

Neugeborenes: weiblich, 50 cm, 3070 g. Placenta 570 g.

Mütterliche Glycämie sub partu	126 mg%	Nach Nabelversorgung	66,5 mg%
Redukt.vermög. d. Fruchtwassers	nicht bestimmt.	3 Stunden post partum	47,5 mg%
Glycämie des Neugeborenen		24 Stunden post partum	61 mg%
Nabelschnurblut sub partu	95 mg%	Erste Fütterung nach 48 Stunden.	

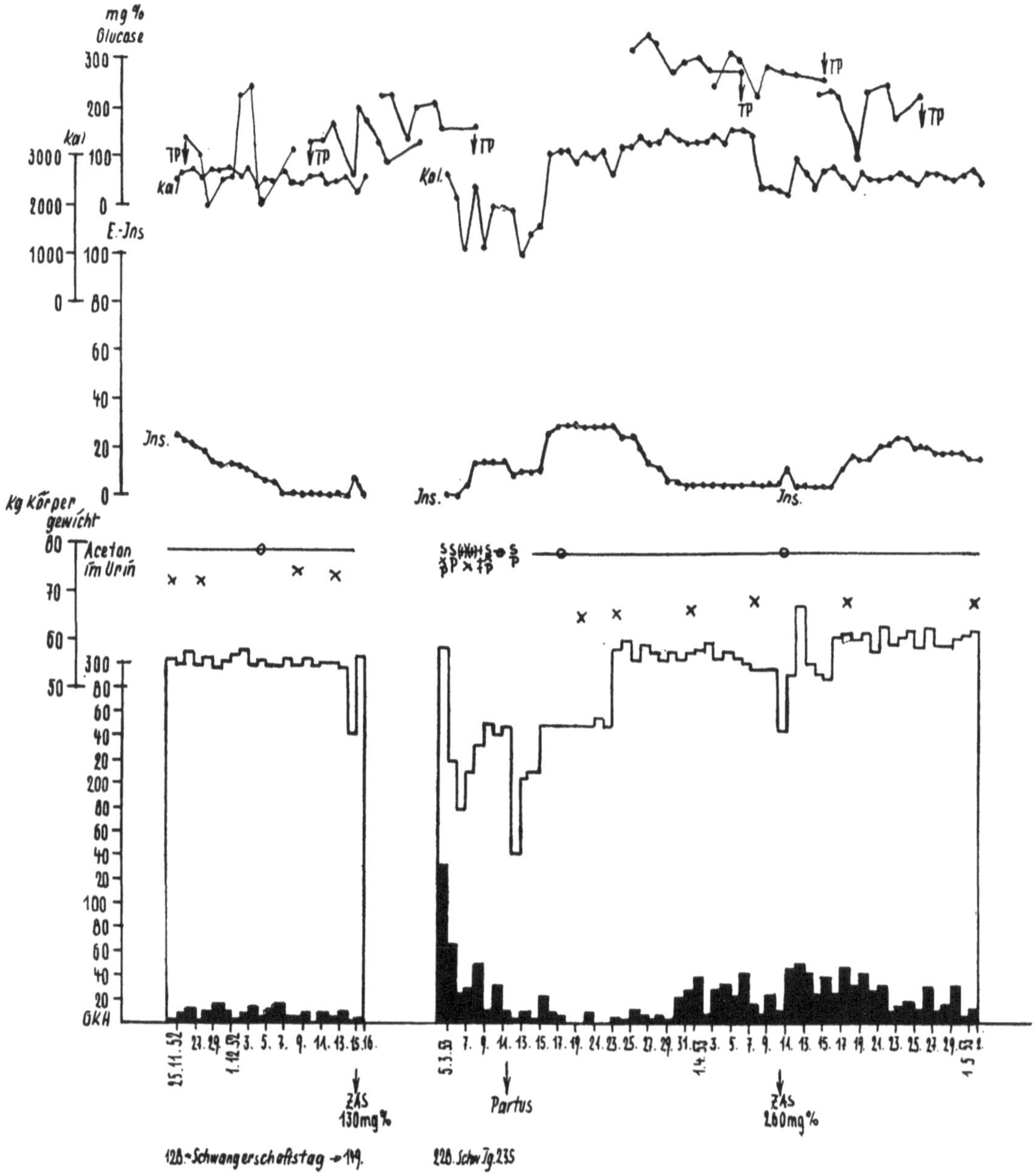

Lfd. Nr. 70, Pat. Nr. 1603, Gertraude Sch., geb. 3. 12. 1921.
Diabetes im Oktober 1951 festgestellt.
Keine Gefäßkomplikationen.

1. Partus 1941, Spontangeburt, etwa 4 Wochen ante terminum. Mädchen, unter Geburt gestorben.
2. Partus 1943, Spontangeburt am errechneten Termin. Mädchen, 4250 g.
3. Partus 1948, Spontangeburt am errechneten Termin. Mädchen, 5750 g, unter Geburt gestorben.

Entbindung: durch Sectio. Keine Fruchtwasservermehrung.

Neugeborenes: Mädchen, 47 cm, 3060 g. Placenta 480 g.

Mütterliche Glycämie sub partu	239 mg%
Redukt.vermög. d. Fruchtwassers	nicht bestimmt.
Glycämie des Neugeborenen	
Nabelschnurblut sub partu	183,5 mg%
Nach Nabelversorgung	nicht bestimmt.
3 Stunden post partum	80 mg%
24 Stunden post partum	nicht bestimmt.

Erste Fütterung 20 min post partum (Frauenmilch + Glucose per Sonde).

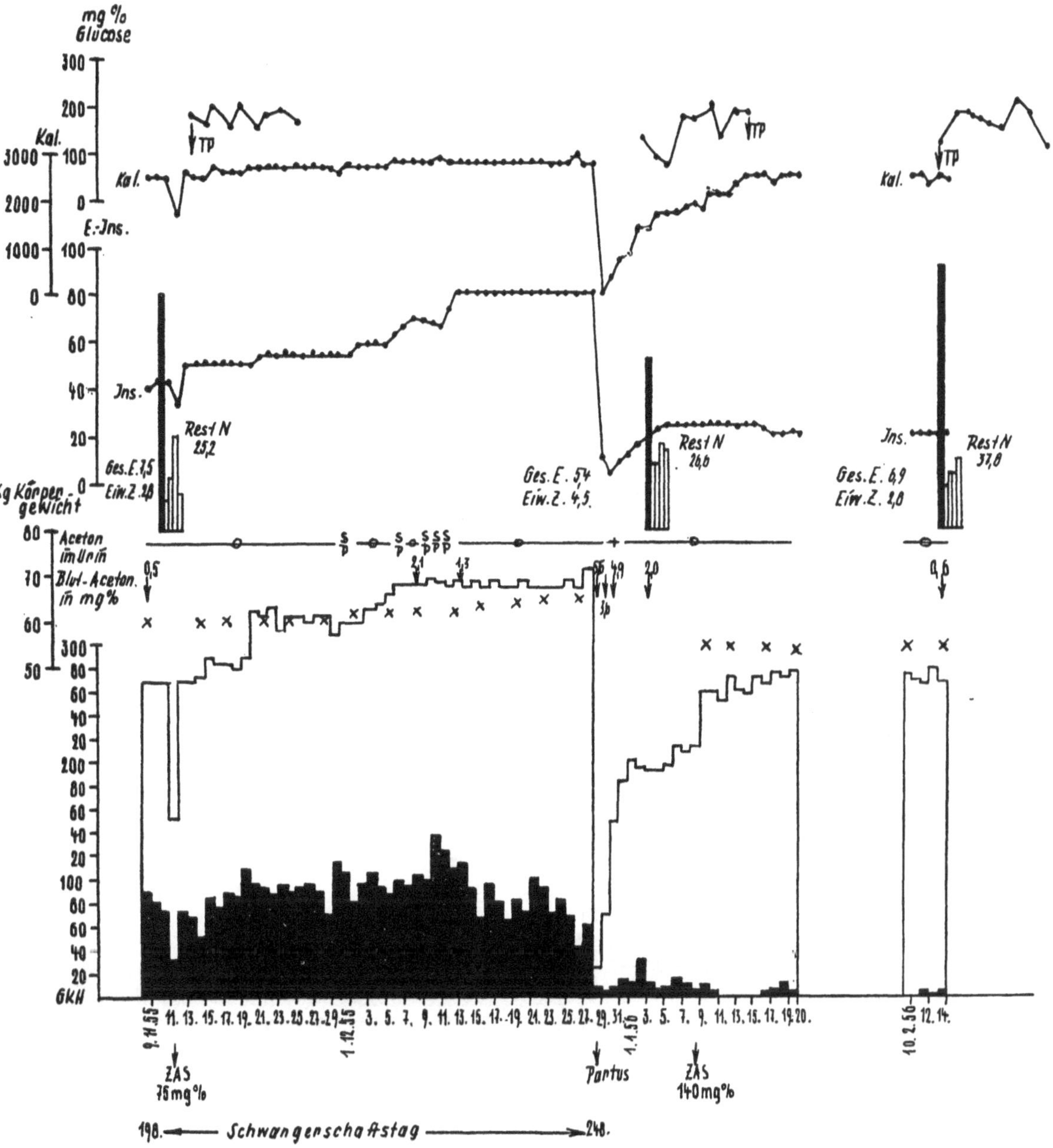

Lfd. Nr. 71, Pat. Nr. 3973, Christel Sch., geb. 19. 8. 1931.
Diabetes im Februar 1951 festgestellt.
Keine Gefäßkomplikationen.
I-Gravida.

Entbindung: durch Sectio. Geringes Hydramnion.

Neugeborenes: Junge, 51 cm, 3810 g. Placenta 700 g.

Mütterliche Glycämie sub partu	102 mg%
Redukt.vermög. d. Fruchtwassers	49 mg%
Glycämie des Neugeborenen	
Nabelschnurblut sub partu	95,5 mg%
Nach Nabelversorgung	33;5 mg%
3 Stunden post partum	33 mg%
24 Stunden post partum	49 mg%

Erste Fütterung nach 36 Stunden.

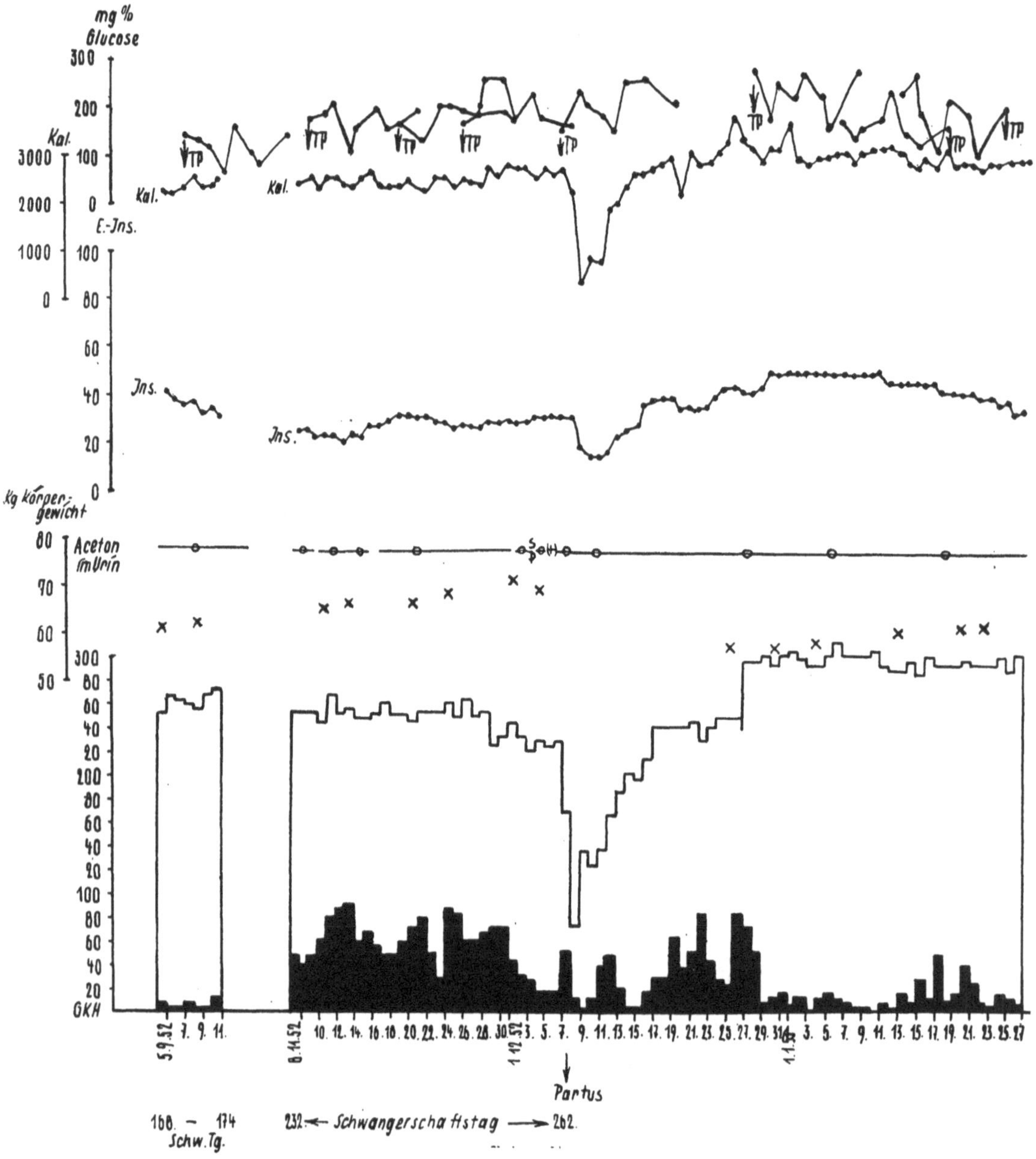

Lfd. Nr. 72, Pat. Nr. 1497, Irene Sch., geb. 28. 4. 1925.
Diabetes im April 1951 festgestellt.
Keine Gefäßkomplikationen.

1. Partus 1948, Spontangeburt, 6 Wochen ante terminum. Mädchen, nach 24 Stunden gestorben.
2. Partus 1950, Spontangeburt am errechneten Termin, Totgeburt.

Entbindung: durch Sectio. Geringes Hydramnion.

Neugeborenes: Mädchen, 47,5 cm, 3500 g. Placenta 670 g.

Mütterliche Glycämie sub partu	184 mg%
Redukt.vermög. d. Fruchtwassers	nicht bestimmt.
Glycämie des Neugeborenen	
Nabelschnurblut sub partu	110 mg%

Keine weiteren Blutzuckerbestimmungen.
Erste Fütterung 4 Stunden post partum (Frauenmilch + Invertzucker per Sonde).

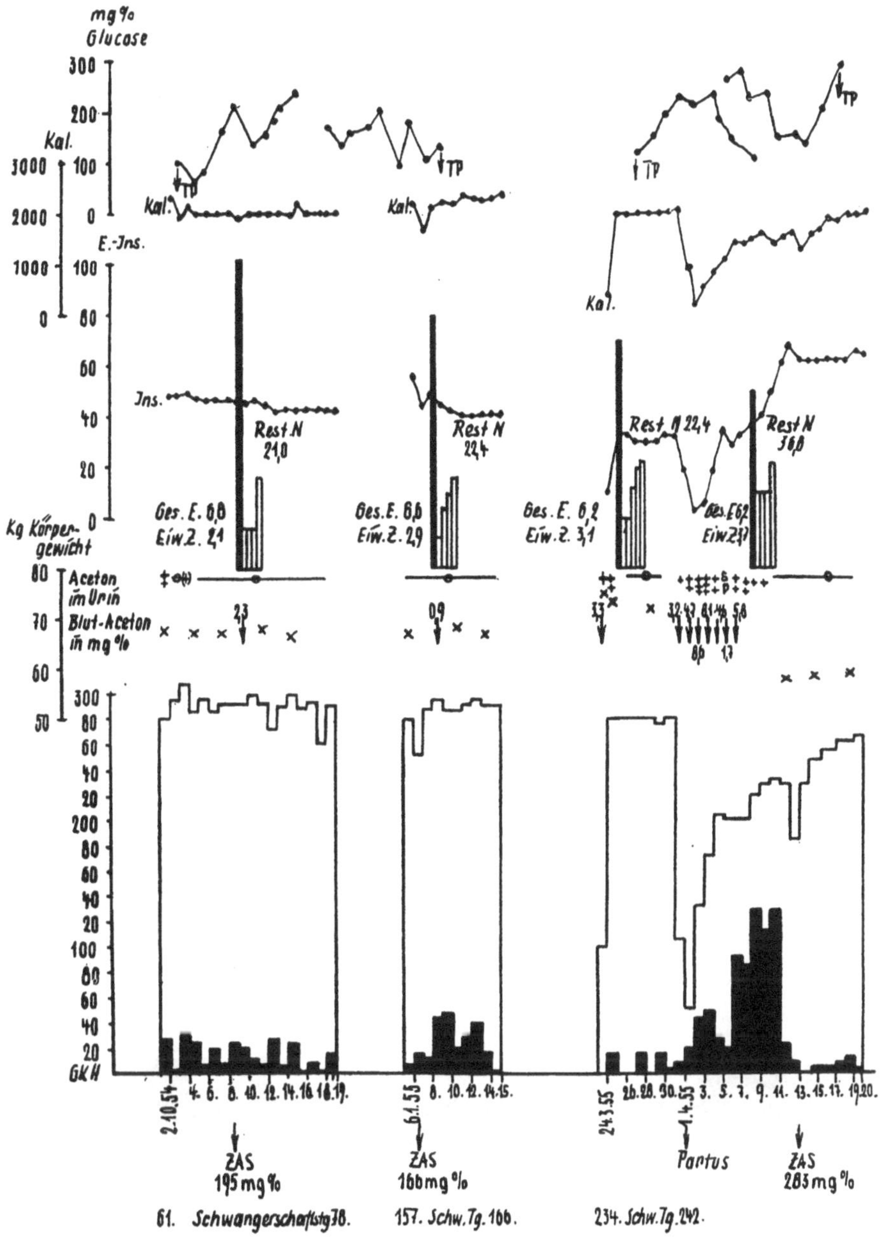

Lfd. Nr. 73, Pat. Nr. 2512, Edith Sch., geb. 23. 6. 1929.
Diabetes im Mai 1948 festgestellt.
Keine Gefäßkomplikationen.
I-Gravida.

Entbindung: durch Sectio. Keine Fruchtwasservermehrung.

Neugeborenes: Mädchen, 49 cm, 3100 g. Placenta 500 g.

Mütterliche Glycämie sub partu	131,5 mg%
Redukt.vermög. d. Fruchtwassers	nicht bestimmt.
Glycämie des Neugeborenen	
Nabelschnurblut sub partu	93 mg%
Nach Nabelversorgung	47 mg%
3 Stunden post partum	32 mg%
24 Stunden post partum	40 mg%
Erste Fütterung nach 24 Stunden.	

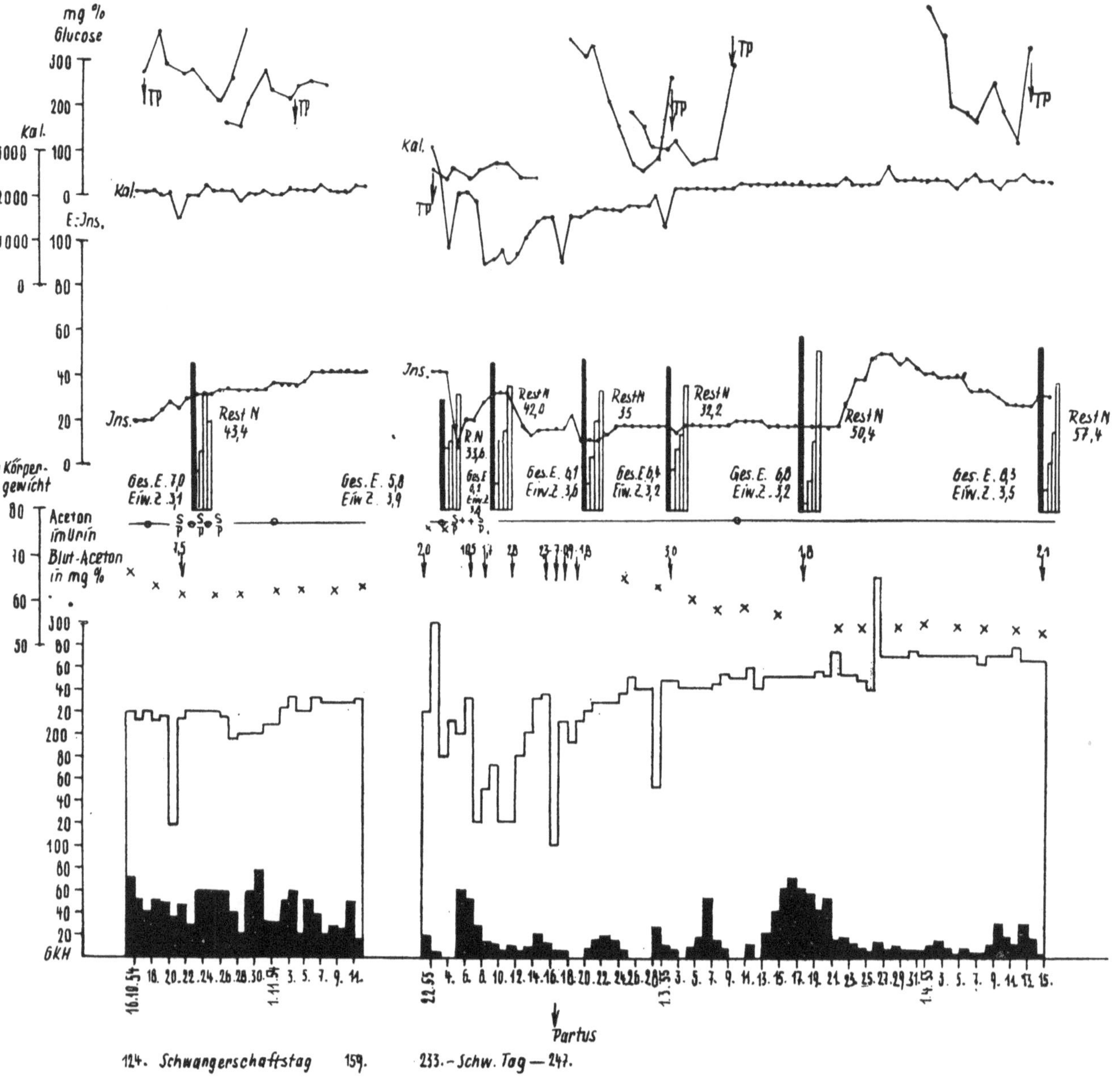

Lfd. Nr. 74, Pat. Nr. 2541, Emmi Sch., geb. 15. 5. 1920.
Diabetes im Oktober 1941 festgestellt.
Retinopathie der Gruppe II im Laufe der Gravidität übergehend in Gruppe III. Im Wochenbett Retinopathie der Gruppe III. Nephropathie.
1. Partus 1941 im Februar, Spontangeburt am errechneten Termin. Junge, 4250 g.

Entbindung: durch vaginale Sectio. Keine Fruchtwasservermehrung.

Neugeborenes: Junge, 45 cm, 2290 g. Placenta 400 g.

Keine Glycämiebestimmungen sub partu und beim Neugeborenen.
Erste Fütterung nach 24 Stunden.

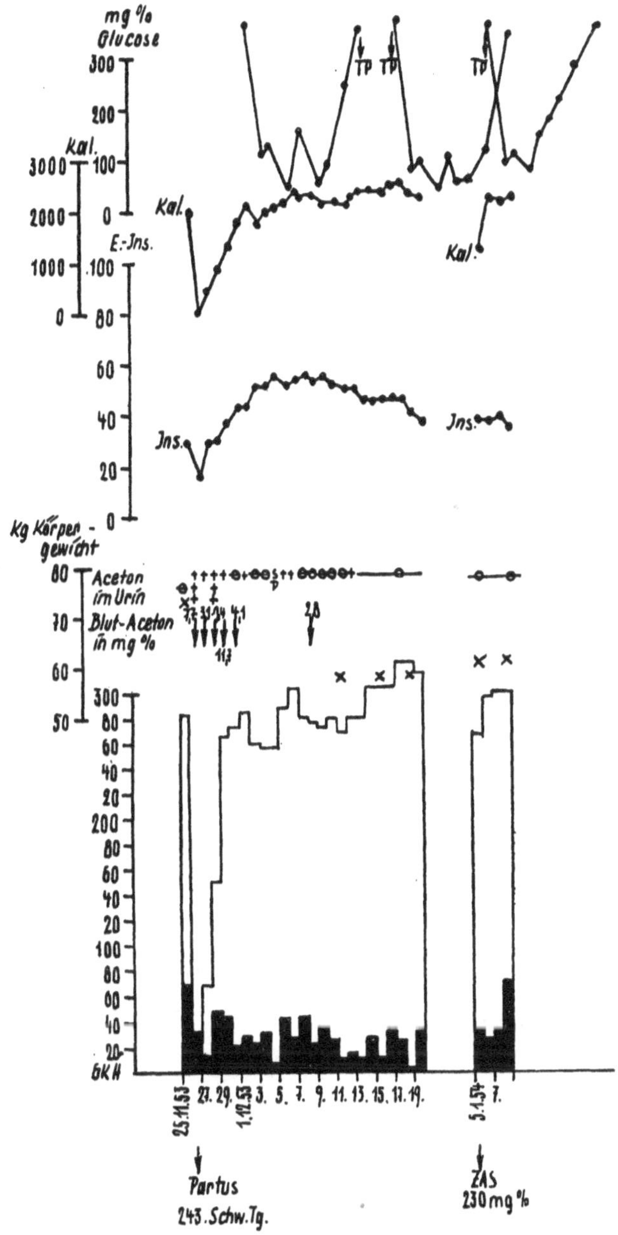

Lfd. Nr. 75, Pat. Nr. 2079, Gertrud Sch., geb. 26. 7. 1922.
Diabetes im Januar 1945 festgestellt.
Keine Gefäßkomplikationen.

1. Partus 1948, Spontangeburt 4 Wochen ante terminum. Junge, 2000 g. Starb am 5. Lebenstag.
2. Partus 1949, Spontangeburt am errechneten Termin. Mädchen, 4750 g. Starb am 2. Lebenstag.
3. Partus 1951, Spontangeburt 4 Wochen ante terminum. Junge, 4500 g.

Entbindung: durch Sectio. Hydramnion.

Neugeborenes: Junge, 49 cm, 3000 g. Placenta 760 g.

Mütterliche Glycämie sub partu	279 mg%
Redukt.vermög. d. Fruchtwassers	nicht bestimmt.
Glycämie des Neugeborenen	
Nabelschnurblut sub partu	229 mg%
Nach Nabelversorgung	nicht bestimmt.
3 Stunden post partum	32 mg%
24 Stunden post partum	nicht bestimmt.

Erste Fütterung 20 min post partum (Frauenmilch + Glucose per Sonde).

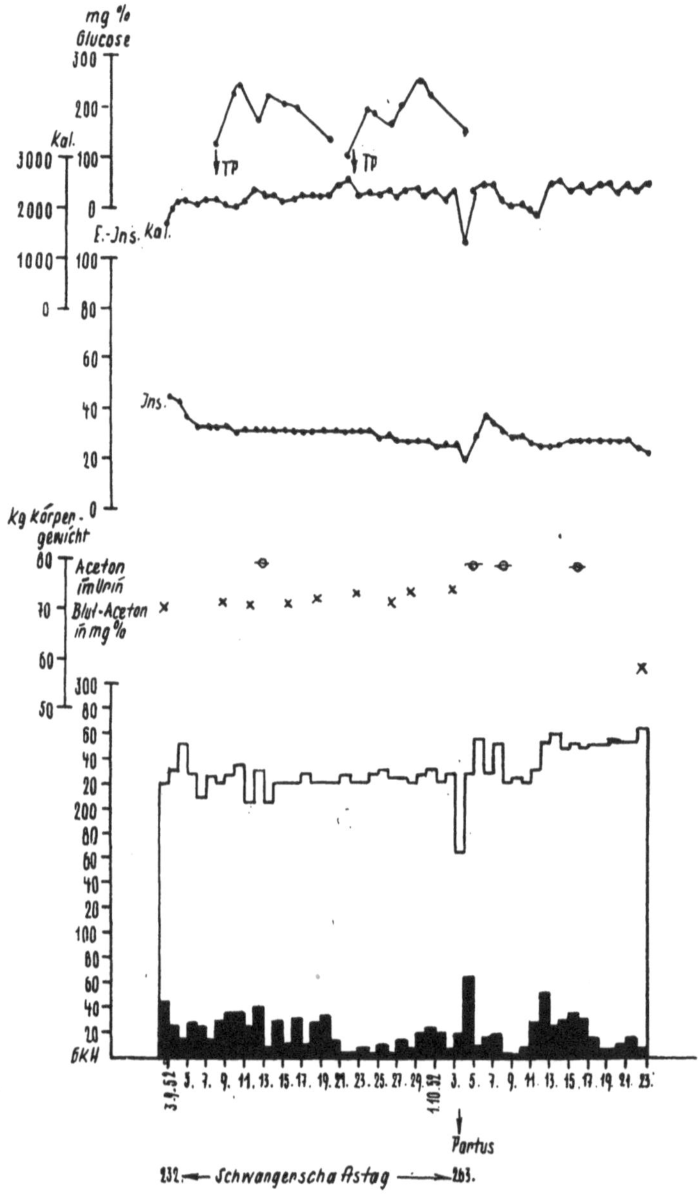
mg %
Glucose
300
200
100
0
Kal.
3000
2000
1000
0
TP
TP
E.-Jns. Kal.
100
80
60
40
20
0
Jns.
Kg Körper-gewicht
80
70
60
50
Aceton im Urin
Blut-Aceton in mg %
300
80
60
40
20
200
80
60
40
20
100
80
60
40
20
GKH
3.9.52
1.10.52
Partus
232 ← Schwangerschaftstag → 263.

Lfd. Nr. 76, Pat. Nr. 1492, Ilse Sch., geb. 10. 4. 1921.
Diabetes im Herbst 1937 festgestellt.
Retinopathie der Gruppe II (in Gravidität).
I-Gravida.

Entbindung: Spontangeburt 17 Tage ante terminum. Hydramnion.

Neugeborenes: Junge, 56 cm, 5080 g.

Keine Glycämiebestimmungen sub partu und beim Neugeborenen.
Erste Fütterung 3 Stunden post partum (Invertzucker per Pipette).
Tod des Kindes am 4. Lebenstag unter den Zeichen der Asphyxie nach plötzlich auftretendem Krampfanfall.
Pathol. anat. Befund (Pathol. anat. Institut der Univ. Greifswald):

Kephalhämatom im Bereich des li. Scheitelbeins. Kleinhandflächengroßer meningealer Blutungsherd an der Basis des li. Temporallappens. Desseminierte meningeale Diapedesisblutungen. Schwellung der Hirnsubstanz.
Mangelhafte Belüftung der Lungen (Schwimmprobe negativ, mit Ausnahme des re. Mittellappens). Einzelne pleurale Ekchymosen, beiderseitige subkonjunktivale Blutungen. Stärkere anoxämische Verfettung der Leber, der Nieren und des Herzmuskels. Trübung und Ödem der Parenchyme.
Lymphoreticuläre Hyperplasie und geringe Lockerung der Milz. Dilatation der Herzhöhlen, Blutüberfüllung der Leber. Allgemeiner Icterus mäßigen Grades. Harnsäureinfarkte der Nieren. Allgemeine Splanchnomegalie. Stärkere Entwicklung des subcutanen Fettgewebes. Große Schilddrüse, ausgeprägte Hyperplasie beider Nebennieren (vornehmlich re. Organgewicht zusammen: 14 g).
Keine Mißbildungen.

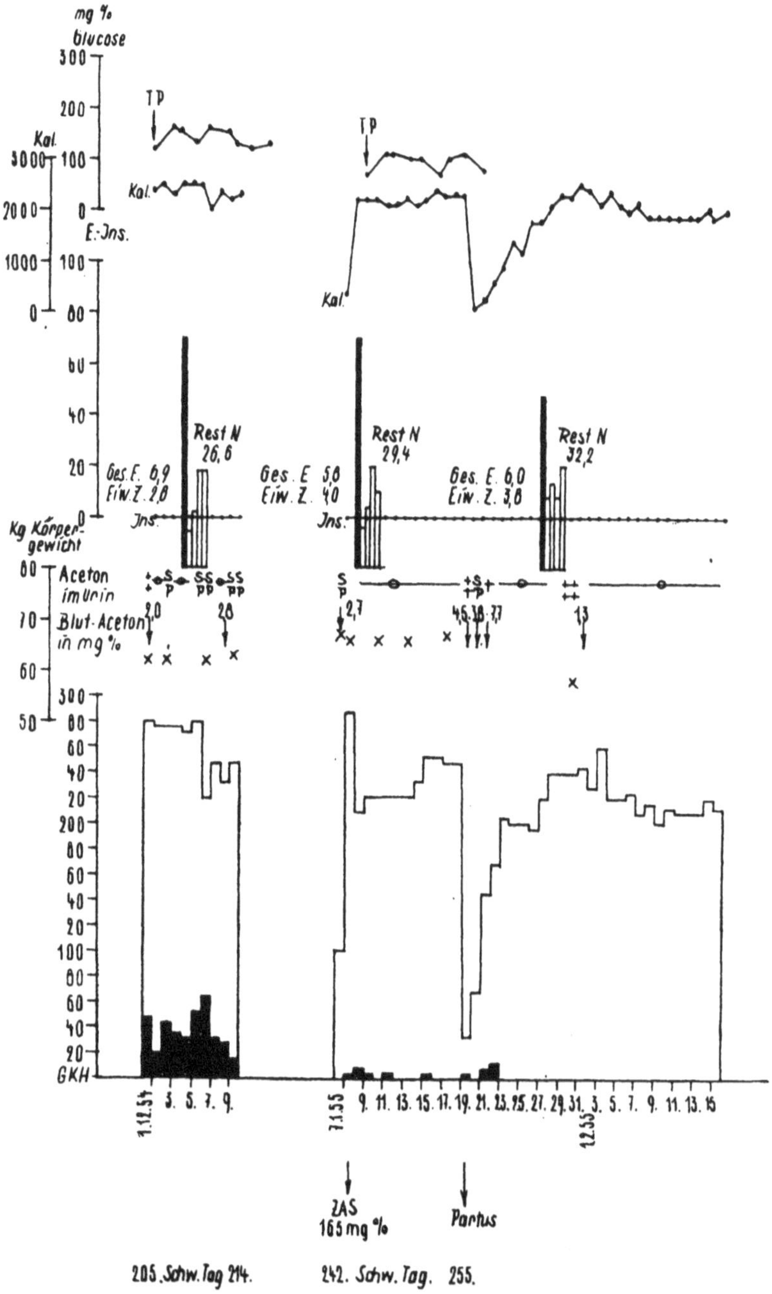

Lfd. Nr. 77, Pat. Nr. 2716, Lieselotte Sch., geb. 11. 10. 1928.
Diabetes im November 1954 festgestellt.
Keine Gefäßkomplikationen.
1. Partus 1953, Spontangeburt, etwa 8 Wochen ante terminum. Mädchen, 1100 g, am 2. Lebenstag gestorben.

Entbindung: durch Sectio, keine Fruchtwasservermehrung.

Neugeborenes: Mädchen, 48 cm, 2860 g. Placenta 600 g.

Mütterliche Glycämie sub partu	170 mg%	Nach Nabelversorgung	69,5 mg%
Redukt.vermög. d. Fruchtwassers	14,5 mg%	3 Stunden post partum	65 mg%
Glycämie des Neugeborenen		24 Stunden post partum	40 mg%
Nabelschnurblut sub partu	99 mg%	Erste Fütterung nach 24 Stunden.	

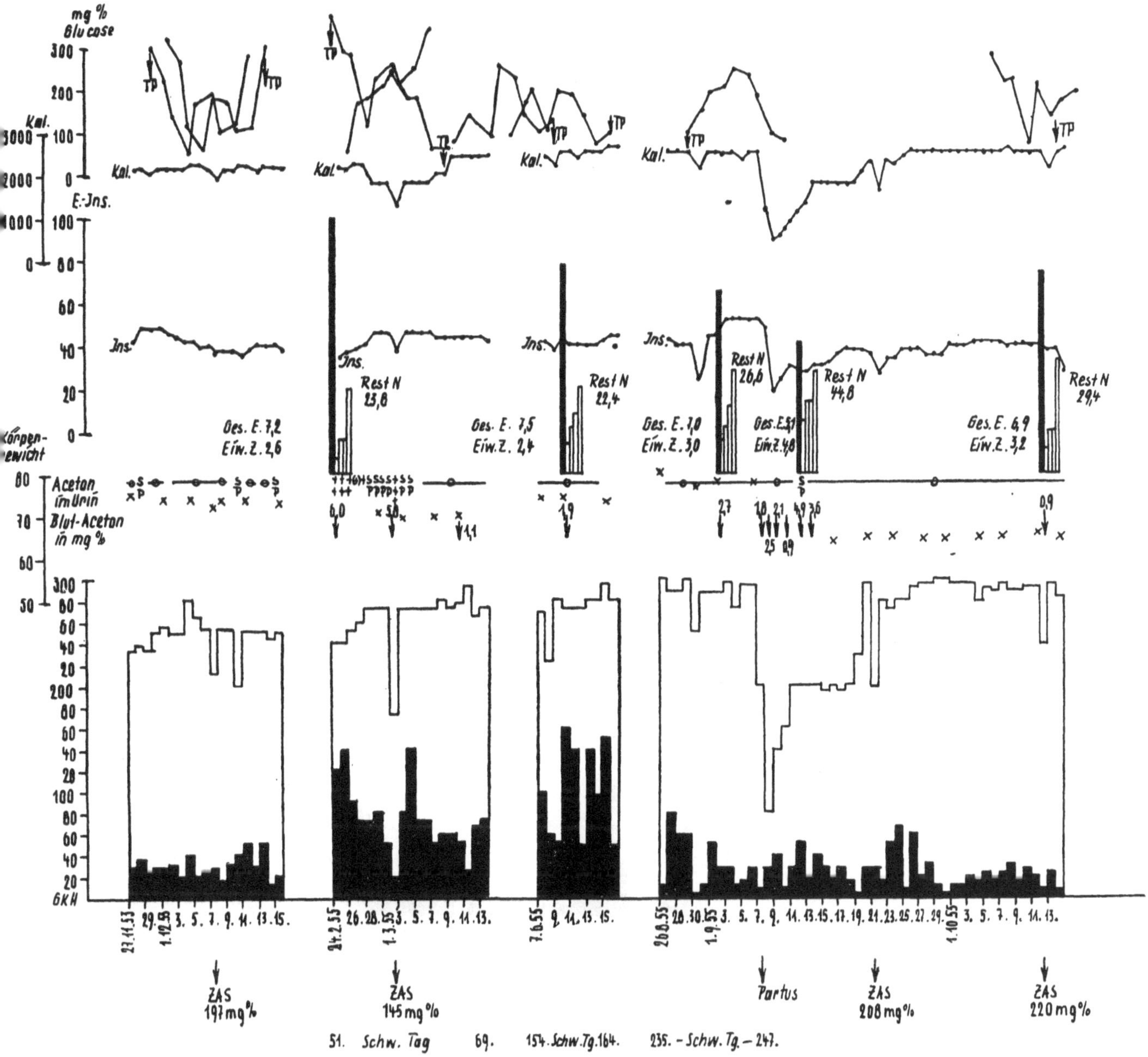

Lfd. Nr. 78, Pat. Nr. 1162, Frieda S., geb. 8. 11. 1920.
Diabetes festgestellt 1949 (4 Monate post partum).
Keine Gefäßkomplikationen.

1. Partus 1945, Spontangeburt am errechneten Termin. Mädchen, 3750 g.
2. Partus 1947, Spontangeburt am errechneten Termin. Mädchen, 3000 g.
3. Partus 1949, Spontangeburt 8 Tage post terminum. Junge, maceriert, 6250 g.
4. Partus 1952, Sectio 9 Tage ante terminum. Mädchen, 3560 g, nach 48 Stunden gestorben.

Entbindung: durch Sectio. Hydramnion.

Neugeborenes: Mädchen, 52 cm, 4360 g. Placenta 800 g.

Mütterliche Glycämie sub partu	85 mg%	Nach Nabelversorgung	30 mg%
Radukt.vermög. d. Fruchtwassers	47 mg%	3 Stunden post partum	39 mg%
Glycämie des Neugeborenen		24 Stunden post partum	50 mg%
Nabelschnurblut sub partu	73 mg%	Erste Fütterung nach 48 Stunden.	

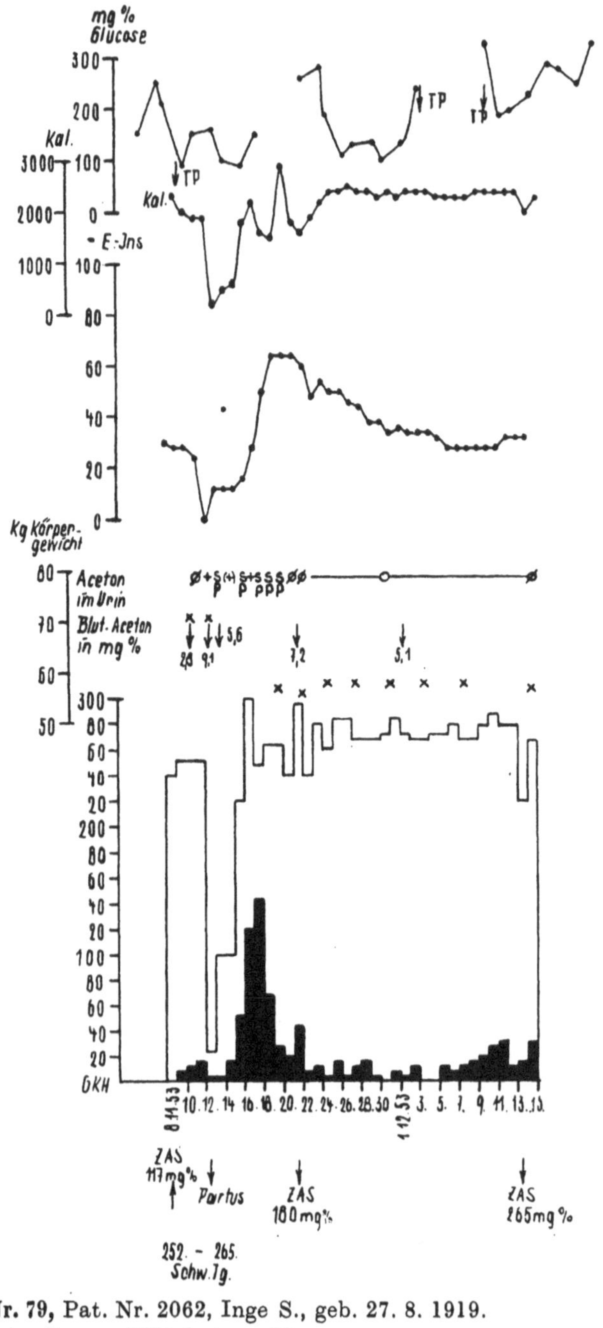

Lfd. Nr. 79, Pat. Nr. 2062, Inge S., geb. 27. 8. 1919.
Diabetes im Januar 1950 festgestellt.
Keine Gefäßkomplikationen.
1. Partus 1943, Spontangeburt am errechneten Termin. Junge, 3300 g.
Entbindung: durch Sectio. Geringes Hydramnion.
Neugeborenes: Mädchen, 48 cm, 3400 g. Placenta 720 g.

Mütterliche Glycämie sub partu	176 mg%
Redukt.Vermög. d. Fruchtwassers	nicht bestimmt.
Glycämie des Neugeborenen	
Nabelschnurblut sub partu	123 mg%
Nach Nabelversorgung	79,5 mg%
3 Stunden post partum	48,5 mg%
24 Stunden post partum	34 mg%

Erste Fütterung 30 min post partum (Frauenmilch + Glucose per Sonde).

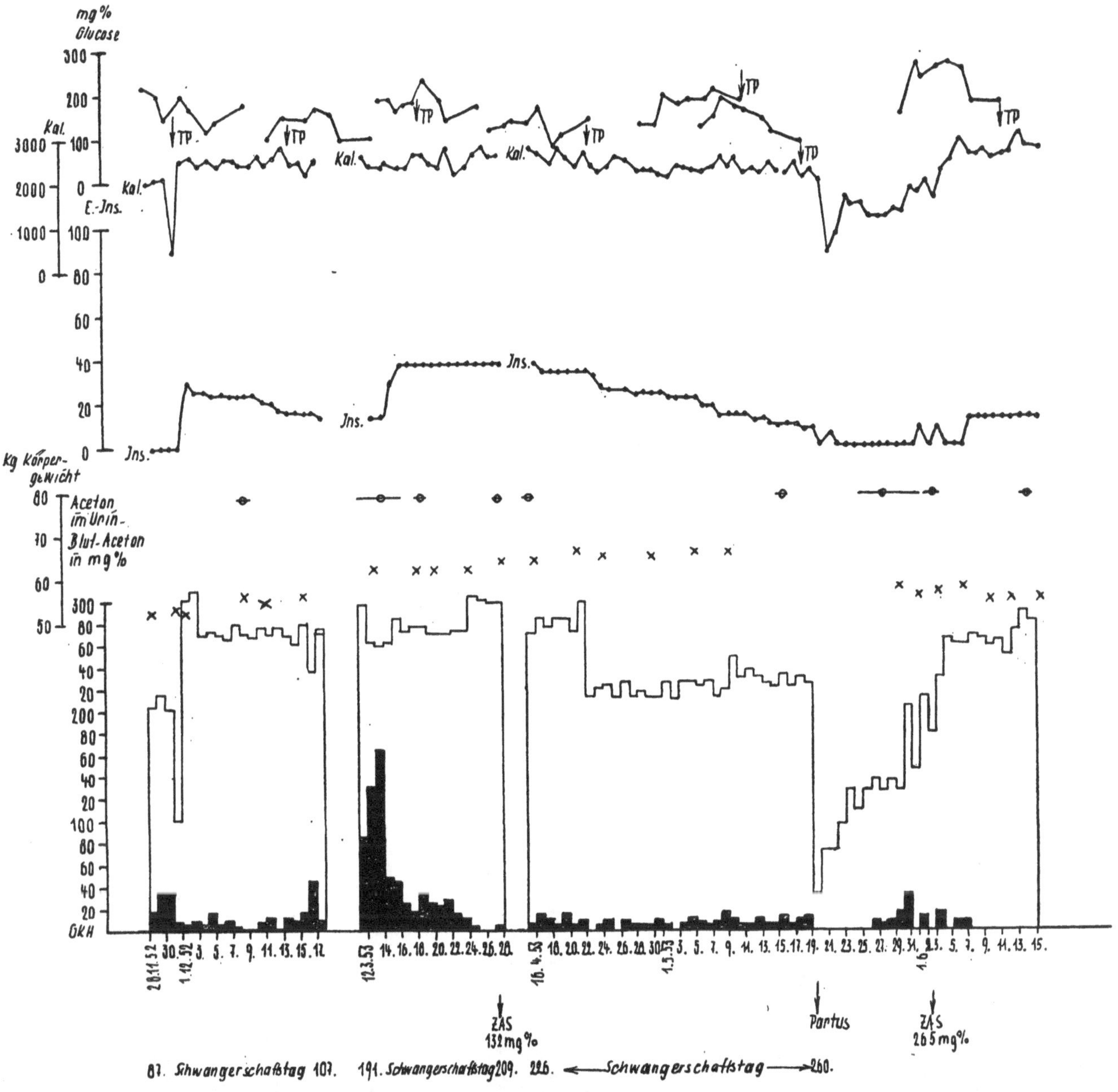

Lfd. Nr. 80, Pat. Nr. 1610, Annemarie S., geb. 8. 4. 1915.
Diabetes im September 1952 festgestellt.
Keine Gefäßkomplikationen.
I-Gravida.

Entbindung: durch Sectio. Keine Fruchtwasservermehrung.

Neugeborenes: Mädchen, 49 cm, 3110 g. Placenta 650 g.

Mütterliche Glycämie sub partu	188,5 mg%
Redukt.vermög. d. Fruchtwassers	nicht bestimmt.
Glycämie des Neugeborenen	
Nabelschnurblut sub partu	146 mg%
Nach Nabelversorgung	117,5 mg%
3 Stunden post partum	101 mg%
24 Stunden post partum	95 mg%

Erste Fütterung nach 20 min. (Frauenmilch + Invertzucker per Sonde).

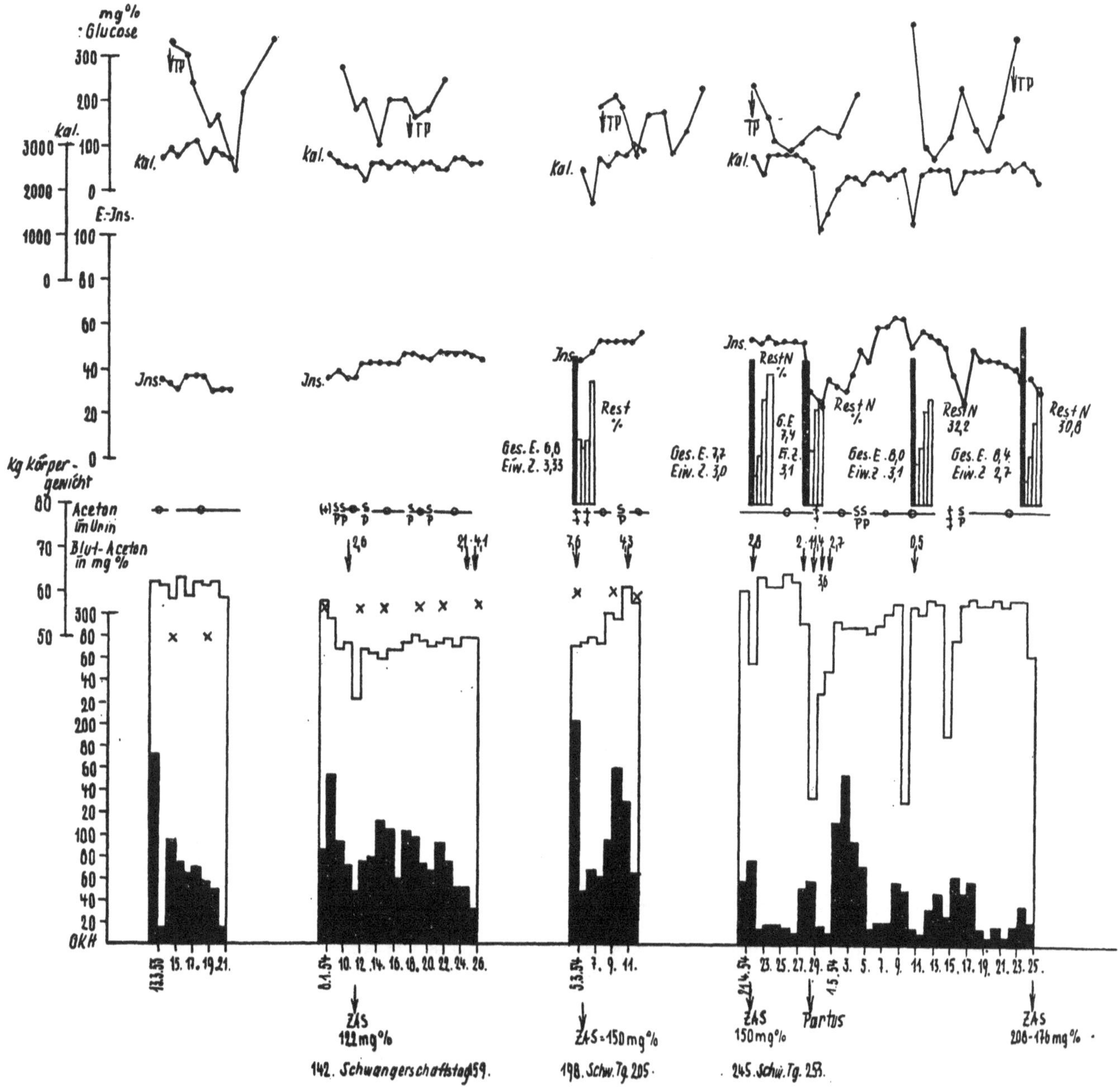
mg %
Glucose
kal.
Kal.
TP
E.-Jns.
Jns.
Kg Körpergewicht
Aceton im Urin
Blut-Aceton in mg %
Rest N %
Ges. E. 6,8
Eiw. Z. 3,33
Ges. E. 7,7
Eiw. Z. 3,0
Ges. E. 8,0
Eiw. Z. 3,1
Ges. E. 8,4
Eiw. Z. 2,7
OKH
ZAS 122 mg %
ZAS = 150 mg %
ZAS 150 mg %
Partus
ZAS 208–176 mg %
142. Schwangerschaftstag 159.
198. Schw. Tg. 205.
245. Schw. Tg. 253.

Lfd. Nr. 81, Pat. Nr. 1824, Hedwig St., geb. 17. 3. 1922.
Diabetes im September 1949 festgestellt.
Retinopathie der Gruppe I—II (in Gravidität, 2. J. post partum Netzhaut o. B.).

1. Partus 1946, Spontangeburt am errechneten Termin. Mädchen, 3100 g.
2. Partus 1947, Spontangeburt am errechneten Termin. Mädchen, 3100 g.

Entbindung: Nach Wehenschema und Blasensprengung Spontangeburt. Keine Fruchtwasservermehrung.

Neugeborenes: Mädchen, 50 cm, 2950 g. Placenta 730 g.

Keine Blutzuckerbestimmungen sub partu und beim Neugeborenen. Tod des Kindes nach 9 Stunden (unmittelbar post operationem.)

Pathol.-anat. Befund (Pathol.-anat. Institut der Univ. Greifswald):

Zustand nach operativer Revision einer Analatresie.

Dysplasie des Urogenitalsystems: Uterus bicornis bicollis cum vagina subsepta. Atresia ani mit Kommunikation des Rectums sowie des Harnröhrenostiums in ein kloakenartiges Vestibulum vaginae. Spina bifida lumbo-sacralis occulta.

Stärkere Hyperämie der meningealen Gefäße mit Diapedesisblutungen in den subarachnoidalen Räumen und Umblutung des Hirnstamms (mikroskopisch keine Tentoriumverletzung nachweisbar). Einzelne petechiale subarachnoidale Blutungen. Dilatation der Herzhöhlen, Blutüberfüllung und Ödem beider Lungen. Blutüberfüllung der Milz. Trübung der Parenchyme. Große lipoidreiche Nebennieren. Großes Pancreas, große Schilddrüse.

Histol. Befund: Leber: Die Leber bietet ein eigenartiges Bild. Einmal finden sich in ungewöhnlichem Ausmaß hämopoetische Herde in den Kapillaren sowie gelegentlich auch in den Glissonschen Feldern. Daneben sind die Parenchymzellen bei der HE-Färbung sehr hell und weitgehend vacuolisiert. Sie sehen aus wie Pflanzenzellen.

Der Befund spricht für eine hochgradige Glycogenose sowie für eine sehr unreife Leber bzw. muß der Verdacht einer Erythroblastose geäußert werden.

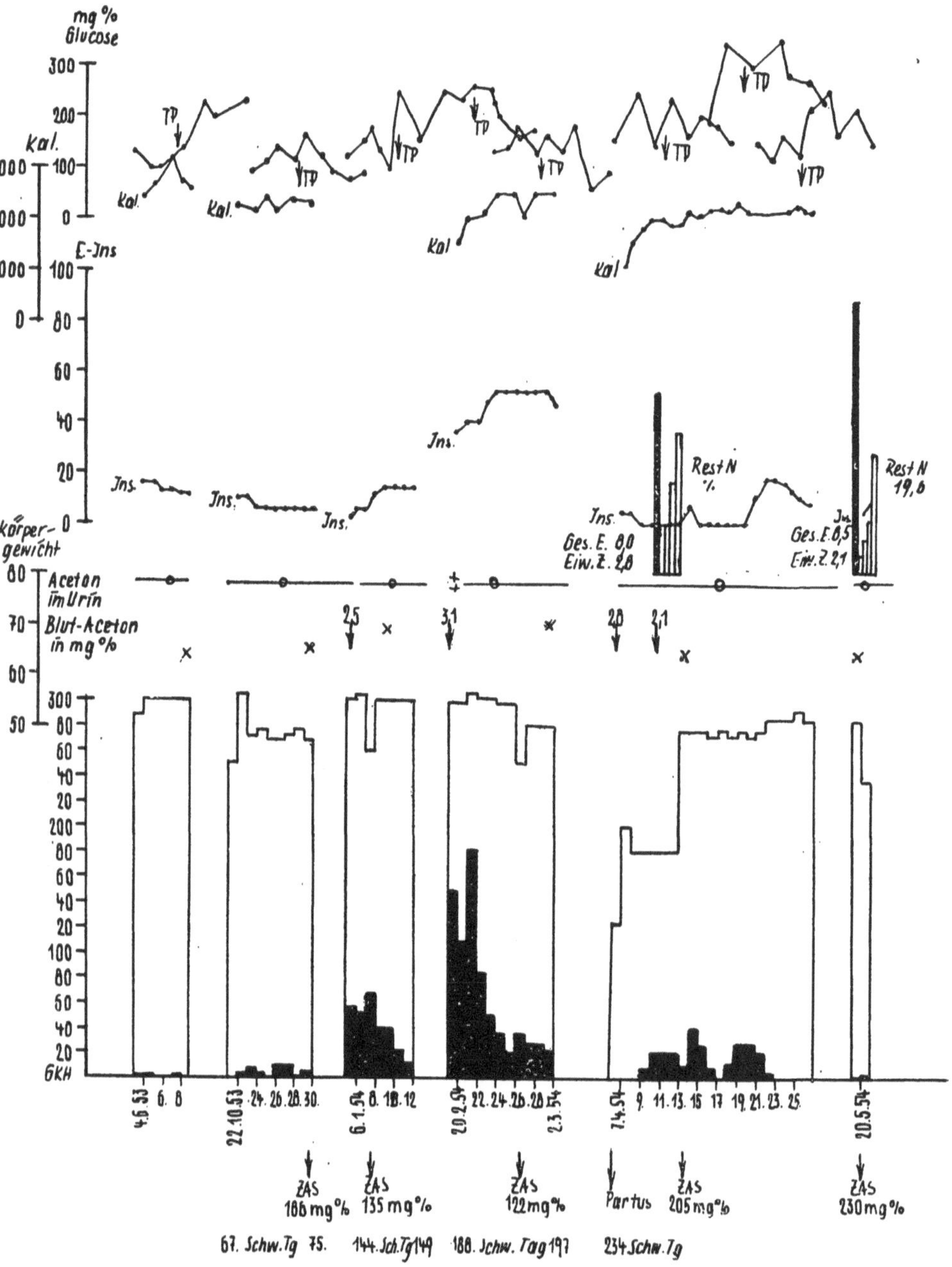

Lfd. Nr. 82 und 83, Pat. Nr. 1862, Gerda St., geb. 12. 11. 1925.
Diabetes im September 1952 festgestellt.
Keine Gefäßkomplikationen.

1. Partus 1952 (Januar), Spontangeburt einer macerierten Frucht am errechneten Termin. Junge, 4600 g.

1 Abortus 1953.

Entbindung: (1954) Spontangeburt nach vorzeitigem Blasensprung. Hydramnion.

Neugeborenes: Mädchen, 49 cm, 3750 g. Placenta 800 g.

Keine Glycämiebestimmungen sub partu und beim Neugeborenen.
Erste Fütterung nach 2 Stunden (Frauenmilch + Glucose per Sonde).

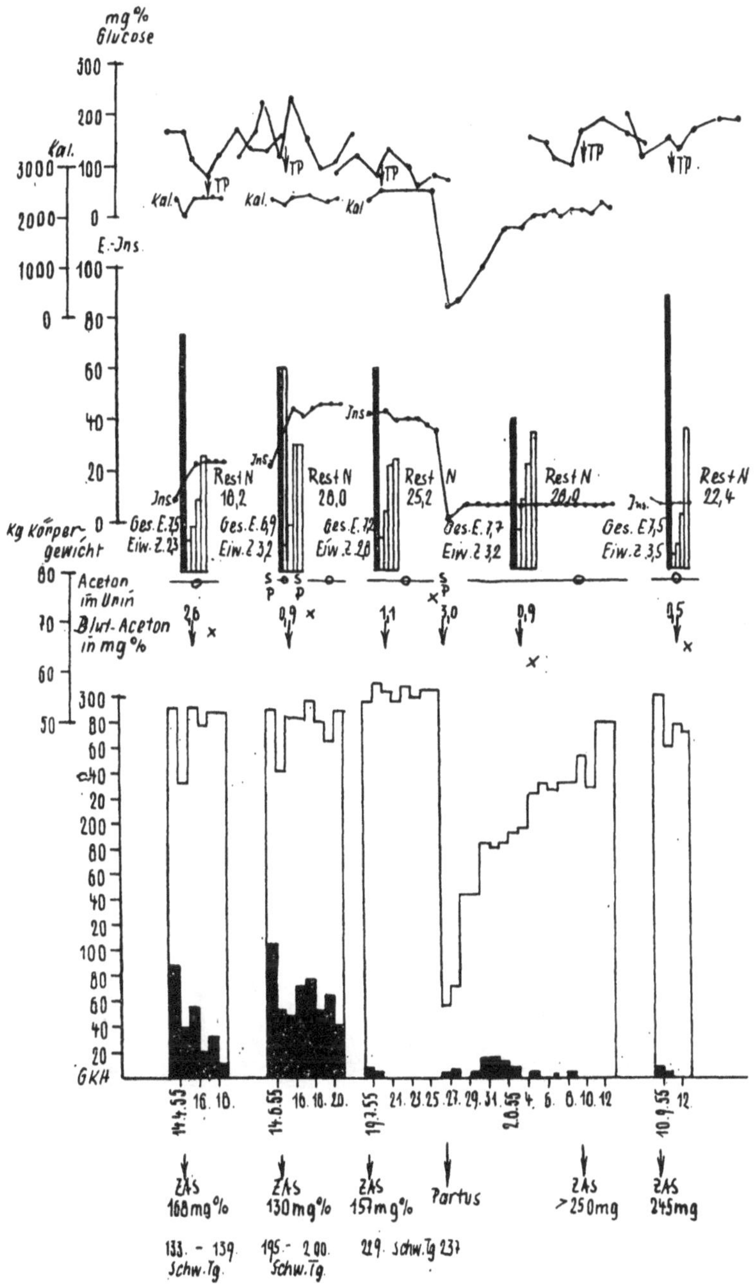

Entbindung: (1955) durch Sectio. Hydramnion.

Neugeborenes: Mädchen, 51 cm, 3860 g. Placenta 900 g.

Mütterliche Glycämie sub partu	180,5 mg%
Redukt.vermög. d. Fruchtwassers	44,5 mg%
Glycämie des Neugeborenen	
Nabelschnurblut sub partu	106,5 mg%
Nach Nabelversorgung	77 mg%
3 Stunden post partum	nicht bestimmt.
24 Stunden past partum:	53,5 mg%
Erste Fütterung nach 48 Stunden.	

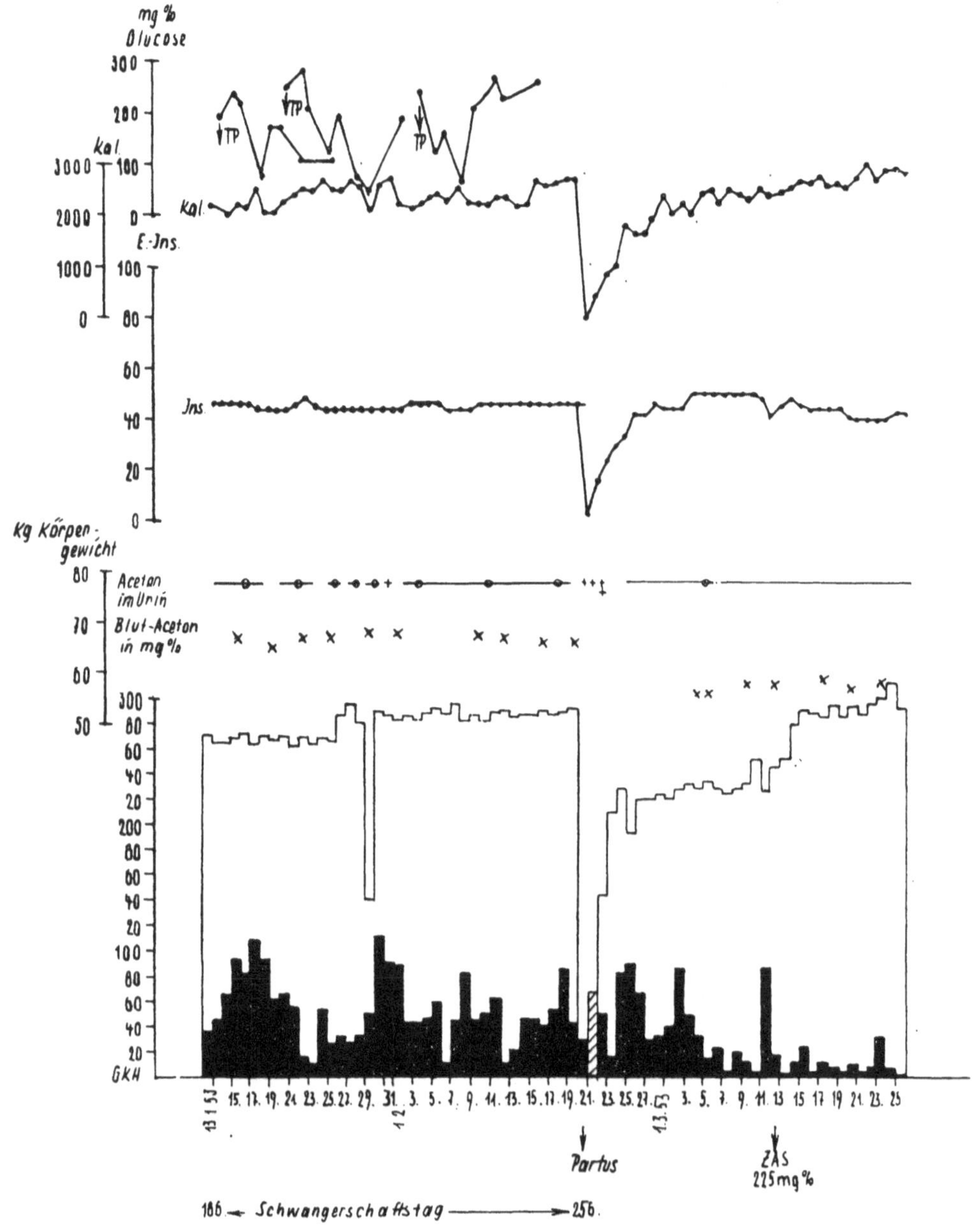

Lfd. Nr. 84 und 85, Pat. Nr. 1659, Ursula St., geb. 19. 8. 1923.
Diabetes 1944 festgestellt.
Retinopathie der Gruppe I (über 2 Schwangerschaften und Wochenbetten unverändert).
I-Gravida.

Entbindung: (1953) durch Sectio. Keine Fruchtwasservermehrung.

Neugeborenes: Mädchen, 47,5 cm, 3160 g. Placenta 420 g.

Keine Glycämiebestimmungen sub partu und beim Neugeborenen.
Erste Fütterung 1 Stunde post partum (Frauenmilch + Invertzucker per Sonde).

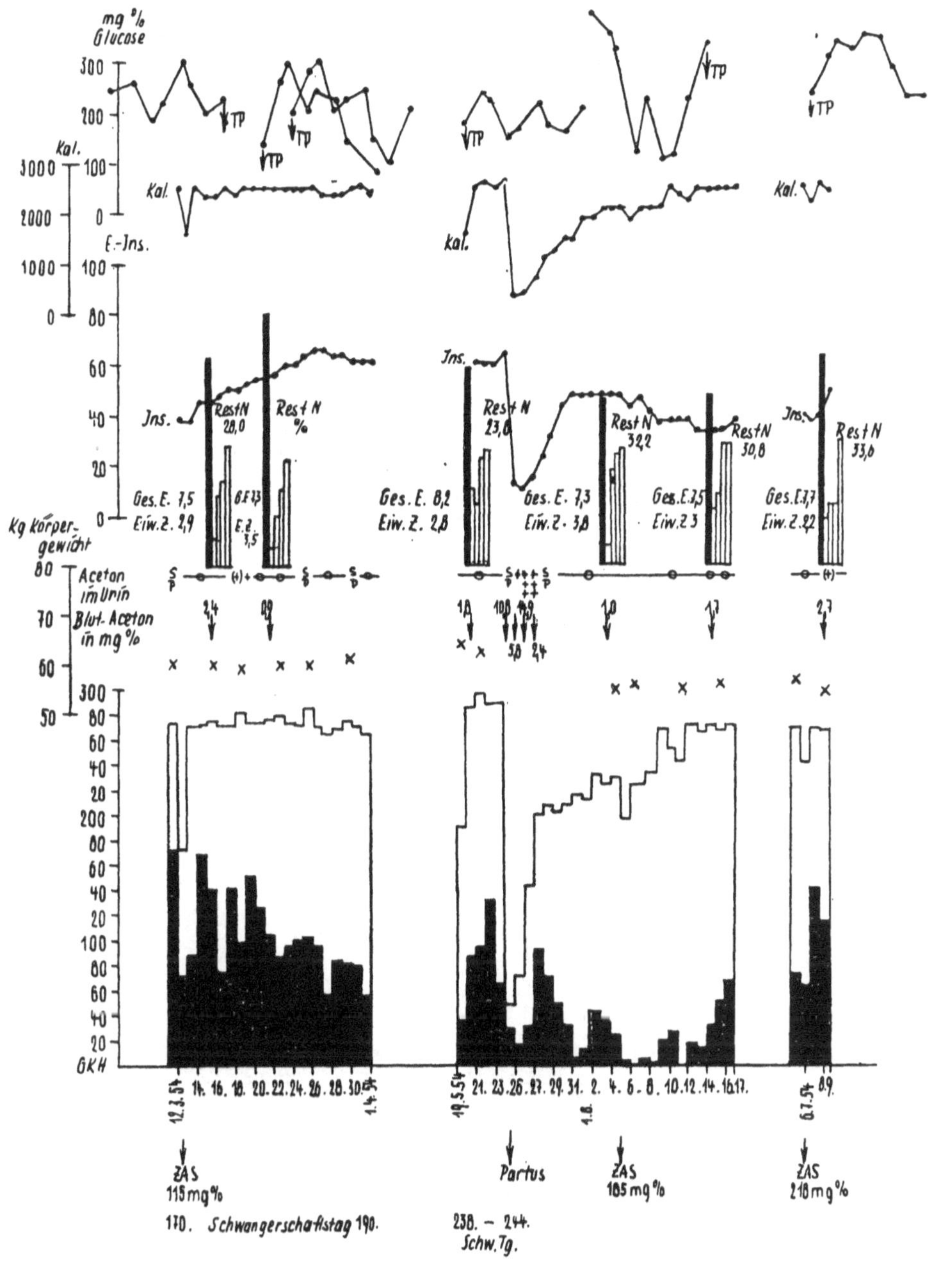

Entbindung: (1954) durch Sectio. Geringes Hydramnion.

Neugeborenes: Mädchen, 46 cm, 2600 g. Placenta 520 g.

Mütterliche Glycämie sub partu	214,5 mg%
Redukt.vermög. d. Fruchtwassers	89 mg%
Glycämie des Neugeborenen	
Nabelschnurblut sub partu	176,5 mg%
Nach Nabelversorgung	138 mg%
3 Stunden post partum	43 mg%
24 Stunden post partum	54,5 mg%

Erste Fütterung 15 min post partum (Frauenmilch per Sonde).

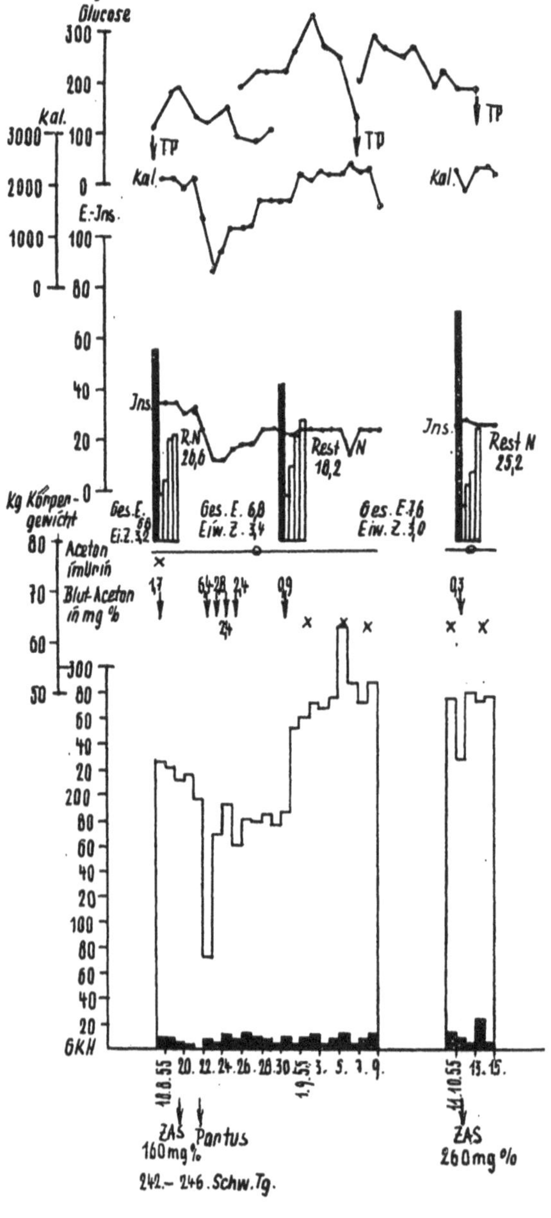

Lfd. Nr. 86, Pat. Nr. 3633, Olga S., geb. 5. 8. 1911.
Diabetes im Mai 1953 festgestellt.
Keine Gefäßkomplikationen.

1. Partus 1930, Spontangeburt am errechneten Termin. Mädchen, 3250 g.
2. Partus 1932, Spontangeburt etwa 8 Wochen ante terminum. Junge, 1250 g.
3. Partus 1936, Spontangeburt am errechneten Termin. Junge, 4500 g.

1 Abortus 1946 (mens III).

Entbindung: durch Sectio. Keine Fruchtwasservermehrung.

Neugeborenes: Junge, 48,5 cm, 3220 g. Placenta 560 g.

Mütterliche Glycämie sub partu	88 mg%	Nach Nabelversorgung	40,5 mg%
Redukt.vermög. d. Fruchtwassers	nicht bestimmt.	3 Stunden post partum	34 mg%
Glycämie des Neugeborenen		24 Stunden post partum	49,5 mg%
Nabelschnurblut sub partu	72 mg%	Erste Fütterung nach 48 Stunden.	

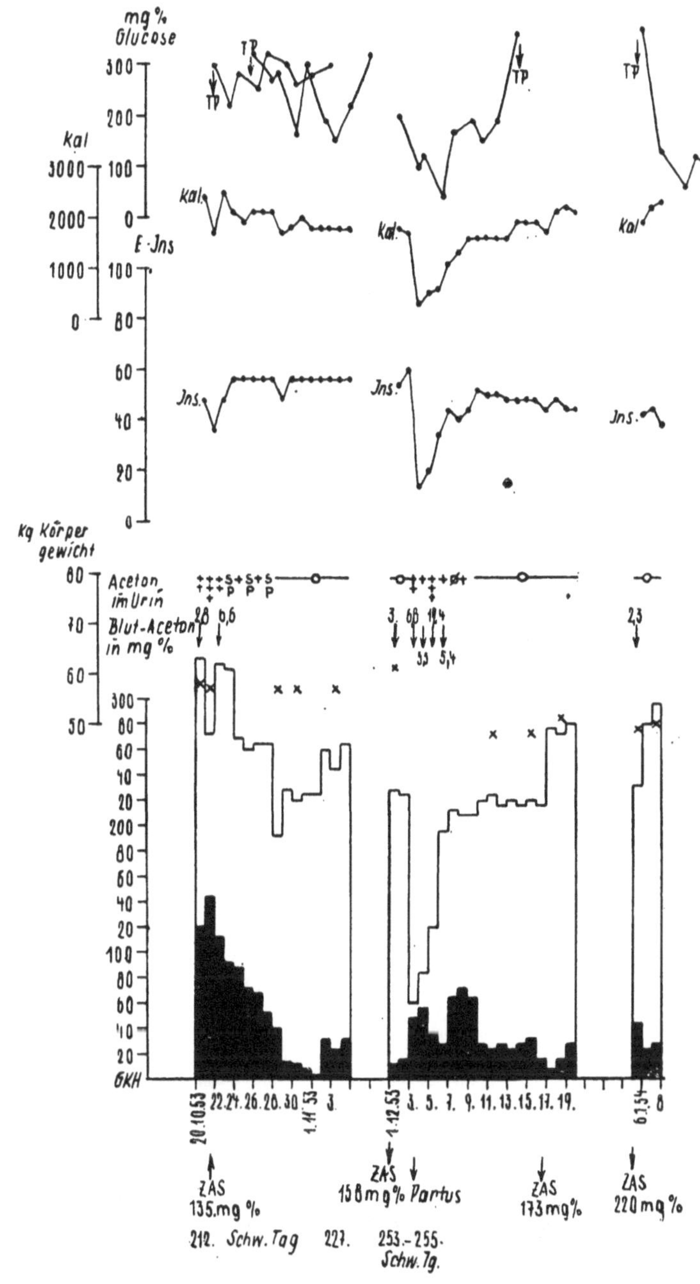

Lfd. Nr. 87, Pat. Nr. 318, Irma T., geb. 2. 5. 1920.
Diabetes im Juni 1948 festgestellt.
Retinopathie der Gruppe I (in Gravidität und Frühwochenbett, im Spätwochenbett Retinopathie der Gruppe II).

1. Partus 1941, Spontangeburt am errechneten Termin. Junge, 3250 g.
2. Partus 1942, Spontangeburt etwa 4 Wochen ante terminum. Mädchen, 2000 g.
3. Partus 1943, Spontangeburt am errechneten Termin. Mädchen, 2500 g.

1 Abortus 1952.

Entbindung: durch Sectio. Geringes Hydramnion.

Neugeborenes: Junge, 50 cm, 3300 g. Placenta 600 g.

Mütterliche Glycämie sub partu	232 mg%	Nach Nabelversorgung	112 mg%
Redukt.vermög. d. Fruchtwassers	nicht bestimmt.	3 Stunden post partum	63 mg%
Glycämie des Neugeborenen		24 Stunden post partum	nicht bestimmt.
Nabelschnurblut sub partu	172 mg%		

Erste Fütterung 45 min post partum (Frauenmilch + Glucose per Sonde).

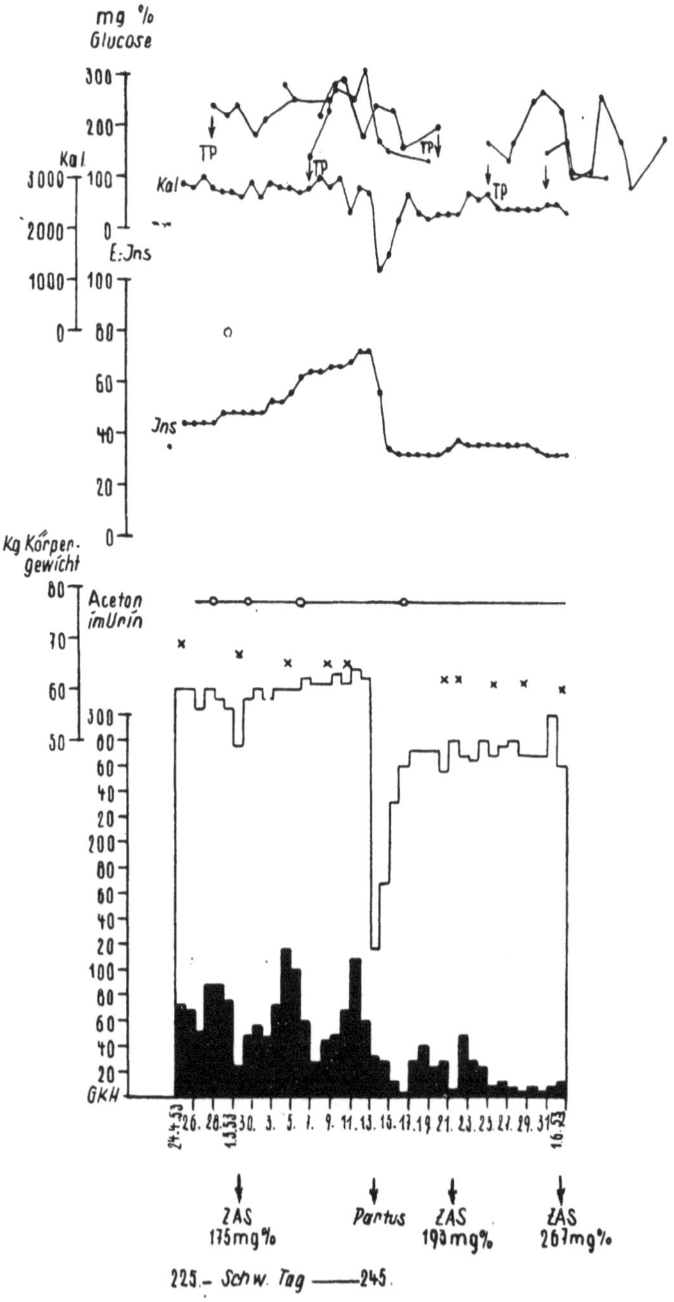
mg %
Glucose
Kal.
Kal
TP
E: Jns
Jns
Kg Körper-
gewicht
Aceton
im Urin
GKH
ZAS
175 mg%
Partus
ZAS
193 mg%
ZAS
267 mg%
225.- Schw. Tag ——245.

Lfd. Nr. 88, Pat. Nr. 1835, Martha T., geb. 29. 10. 1918.
Diabetes im Januar 1951 festgestellt.
Keine Gefäßkomplikationen.
1. Partus 1940, Spontangeburt am errechneten Termin. Mädchen, 3370 g.
2. Partus 1949, am errechneten Termin Zangengeburt (Praeeklampsie). Mädchen, 3000 g.

Entbindung: Vollkommene Steißlage, Manualhilfe nach Bracht. Geringes Hydramnion.

Neugeborenes: Junge, 46,5 cm, 2760 g. Placenta 480 g.

Keine Glycämiebestimmungen sub partu und beim Neugeborenen. Tod des Neugeborenen unmittelbar post partum nach einigen schnappenden Atemzügen.

Pathol.-anat. Befund (Pathol.-anat. Institut der Univ. Greifswald):

2800 g schwere, männliche, mäßig adipöse Frühgeburt mit allgemeinen Zeichen der Unreife (fehlender Beclard'scher Knochenkern, Lanugobehaarung des Stammes). Multiple Mißbildungen: Doppelseitige Cystennieren (Organgewicht 70 g), Hydroureter, muskuläre Hypertrophie der Blasenwand, hochgradige Elongation sowie Erweiterung des Blasenhalses (pathol.-anat. keine Stenosen an den Ureterostien oder der Urethra nachweisbar). Elephantiastische Hypertrophie der Vorhaut. Weitgehend unvollkommener Descensus Testis. Atypische Lage der Gallenblase. Unvollkommene Ausbildung des Fundus Ventriculi (bei unvollständiger Drehung des Magens). Kleines durchgängiges Meckelsches Divertikel. Atypische Furchenbildung des rechten Lungenunterlappens. Unvollkommene Belüftung der Lungen (Lungenschwimmprobe negativ). Schwellung der Hirnsubstanz, Hyperämie der meningealen Gefäße. Dilatation der Herzhöhlen, Blutüberfüllung und Cyanose der Leber und der Milz. Kleiner Thymus, kleine Hypophyse, eindeutige Hypertrophie und Lipoidreichtum der Nebennieren.

Histolog. Befund: Diffuse grobtropfige Leberzellverfettung mittleren Grades, ausgedehnte Glycogeneinlagerung. Zahlreiche hämopoetische Herde. Keine eindeutige Sternzellverfettung. NNR: Fleckförmiger Lipoidschwund der NNR!

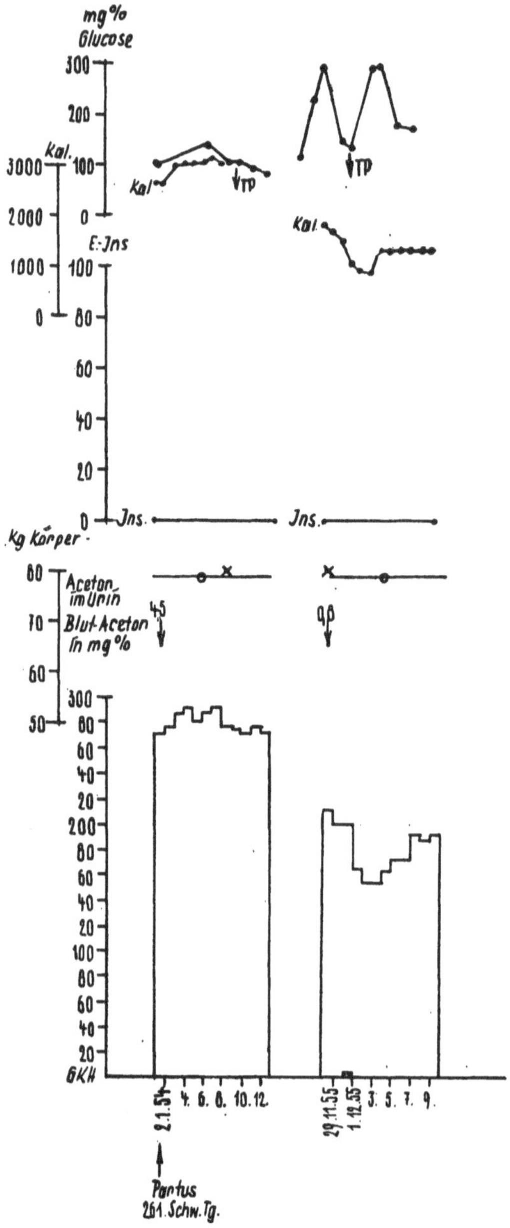

Lfd. Nr. 89, Pat. Nr. 2027, Gerda T., geb. 2. 9. 1926.
Diabetes festgestellt im November 1950.
Keine Gefäßkomplikationen.

1. Partus 1948, Spontangeburt am errechneten Termin. Junge, 3250 g.
2. Partus 1949, Spontangeburt am errechneten Termin. Junge, 3250 g.
3. Partus 1952, Spontangeburt am errechneten Termin. Junge, 4820 g.

Entbindung: Spontangeburt. Kein Hydramnion.

Neugeborenes: Junge, 52 cm, 4200 g. Placenta 780 g.

Mütterliche Glycämie sub partu	82,5 mg%
Redukt.vermög. d. Fruchtwassers	nicht bestimmt.
Glycämie des Neugeborenen	
Nabelschnurblut sub partu	62 mg%
Nach Nabelversorgung	36,5 mg%
3 Stunden post partum	48 mg%
24 Stunden post partum	59,5 mg%
Erste Fütterung nach 24 Stunden	

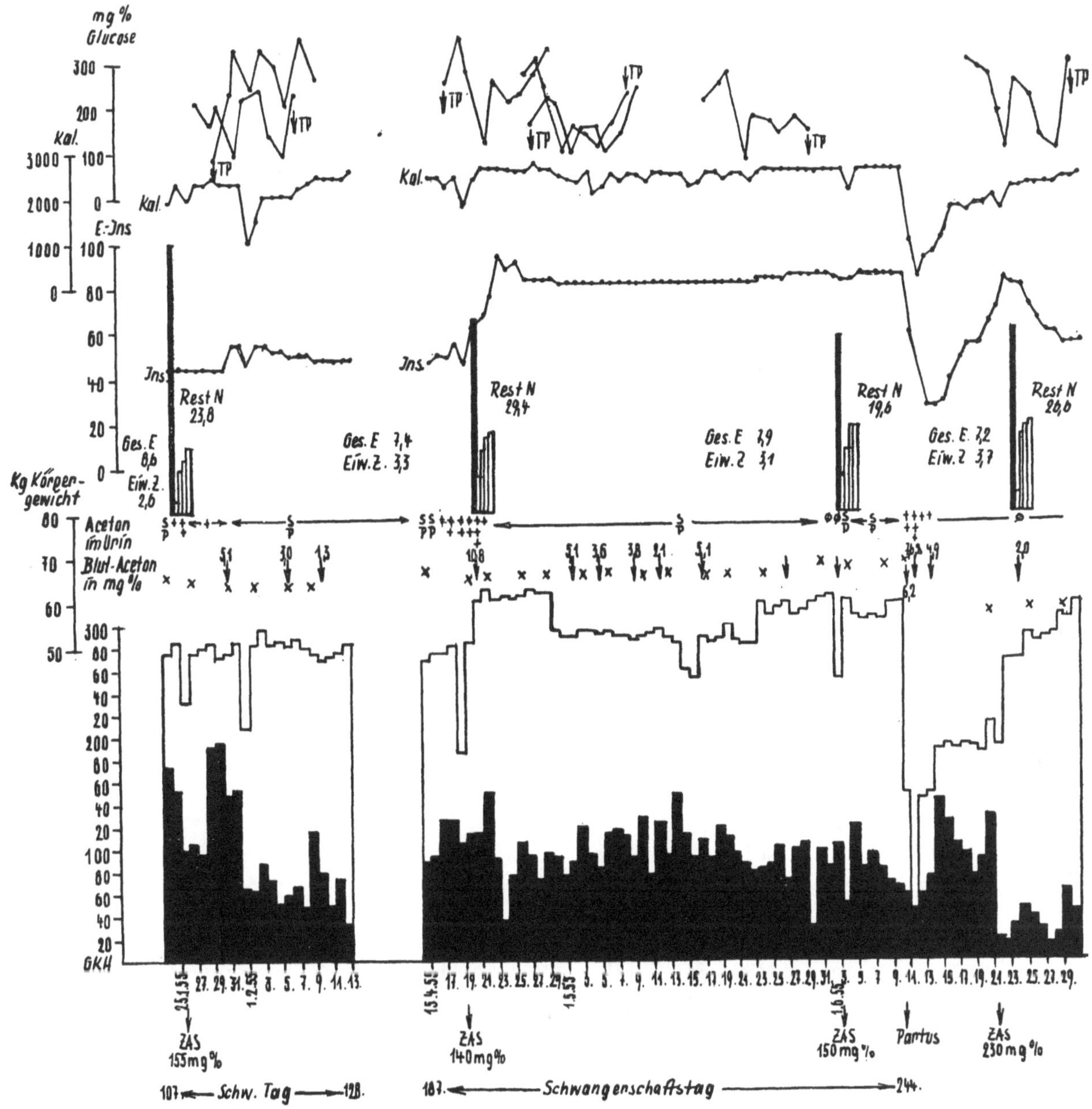

Lfd. Nr. 90, Pat. Nr. 1941, Ursula U., geb. 28. 4. 1935.
Diabetes im November 1952 festgestellt (in Gravidität).
Keine Gefäßkomplikationen.
1. Partus 1952, Spontangeburt 8 Wochen ante terminum im Coma diabeticum. Frucht maceriert.
1 Abortus 1954.

Entbindung: durch Sectio. Geringes Hydramnion.

Neugeborenes: Junge, 46 cm, 2430 g. Placenta 500 g.

Mütterliche Glycämie sub partu	119 mg%	Nach Nabelversorgung	55 mg%
Redukt.vermög. d. Fruchtwassers	105,5 mg%	3 Stunden post partum	23 mg%
Glycämie des Neugeborenen		24 Stunden post partum	48,5 mg%
Nabelschnurblut sub partu	78 mg%	Erste Fütterung nach 72 Stunden.	

Das Kind starb am 43. Lebenstag. Pathol.-anat. Befund (Path.-anat. Institut der Univ. Greifswald):

Beiderseitige frische schleimig-eitrige Otitis media. Encephalodystrophische Herde der Hirnsubstanz. Zeichen der Unreife mit fehlendem Beclard'schen Knochenkern im distalen Abschnitt des Femur. Trübung der Organe, mäßige Verfettung des Herzmuskels und der Nieren. Lockerung der Milz. Schwellung der Hirnsubstanz. Mäßige allgemeine Anämie. Dilatation der Herzhöhlen mit Blutüberfüllung der Lungen, der Leber und der Milz. Cyanose der Leber. Mäßige Dilatation des Magens. Muskelkräftiger Pylorus. Relativ große Nebennieren mit fleckförmigem Lipoidschwund. Pathol.-anat. keine Mißbildungen lebenswichtiger Organe oder Organsysteme.

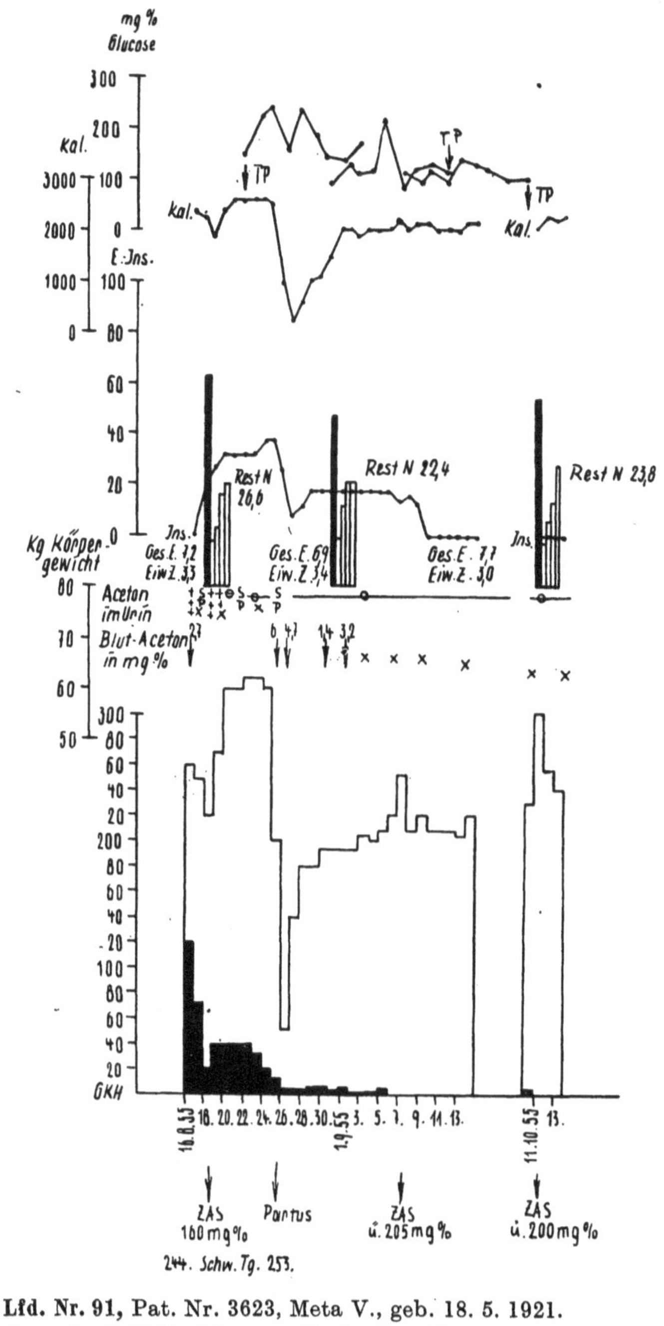

Lfd. Nr. 91, Pat. Nr. 3623, Meta V., geb. 18. 5. 1921.
Diabetes im Juli 1955 festgestellt (in Gravidität).
Keine Gefäßkomplikationen.
1. Partus 1945, Zangengeburt am errechneten Termin. Junge, 3750 g.

Entbindung: durch Sectio. Kein Hydramnion.

Neugeborenes: Junge, 49 cm, 3800 g. Placenta 680 g.

Mütterliche Glycämie sub partu	193	mg%
Redukt.vermög. d. Fruchtwassers	95	mg%
Glycämie des Neugeborenen		
Nabelschnurblut sub partu	125	mg%
Nach Nabelversorgung	98	mg%
3 Stunden post partum	66	mg%
24 Stunden post partum	59	mg%

Erste Fütterung nach 48 Stunden.

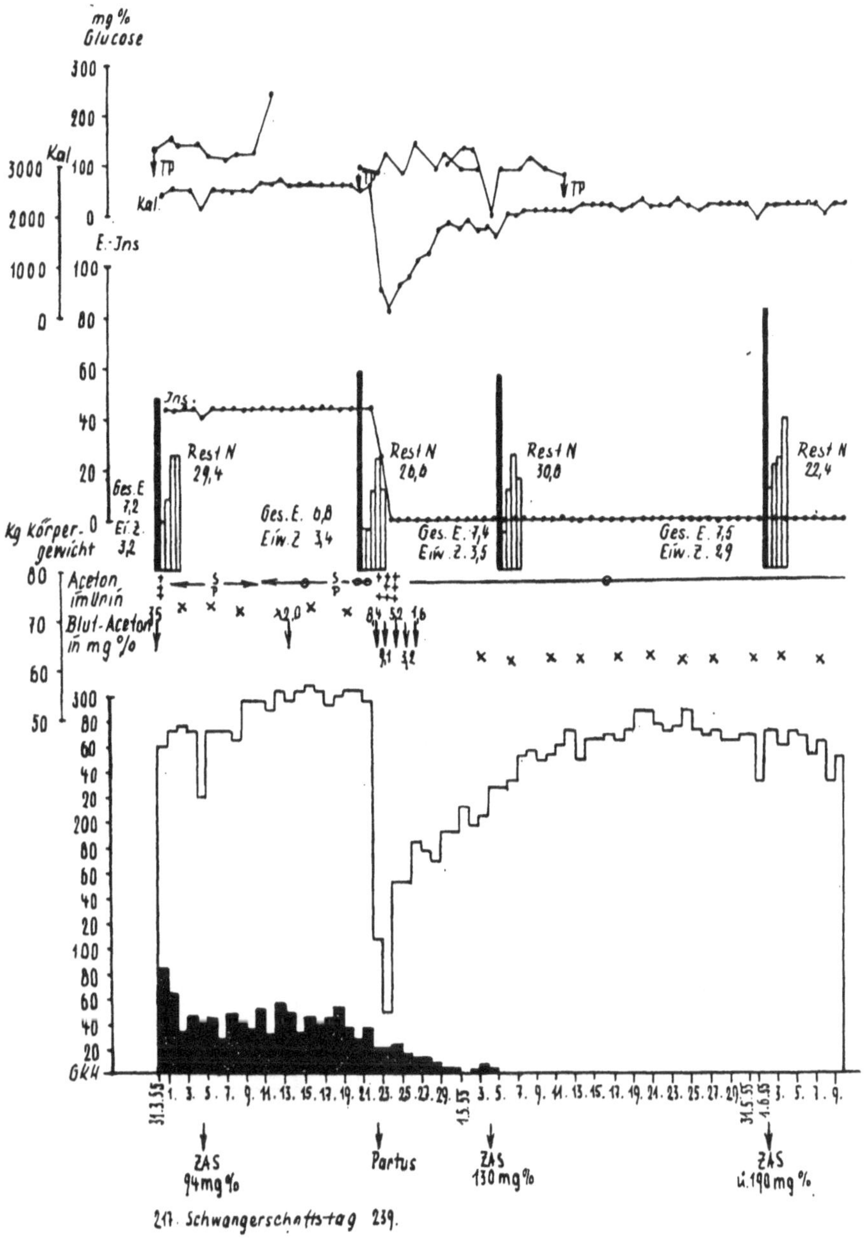

Lfd. Nr. 92, Pat. Nr. 3123, Lotte W., geb. 20. 7. 1927.
Diabetes im März 1955 festgestellt (in Gravidität).
Keine Gefäßkomplikationen.
1. Partus 1954, Spontangeburt etwa 3 Wochen ante terminum. Mädchen, 4500 g, unter der Geburt gestorben.
1 Abortus 1952 (mens III).

Entbindung: durch Sectio. Keine Fruchtwasservermehrung.

Neugeborenes: Junge, 51 cm, 3460 g. Placenta 800 g.

Mütterliche Glycämie sub partu	94 mg%
Redukt.vermög. d. Fruchtwassers	30,5 mg%
Glycämie des Neugeborenen	
Nabelschnurblut sub partu	65,5 mg%
Nach Nabelversorgung	59 mg%
3 Stunden post partum	79 mg%
24 Stunden post partum	61,5 mg%

Erste Fütterung nach 24 Stunden.

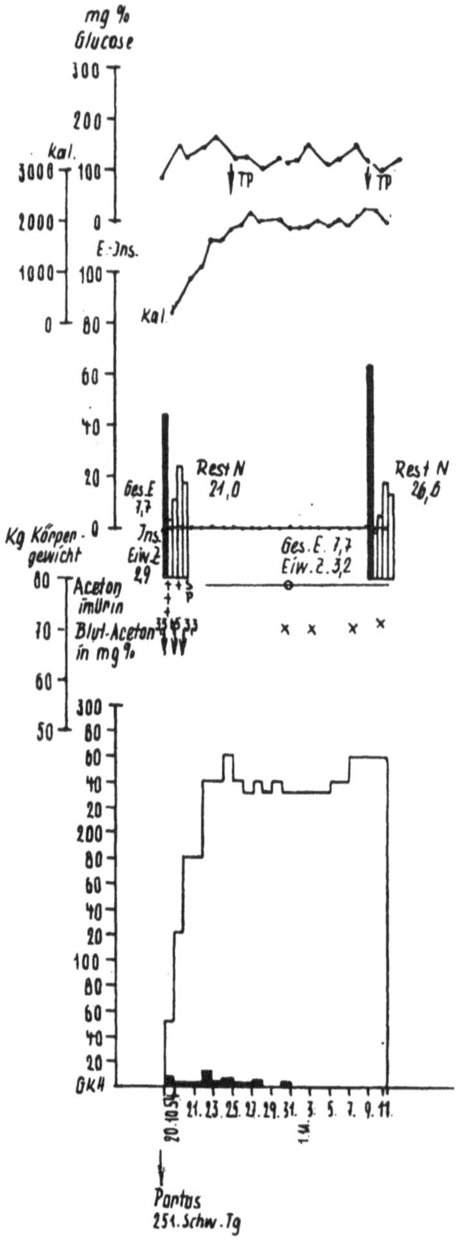

Lfd. Nr. 93, Pat. Nr. 2556, Ingeborg W., geb. 31. 10. 1922.
Diabetes im Februar 1953 festgestellt.
Keine Gefäßkomplikationen.
I-Gravida.

Entbindung: durch Sectio. Geringes Hydramnion.

Neugeborenes: Mädchen, 46 cm, 2100 g. Placentagewicht nicht bestimmt.

Mütterliche Glycämie sub partu	126 mg%
Redukt.vermög. d. Fruchtwassers	69 mg%
Glycämie des Neugeborenen	
Nabelschnurblut sub partu	108 mg%
Nach Nabelversorgung	106 mg%
3 Stunden post partum	79,5 mg%
24 Stunden post partum	67 mg%

Erste Fütterung 4 Stunden post partum (Glucose per Pipette).

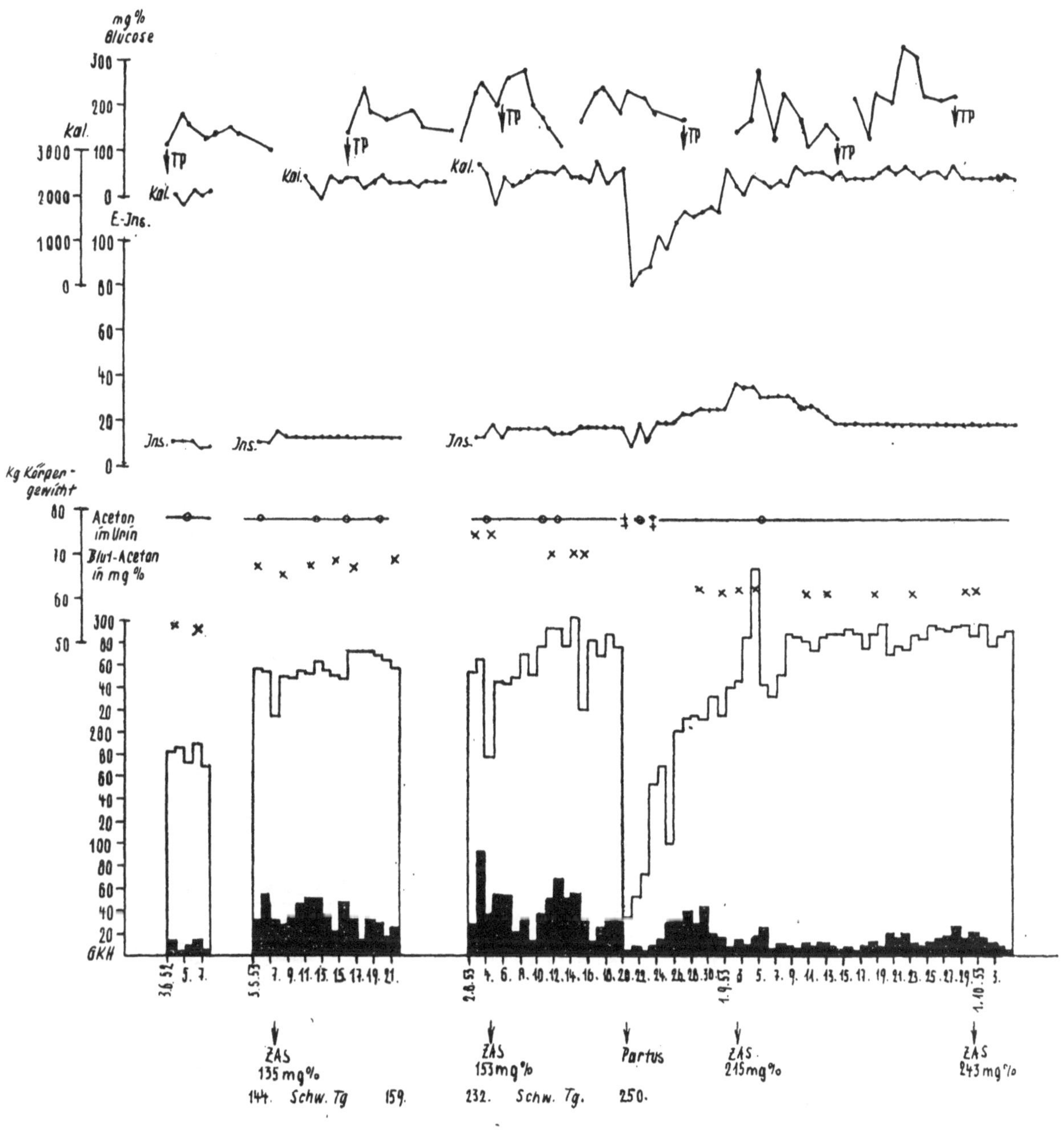

Lfd. Nr. 94, Pat. Nr. 1386, Hilde W., geb. 14. 4. 1909.
Diabetes im Dezember 1950 festgestellt.
Keine Gefäßkomplikationen.
I-Gravida.

Entbindung: durch Sectio. Hydramnion.

Neugeborenes: Mädchen, 50 cm, 3500 g. Placenta 740 g.

Mütterliche Glycämie sub partu	129,5 mg%
Redukt.vermög. d. Fruchtwassers	nicht bestimmt.
Glycämie des Neugeborenen	
Nabelschnurblut sub partu	96,5 mg%
Nach Nabelversorgung	nicht bestimmt.
3 Stunden post partum	59 mg%
24 Stunden post partum	53 mg%

Erste Fütterung 40 min post partum (Frauenmilch + Invertzucker per Sonde).

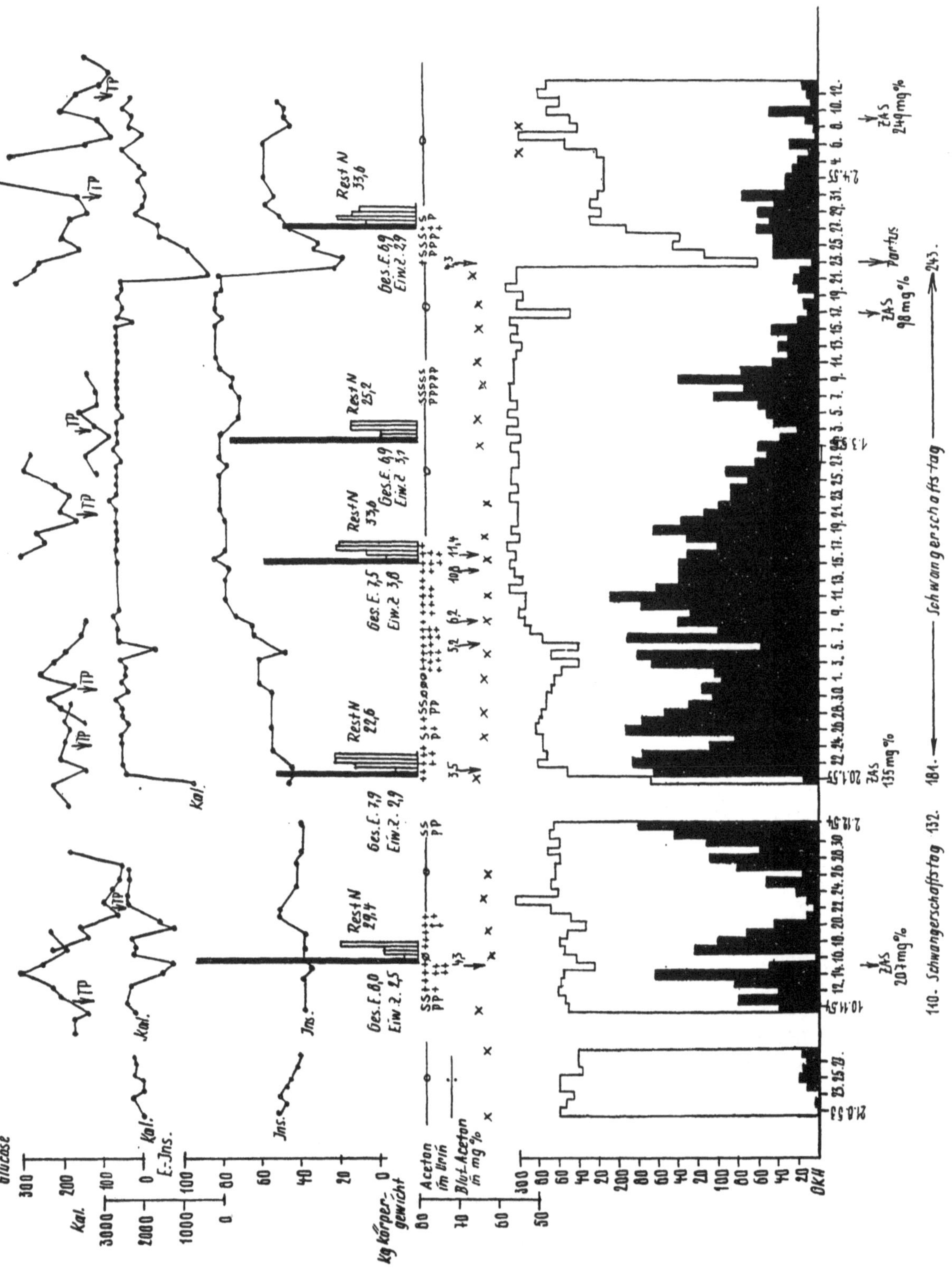

Diagramm Hd. Nr. 95

Lfd. Nr. 95, Pat. Nr. 1431, Barbara W., geb. 13. 3. 1930.
Diabetes im September 1942 festgestellt.
Retinopathie der Gruppe I vor Gravidität und in Frühgravidität. Weiterentwicklung in Gruppe II in Spätgravidität und Frühwochenbett. In Spätwochenbett Rückentwicklung zu Gruppe I.
I-Gravida.

Entbindung: durch Sectio. Vorübergehend Fruchtwasservermehrung mit Rückbildung zur Entbindung.

Neugeborenes: Mädchen, 50 cm, 3800 g. Placenta 1000 g.

Mütterliche Glycämie sub partu	140,5 mg%
Redukt.vermög. d. Fruchtwassers	nicht bestimmt.
Glycämie des Neugeborenen	
Nabelschnurblut sub partu	96,5 mg%
Nach Nabelversorgung	60,5 mg%
3 Stunden post partum	43 mg%
24 Stunden post partum	73,5 mg%

Erste Fütterung nach 24 Stunden.

Anmerkung: Die Stoffwechselführung über die Entbindung ist im einzelnen im Diagramm Nr. 103 angeführt.

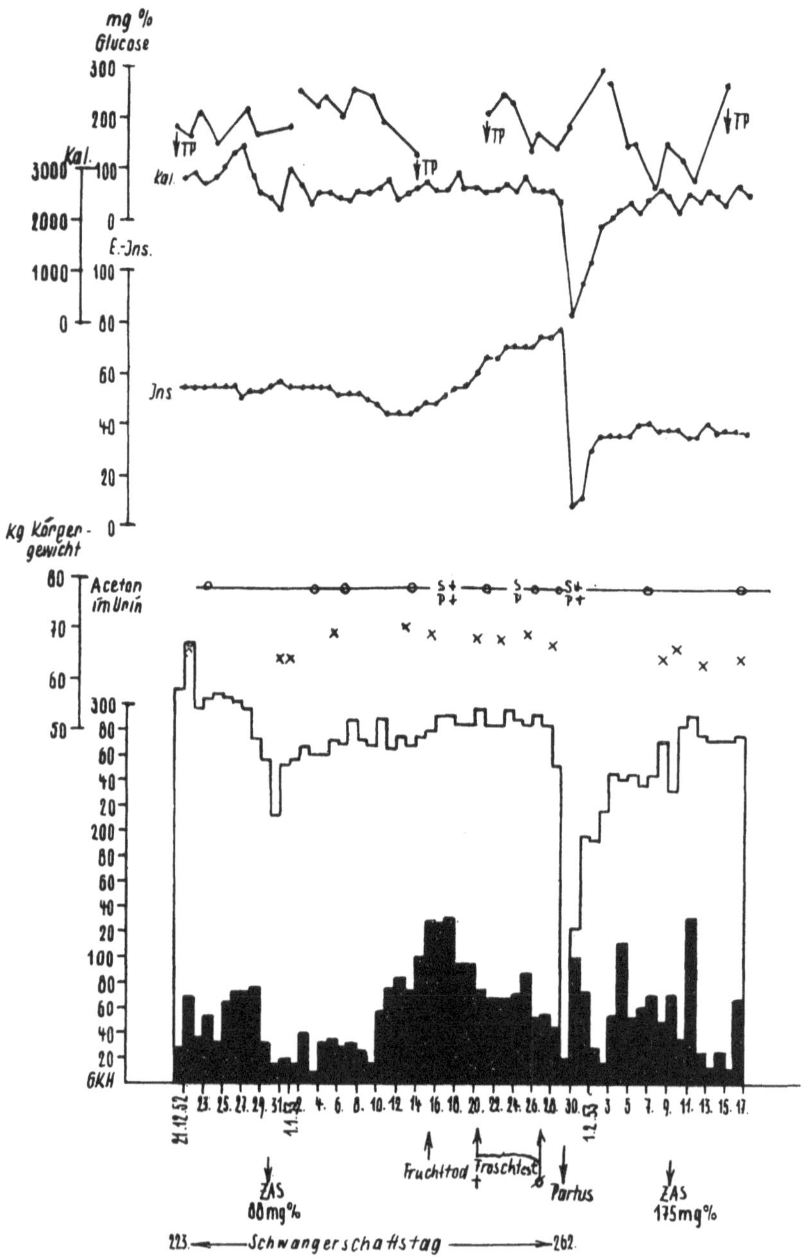

Lfd. Nr. 96, Pat. Nr. 1632, Ilse W., geb. 26. 10. 1912.
Diabetes 1931 festgestellt.
Retinopathie der Gruppe I (in Gravidität und Wochenbett).
I-Gravida.

Entbindung: nach intrauterinem Fruchttod vaginale Schnittentbindung. Keine Fruchtwasservermehrung.

Neugeborenes: Junge, 48 cm, 1900 g. Placenta 290 g.

Keine Blutzuckerbestimmungen sub partu.

Pathol.-anat. Befund (Pathol.-anat. Institut der Univ. Greifswald):

Weitgehend macerierte Frucht. Fortgeschrittener Fäulniszustand sowie ausgedehnte Hämoglobinimbibition sämtlicher Organe. Mißbildungen sind bei der Section nicht nachweisbar.

Histol. Befund: Herz: Fäulnis. Fragmentation. Keine Kernfärbung mehr.

Lunge: Maceration. Soweit zu erkennen: fötale Atelektase des Organs. Mit Ausnahme der Nieren sind die übrigen geschnittenen Organe wegen des Fäulniszustandes nicht mehr zu differenzieren.

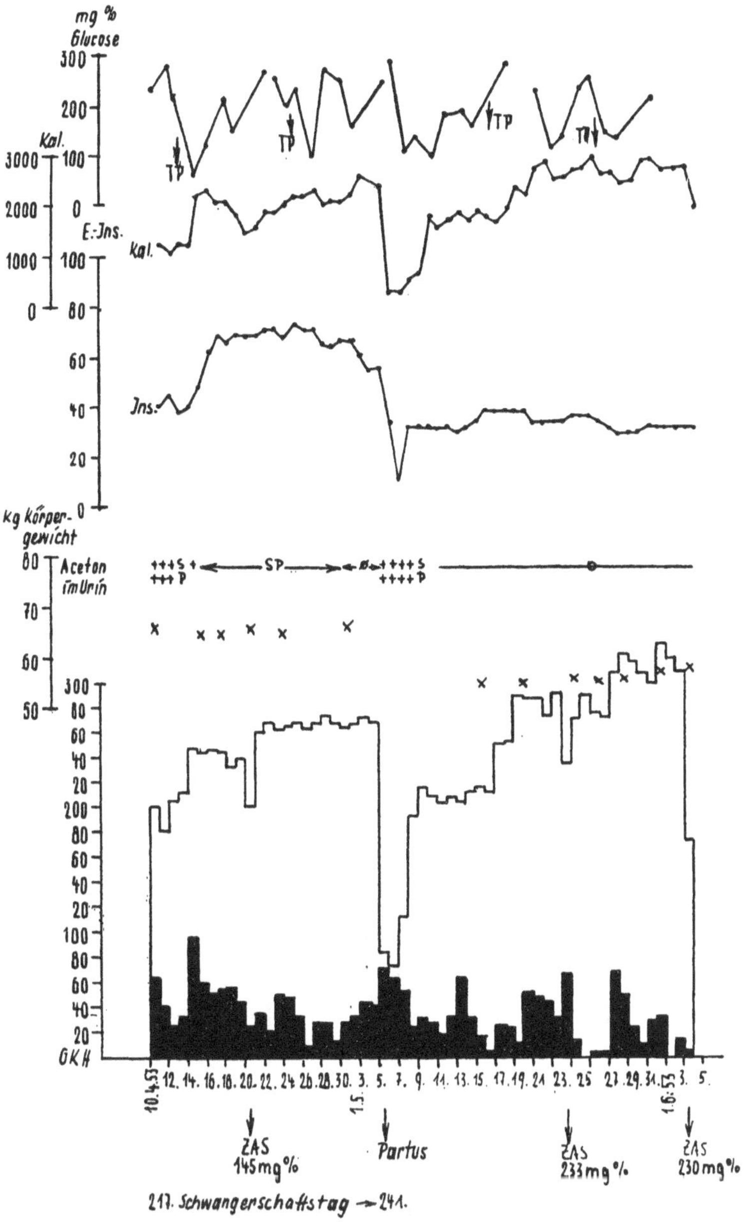

Lfd. Nr. 97, Pat. Nr. 1814, Margot W., geb. 4. 4. 1919.
Diabetes im Januar 1938 festgestellt.
Keine Gefäßkomplikationen.
1. Partus 1944, Spontangeburt 8 Wochen ante terminum. Macerierte Frucht.
2. Partus 1950, Sectio etwa 4 Wochen ante terminum. Mädchen, 3000 g, nach 18 Stunden gestorben.
3. Partus 1951, Sectio etwa 4 Wochen ante terminum. Junge, 2850 g.

Entbindung: durch Sectio (wegen Brüchigkeit des unteren Uterinsegments nach Porro). Hydramnion.

Neugeborenes: Junge, 45 cm, 2480 g. Placenta 520 g.

Mütterliche Glycämie sub partu	253 mg%
Glycämie im Nabelschnurblut	194,5 mg%

Keine weiteren Glycämiebestimmungen.
Erste Fütterung 50 min post partum (Frauenmilch + Invertzucker per Sonde).

Tod des Neugeborenen nach 5 Stunden unter den Zeichen der Asphyxie. Pathol.-anat. Befund (Pathol.-anat. Institut der Univ. Greifswald):

Ausgedehnte Diapedesisblutungen der Meningen im Bereich des Groß- sowie des Kleinhirns mit stärkerer Umblutung des Hirnstamms. Petechiale Blutungen der Falx cerebri und des Tentoriums cerebelli. Zahlreiche Petechien der Pleuren, des Epicards sowie der Thymuskapsel. Unvollkommener Belüftungszustand der Lungen (Schwimmprobe negativ). Dilatation der Herzhöhlen, Blutüberfüllung der Lungen, der Leber und der Milz. Anoxämische Verfettung des Herzmuskels, der Leber und der Nieren. Ödem der Hirnsubstanz. Pathologisch-anatomisch keine Mißbildungen.

Histol. Befund: Pancreas: Zahlreiche Inseln, die zum Teil außerordentlich groß sind (Riesen-inseln!).

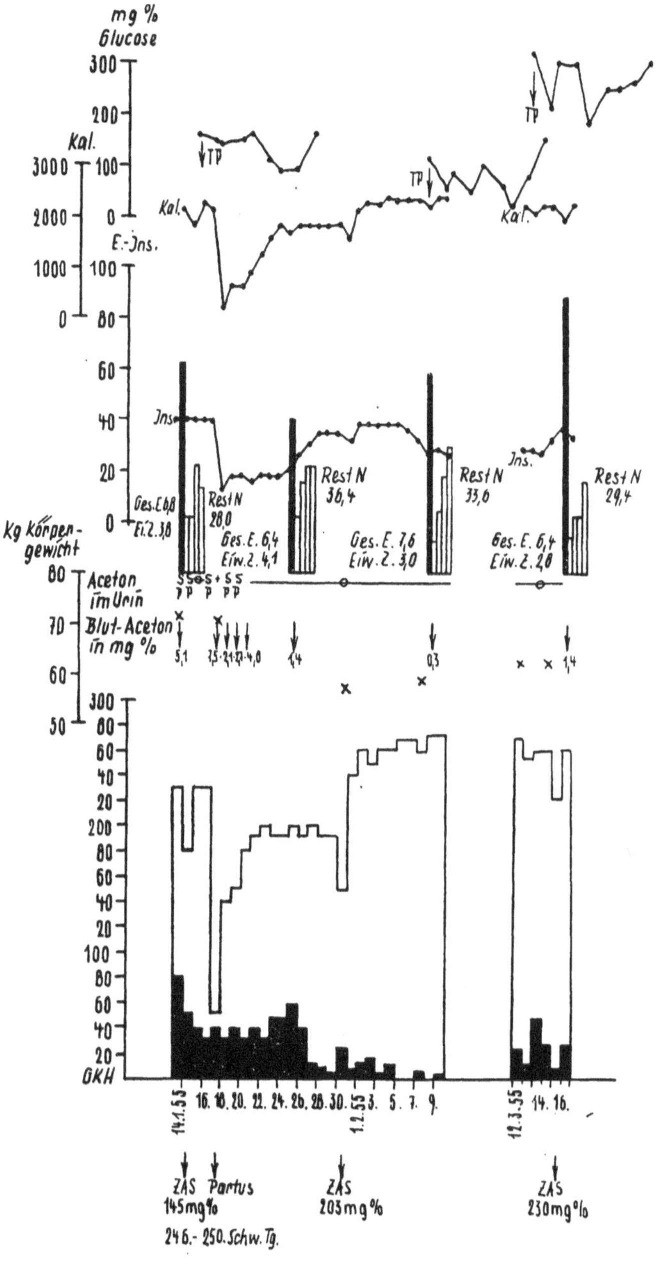

Lfd. Nr. 98, Pat. Nr. 2799, Elly W., geb. 7. 11. 1917.
Diabetes im August 1946 festgestellt.
Retinopathie der Gruppe I in der Gravidität, der Gruppe II im Wochenbett.

1. Partus 1941, Spontangeburt am errechneten Termin. Mädchen, 3700 g.
2. Partus 1942, Spontangeburt am errechneten Termin. Mädchen, 4000 g.
3. Partus 1946, Spontangeburt am errechneten Termin. Mädchen, 4700 g.

2 Abortus 1950 und 1952.
2 Interruptionen 1948 und 1949.

Entbindung: durch Sectio. Hydramnion.
Neugeborenes: Mädchen, 49 cm, 3230 g. Placenta 580 g.

Mütterliche Glycämie sub partu	236	mg%	Nach Nabelversorgung	133,5 mg%
Redukt.vermög. d. Fruchtwassers	86	mg%	3 Stunden post partum	74,5 mg%
Glycämie des Neugeborenen			24 Stunden post partum	69,5 mg%
Nabelschnurblut sub partu	188	mg%	Erste Fütterung nach 24 Stunden.	

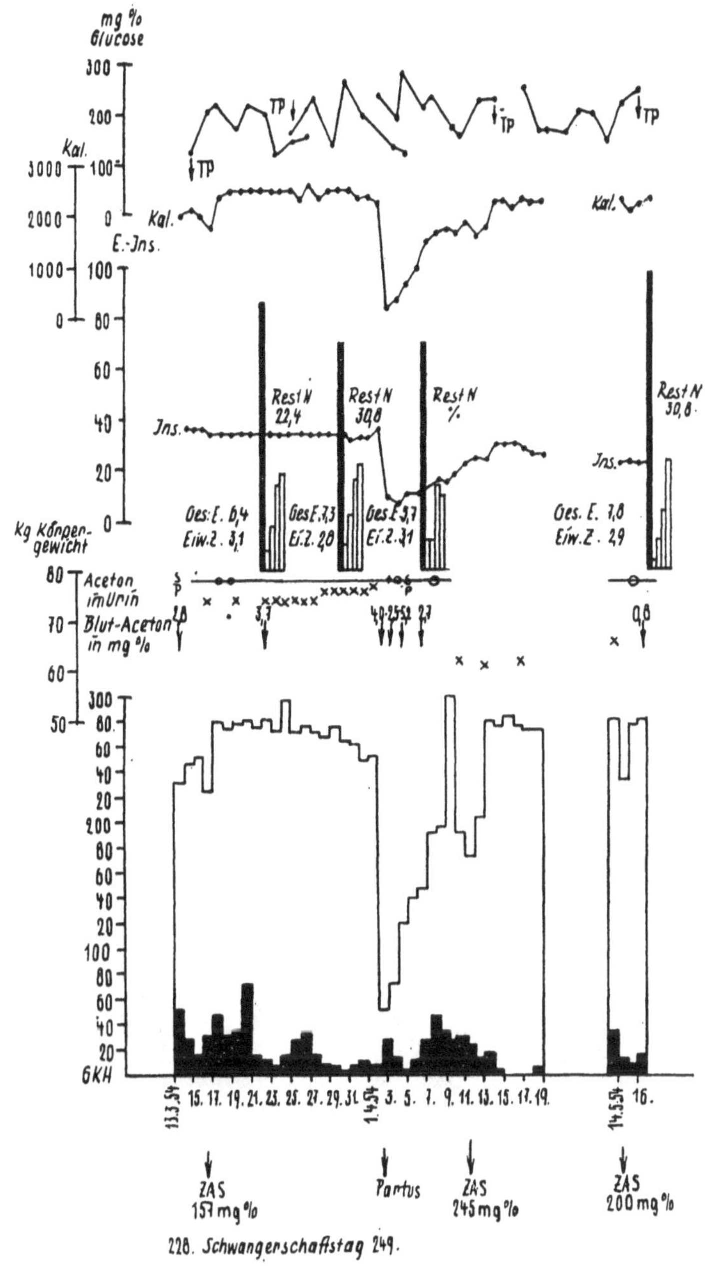

Lfd. Nr. 99, Pat. Nr. 2223, Erna W., geb. 18. 11. 1911.
Diabetes im April 1950 festgestellt.
Retinopathie der Gruppe II (in Gravidität und Wochenbett).
1. Partus 1933, Zangengeburt am errechneten Termin. Junge, 4500 g.

Entbindung: durch Sectio. Hydramnion.

Neugeborenes: Junge, 51 cm, 3800 g. Placenta 850 g.

Mütterliche Glycämie sub partu	180,5 mg%
Redukt.vermög. d. Fruchtwassers	61,5 mg%
Glycämie des Neugeborenen	
Nabelschnurblut sub partu	111 mg%
Nach Nabelversorgung	57 mg%
3 Stunden post partum	31 mg%
24 Stunden post partum	32 mg%

Erste Fütterung 30 min post partum (Frauenmilch + Glucose per Sonde).

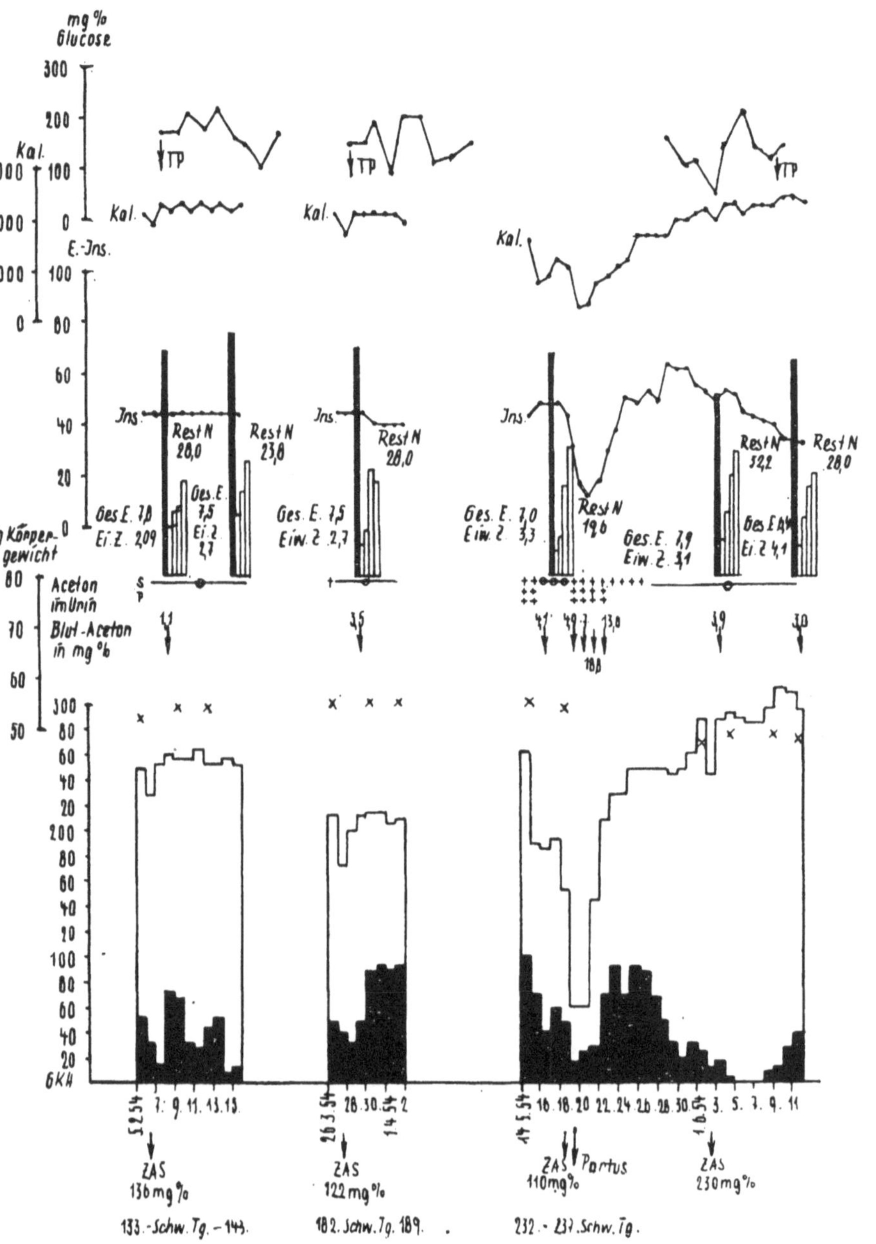

Lfd. Nr. 100, Pat. Nr. 2166, Christel Z., geb. 21. 4. 1926.
Diabetes im Oktober 1951 festgestellt.
Keine Gefäßkomplikationen.
1. Partus 1951 (im März), Spontangeburt am errechneten Termin. Mädchen, 3130 g.

Entbindung: durch Sectio. Geringes Hydramnion.

Neugeborenes: Junge, 47 cm, 2380 g. Placenta 600 g.

Mütterliche Glycämie sub partu	230 mg%
Redukt.vermög. d. Fruchtwassers	79,5 mg%
Glycämie des Neugeborenen	
Nabelschnurblut sub partu	176,5 mg%
Nach Nabelversorgung	125 mg%
3 Stunden post partum	65 mg%
24 Stunden post partum	nicht bestimmt.

Erste Fütterung 1 Stunde post partum (Frauenmilch per Sonde).

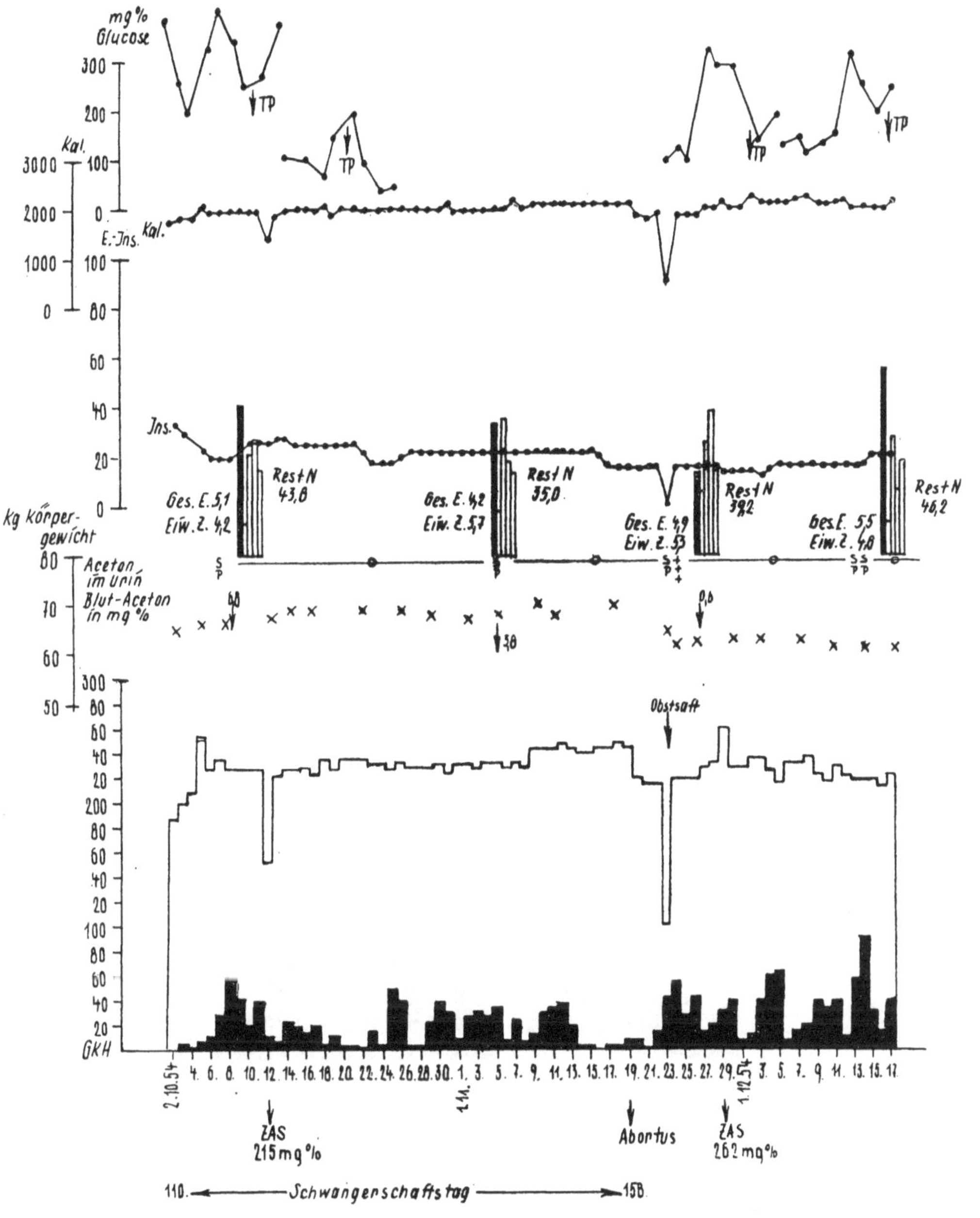

Lfd. Nr. 101, Pat. Nr. 2513, Helga Sch., geb. 1. 3. 1931.

Diabetes 1936 festgestellt.

Retinopathie der Gruppe III (in Gravidität und nach Entbindung). Nephropathie.

1. Partus 1951, Spontangeburt etwa 8 Wochen ante terminum. Junge, 1500 g. Am 3. Lebenstag gestorben.
2. Partus 1952, Totgeburt 8 Wochen ante terminum.

1 Abortus 1953 (mens II).

Entbindung: Spontanabort mens V.

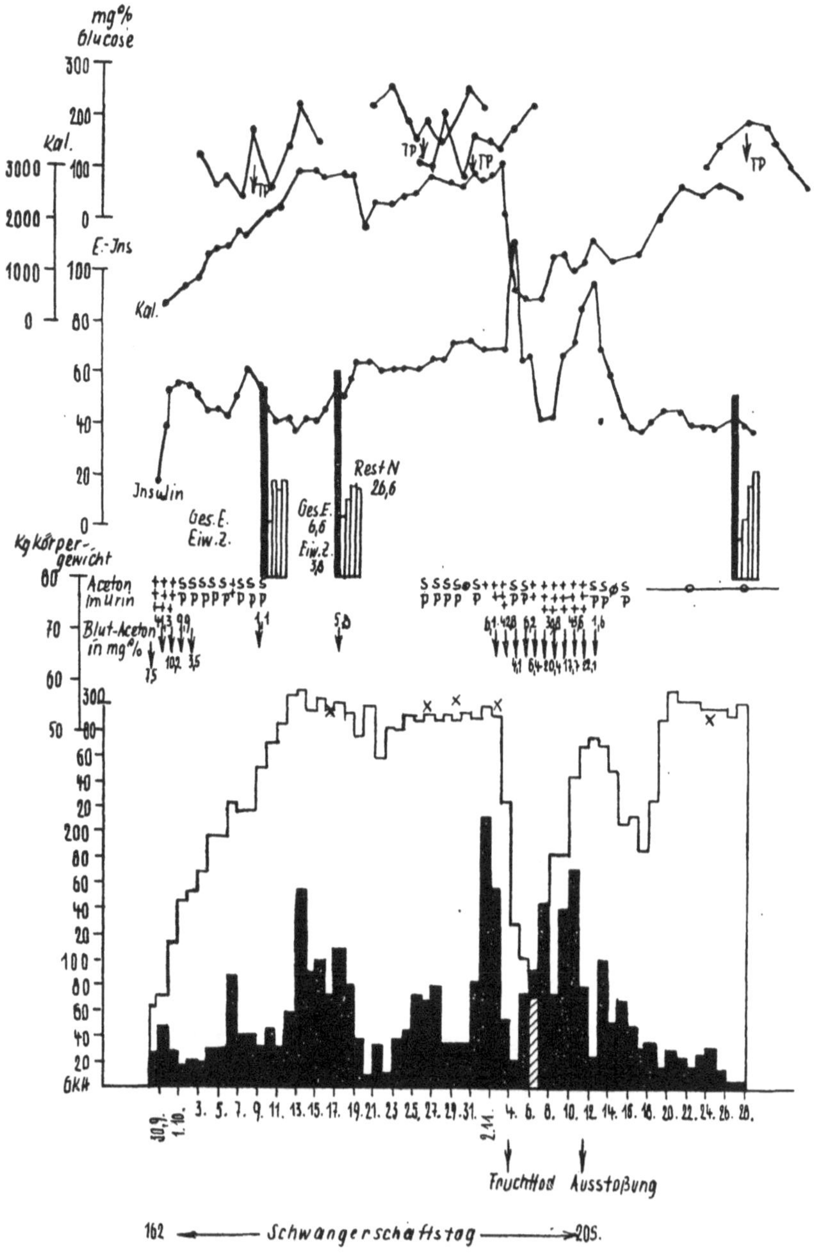

Lfd. Nr. 102, Pat. Nr. 2106, Betty St., geb. 8. 8. 1915.
Diabetes im Mai 1946 festgestellt.
Keine Gefäßkomplikationen.

1. Partus 1941, Spontangeburt am errechneten Termin. Mädchen, 3750 g.
2. Partus 1945, Spontangeburt am errechneten Termin. Junge, 5000 g.

Entbindung: Spontanabort mens V nach mehrfachem Coma in Gravidität.

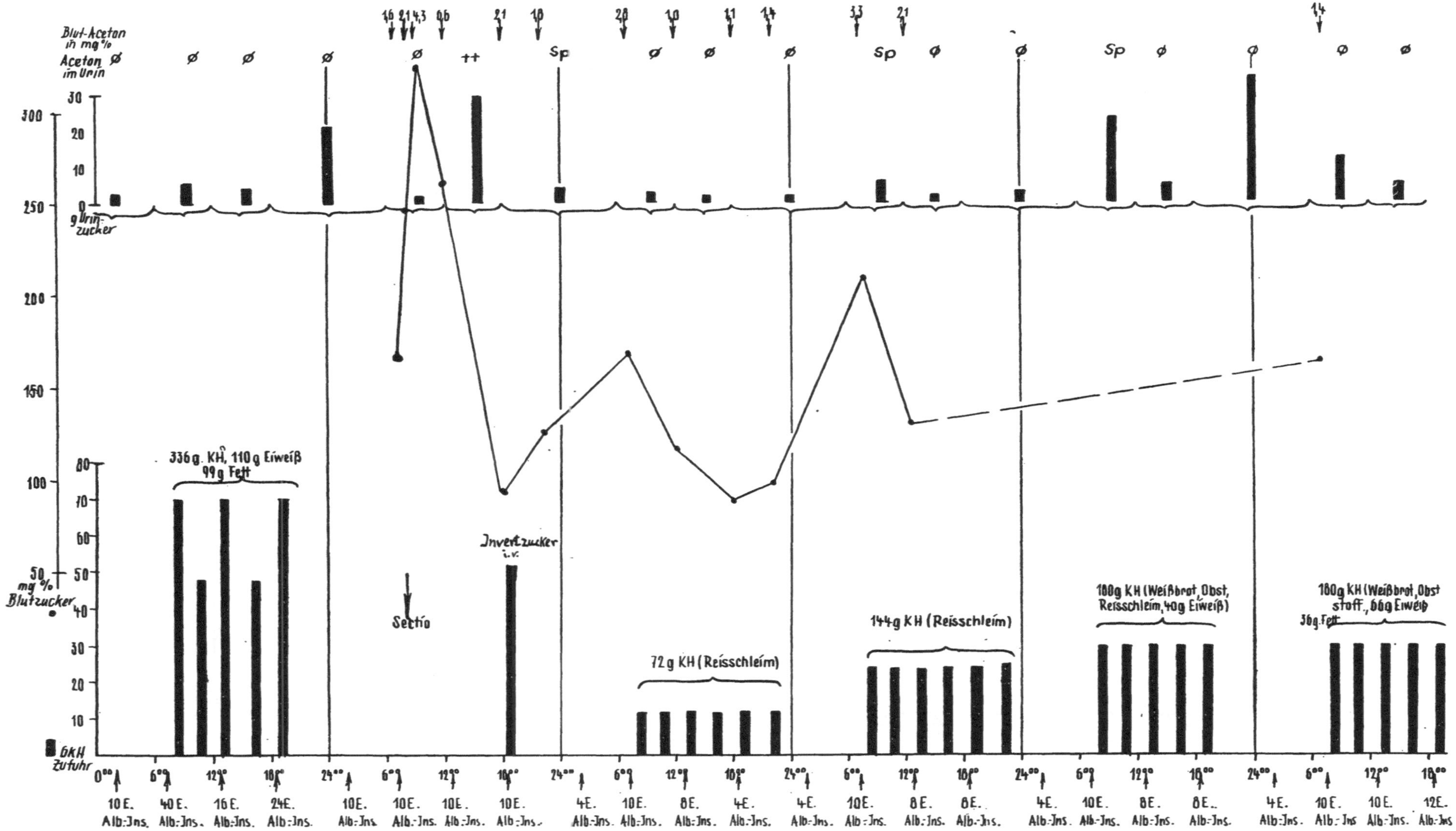

Lfd. Nr. 103

Das Diagramm zeigt die Stoffwechselführung über eine Schnittentbindung und die postoperative Phase.

Der Insulinbedarf sinkt bei erheblich herabgesetzter Nahrungsaufnahme akut ab.

Während der Operation (Sectio) kommt es zu einem steilen Anstieg der Glycämie.

Eine vorübergehende Ketonurie bei mäßig erhöhtem Blutaceton kann durch intravenöse Kohlenhydratzufuhr unter Abdeckung mit Insulin rasch beseitigt werden.

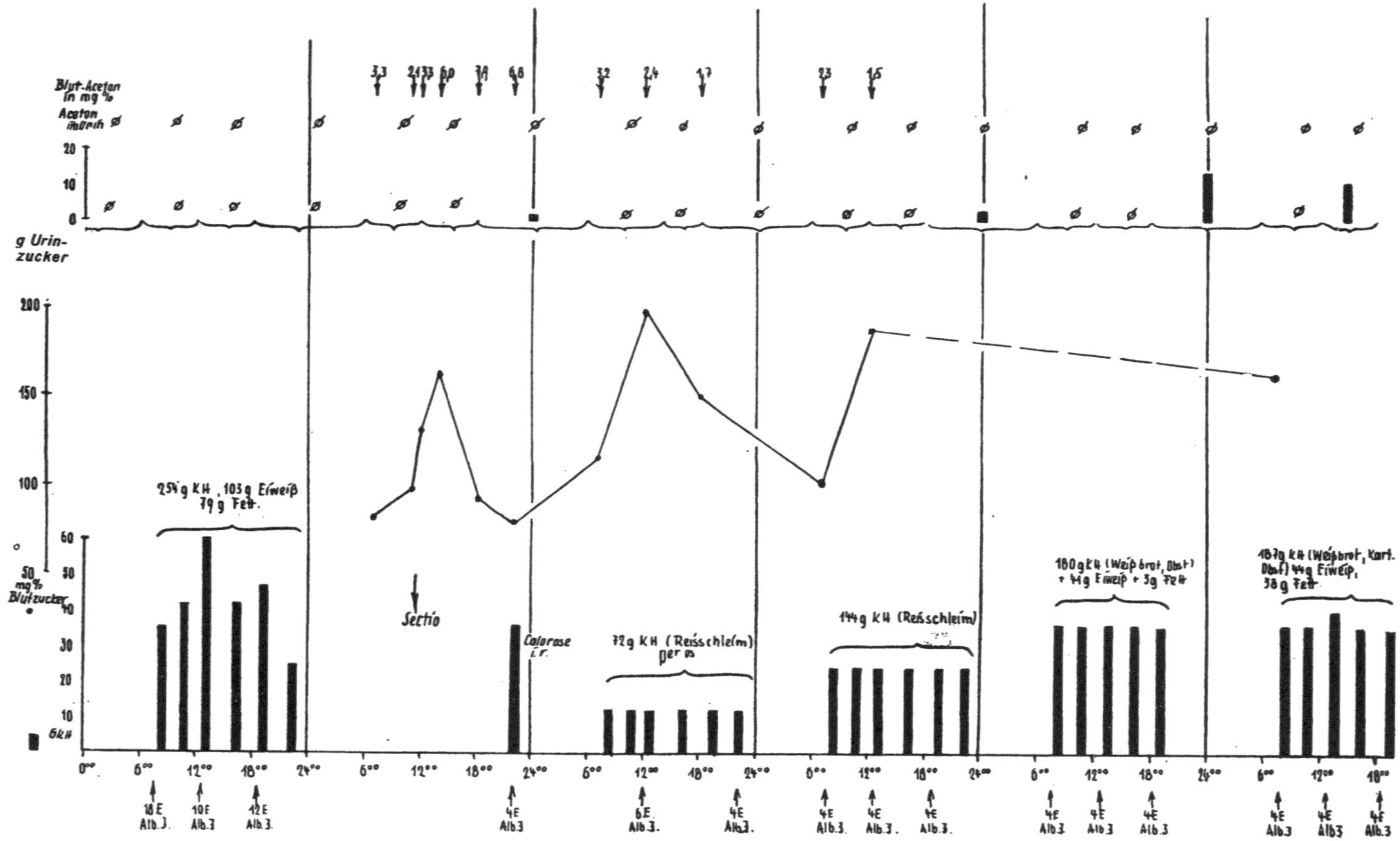

Lfd. Nr. 104

Das Diagramm soll die Stoffwechselführung während einer Schnittentbindung und über die post-operative Phase zeigen.

Entsprechend der verringerten Nahrungsaufnahme sinkt hier die Insulindosis akut ab.

Eine Acetonurie war nicht zu beobachten, obwohl ein Anstieg des Blutacetons erfolgte!

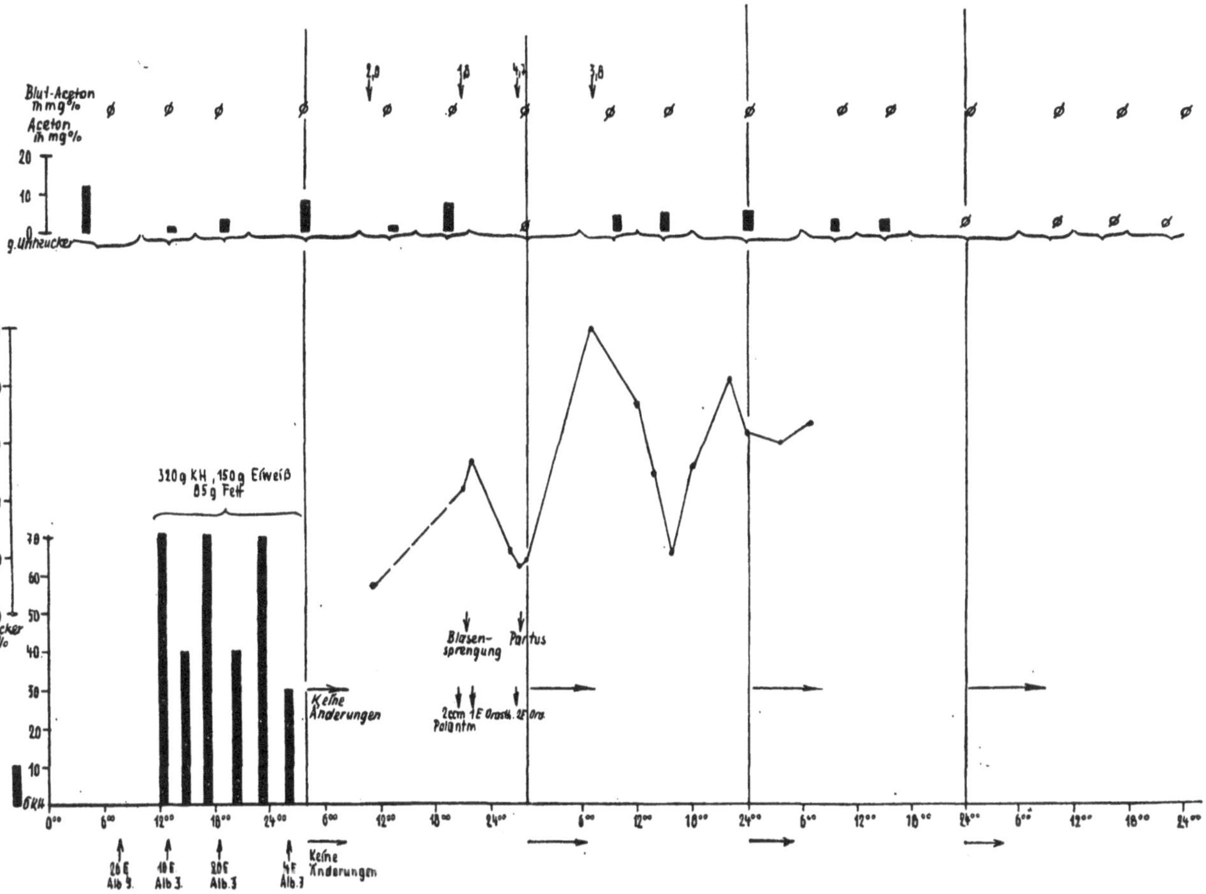

Lfd. Nr. 105, Pat. Nr. 4709, Edeltraud Sch., geb. 6. 5. 1931.
Diabetes 1936 festgestellt.
Keine Gefäßkomplikationen.
1. Partus 1954, Zangengeburt 14 Tage ante terminum. Junge, 4125 g.

Entbindung: Nach Blasensprengung und Wehenschema Spontangeburt (24 Tage ante terminum). Fruchtwasser nicht vermehrt.

Neugeborenes: Mädchen, 51 cm, 3160 g. Placenta 620 g.

Keine Blutzuckerbestimmungen sub partu.
Erste Fütterung nach 36 Stunden.

Das Diagramm soll die Stoffwechselführung über eine vaginale Entbindung nach Blasensprengung zeigen. Der Insulinbedarf änderte sich hier erst im weiteren Verlauf des Wochenbettes (vor Entbindung bei 23 BE täglich insgesamt 68 E Altinsulin in 4 Einzelgaben, 28 Tage post partum bei 24 BE 30 E Depotinsulin in 2 Einzelgaben).

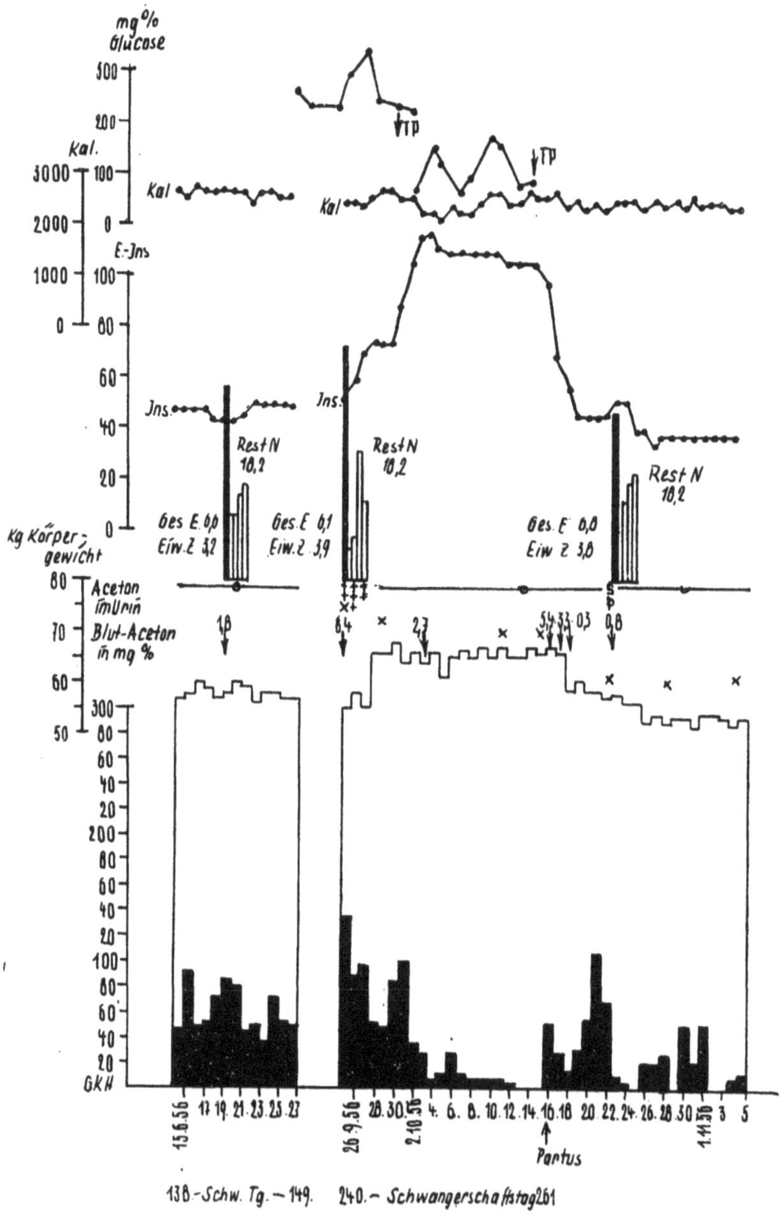

Lfd. Nr. 106, Pat. Nr. 4718, Hilde R., geb. 27. 9. 1934.
Diabetes im September 1949 festgestellt.
Keine Gefäßkomplikationen.
1, Gravidität 1955, im 6. Monat Coma, danach Spontanausstoßung einer abgestorbenen Frucht.

Entbindung: Nach Blasensprengung Forceps aus Beckenausgang wegen drohender Asphyxie. Keine Fruchtwasservermehrung.

Neugeborenes: Junge, 48 cm, 3430 g. Placenta 800 g.
Keine Blutzuckerbestimmungen sub partu und beim Neugeborenen.
Erste Fütterung nach 36 Stunden.

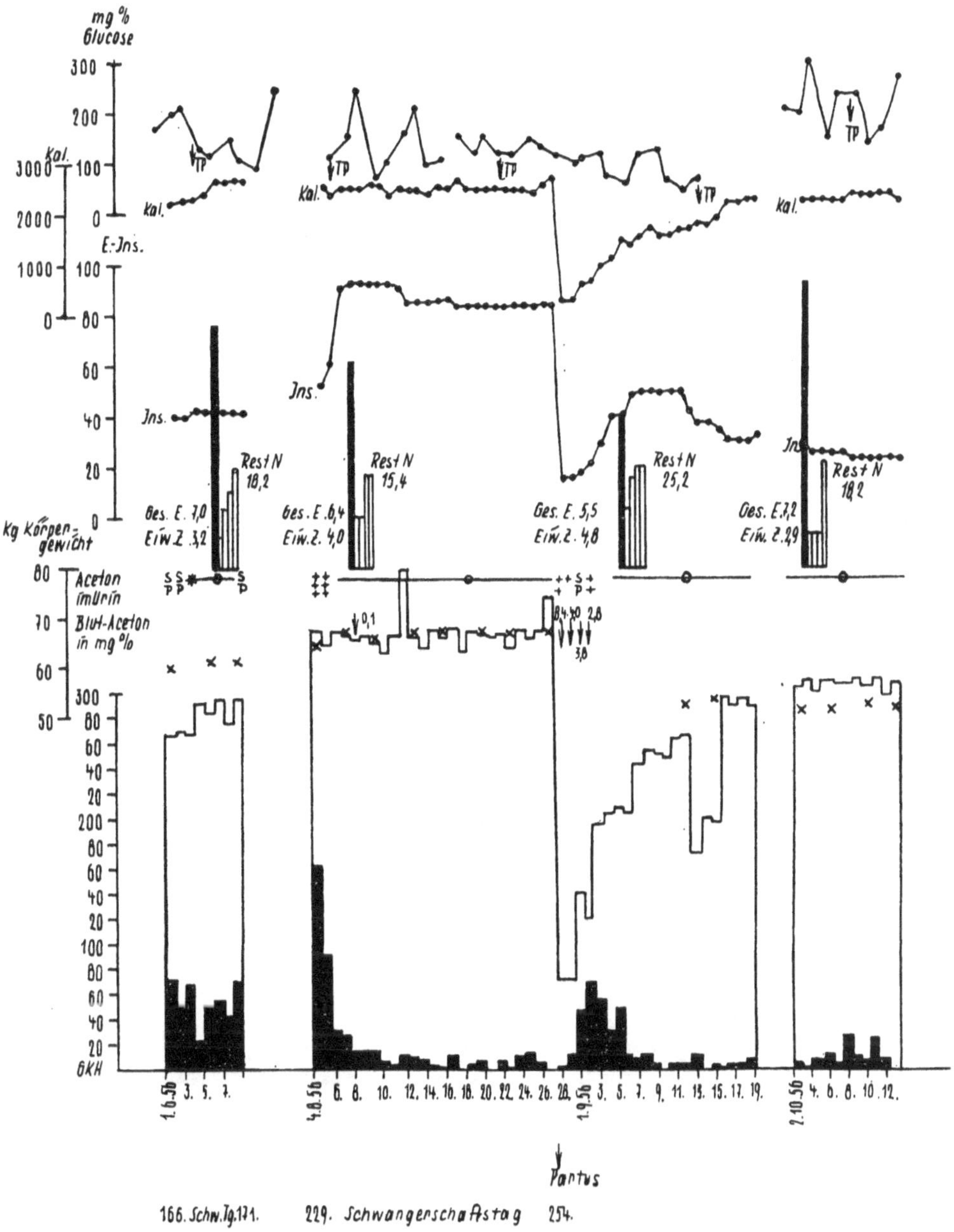

Lfd. Nr. 107, Pat. Nr. 4663, Lore Sch., geb. 21. 1. 1930.
Diabetes im September 1950 festgestellt (in Gravidität).
Keine Gefäßkomplikationen.
1. Partus 1950 (Dezember) Totgeburt am errechneten Termin. Mädchen, 6000 g.
2. Partus 1952, Sectio, 5 Wochen ante terminum. Mädchen, 2500 g, nach 12 Stunden gestorben.

Entbindung: durch Sectio. Keine Fruchtwasservermehrung.
Neugeborenes: Junge, 56 cm, 4300 g. Placenta 840 g.

Mütterliche Glycämie sub partu	137,5 mg%
Redukt.vermög. d. Fruchtwassers	nicht bestimmt.
Glycämie des Neugeborenen	
Nabelschnurblut sub partu	98 mg%
Nach Nabelversorgung	74 mg%
3 Stunden post partum	49 mg%
24 Stunden post partum	58,5 mg%

Erste Fütterung nach 36 Stunden.

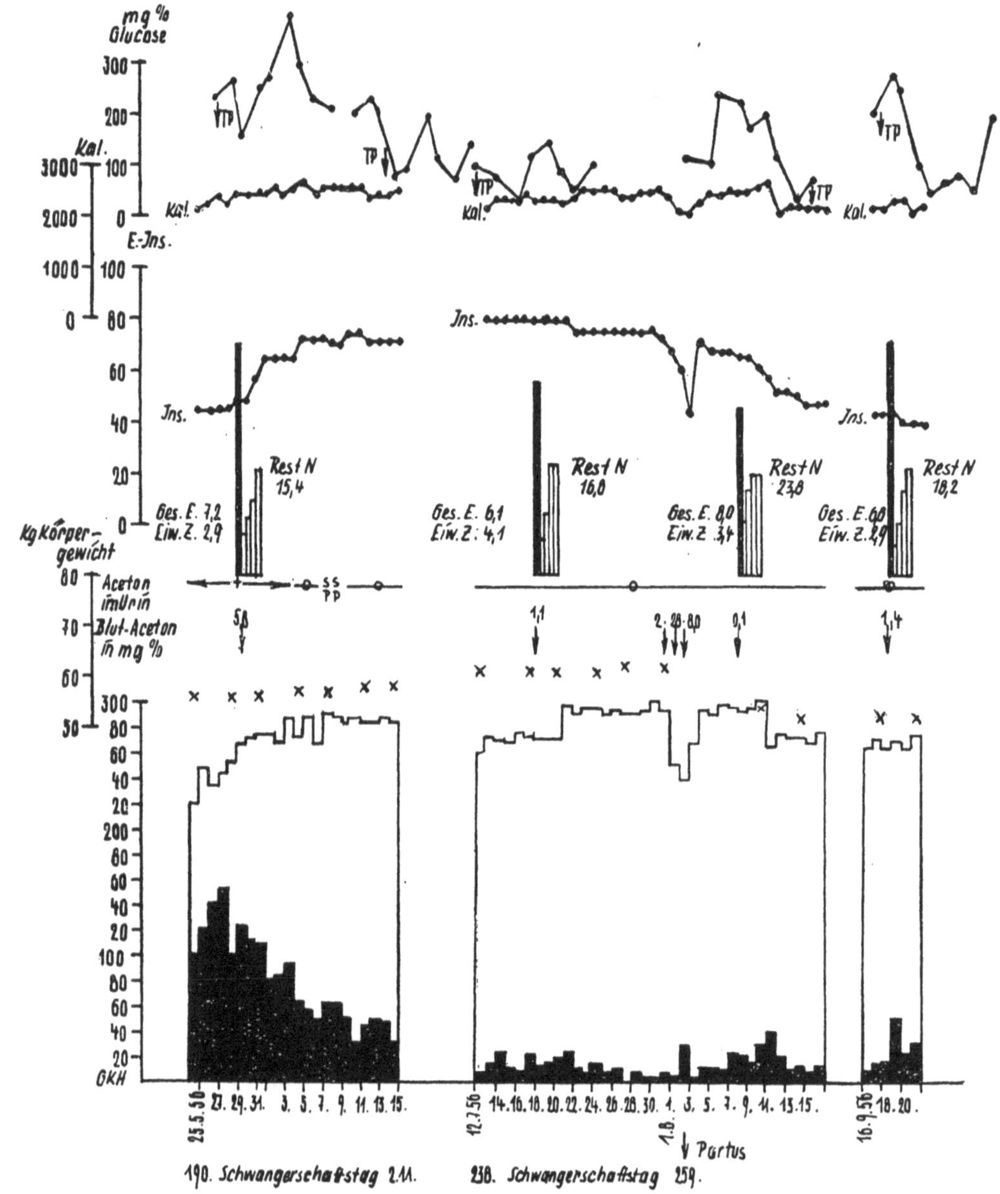

Lfd. Nr. 108, Pat. Nr. 4633, Helga Sch., geb. 29. 11. 1934.
Diabetes im Mai 1949 festgestellt.
Retinopathie der Gruppe I.
I-Gravida.

Entbindung: Nach Einleitung durch Wehenschema und Blasensprengung Spontangeburt.

Neugeborenes: Mädchen, 51 cm, 4050 g. Geringes Hydramnion.

Mütterliche Glycämie sub partu	272 mg%
Redukt.vermög. d. Fruchtwassers	nicht bestimmt.
Glycämie des Neugeborenen	
Nabelschnurblut sub partu	186,5 mg%
Nach Nabelversorgung	92 mg%
3 Stunden post partum	28 mg%
24 Stunden post partum	60 mg%
Erste Fütterung nach 36 Stunden.	

FSC
www.fsc.org
MIX
Papier | Fördert gute Waldnutzung
FSC® C083411

Kolibri 360 GmbH
Ferdinand-Jühlke-Straße 7
99095 Erfurt, Deutschland
produktsicherheit@kolibri360.de